肿瘤临床护理问题解析

主　编　罗莎莉

副主编　杨　多　张雪花

编　者　（以姓氏笔画为序）

马海娟　王　晓　王领会　邓牡红

冯慧敏　吉铁凤　杜海翠　李　姣

李　娟　李丽娜　李金艳　李继东

李瑞新　杨　多　张　晨　张晓玲

张雪花　林　琳　林汉英　罗莎莉

周玉红　周秀彬　赵　岚　高文娟

高淑君　郭　梅　郭丽萍　郭洪霞

黄　瑛　黄玉荣

科学出版社

北京

内 容 简 介

　　本书分 6 章对肿瘤临床护理问题进行解析，包括肿瘤专科治疗、肿瘤急危重症及并发症的护理、肿瘤专科护理技术、肿瘤科医嘱执行、癌症患者的沟通及心理护理、肿瘤治疗的职业防护。编者采用病例简介、案例分析、问题解析的编写方式，详尽、系统地阐述了肿瘤科各种问题及解析。

　　书中案例真实生动、分析问题深刻，对于临床肿瘤科护士遇到问题如何解决起到指导和帮助作用，适用于肿瘤科护士参考阅读。

图书在版编目(CIP)数据

肿瘤临床护理问题解析/罗莎莉主编. —北京：科学出版社，2017. 6
ISBN 978-7-03-053619-8

Ⅰ.①肿… Ⅱ.①罗… Ⅲ.肿瘤－护理－问题解答 Ⅳ. R473.73-44

中国版本图书馆 CIP 数据核字（2017）第 132592 号

责任编辑：马　莉 / 责任校对：王　瑞
责任印制：肖　兴 / 封面设计：吴朝洪

科 学 出 版 社 出版

北京东黄城根北街 16 号
邮政编码：100717
http://www.sciencep.com

天津市新科印刷有限公司 印刷
科学出版社发行　各地新华书店经销

*

2017 年 6 月第　一　版　开本：787×1092　1/16
2017 年 6 月第一次印刷　印张：13 3/4
字数：324 000

定价：55.00 元
（如有印装质量问题，我社负责调换）

前　言

恶性肿瘤发病率逐年上升，已经成为威胁人类健康的常见病和多发病。近半个世纪以来，肿瘤治疗已进入多学科综合治疗时代。随着肿瘤学科的不断发展，相关新理论、新技术和新理念的出现，临床上肿瘤专科护理面临许多新课题。肿瘤联合化疗中护士如何执行医嘱才能减少毒性反应的发生？肿瘤靶向治疗、细胞治疗的常见伴随症状如何预防和护理？肿瘤放射介入、超声介入等各种新型介入治疗的患者如何护理？先进的放射治疗设备引入是否还会有过去的各种常见放疗反应？微创外科手术应用的临床护理规范是什么？众多问题都是临床护士面临的新课题。

由于我国的肿瘤学科起步较晚，虽然全国各地的大型综合医院大部分相继成立了肿瘤科，少数医院成立了肿瘤中心，但目前大型综合医院患者的疾病组成中肿瘤患者占绝大部分，肿瘤专科的规模远远满足不了患者的需求，内科系统的消化科、呼吸科、肾科、小儿科和外科系统的普外科、肝胆外科、泌尿外科、妇科、耳鼻喉科等临床科室都收治大量的肿瘤患者，护士不熟悉肿瘤专科护理相关知识，不仅影响患者疗效，而且会增加其并发症、毒性反应的发生率，甚至延误病情，引发严重不良后果。

本书编者均是解放军总医院长期在临床一线的肿瘤专科护理工作者，优先接触肿瘤学科前沿的新理论、新知识、新技术，紧随肿瘤专科护理发展的步伐，并领先探索肿瘤专科护理的新课题，应用循证医学观点，通过一个个真实的临床案例，分析其特点，提出常见护理问题并进行解答。

长期以来，癌症一直以其高病死率使患者产生强烈的心理压力。因罹患癌症而引发严重心理问题的患者，其治疗变得格外困难，甚至导致许多极端事件的发生。本书通过对24例癌症患者罹患心理问题的案例分析，帮助临床医护人员认识癌症患者的常见心理问题，有重点地关注癌症患者的心理问题，提供及时的心理援助，帮助他们认识癌症、树立信心，积极配合治疗，以获得良好的疗效。

本书能真正起到指导肿瘤专科护理、解决肿瘤护理难题，更新知识，改变目前肿瘤专科护理发展滞后的状况，为患者提供安全和高品质的肿瘤专科护理服务，使患者真正受益。本书能够成为肿瘤专科护士必备的、急需的、受欢迎的肿瘤专科护理参考书。

解放军总医院肿瘤临床部

罗莎莉　主任护师

2017 年 6 月

目　录

第1章　肿瘤专科治疗中的常见问题

第一节　肿瘤外科手术治疗

一、肺癌手术治疗

（一）肺癌术后肺不张

【案例简介】

患者，男性，53岁，主因查体发现左肺下叶阴影，为行手术治疗于2013年6月10日收入院。术前完成各项检查，于2013年6月15日在全身麻醉下行左肺下叶切除术。术后第3天有效咳嗽差，痰液黏稠，突发高热，体温39℃，血氧饱和度降至90%，呼吸26次/分。急查血常规，白细胞及中性粒细胞稍高。听诊左肺呼吸音弱，有痰鸣音。急诊床边摄胸部X线片，显示左肺上叶膨胀不全。考虑呼吸道分泌物堵塞左肺上叶支气管。予以增加雾化吸入次数并给予叩背、鼓励咳嗽排痰等处理后缓解，体温下降至37.6℃。次日体温再度升高，予以气管镜下吸痰，吸出大量黏痰。继续给予雾化吸入，每日4次；祛痰振肺仪治疗，鼓励深吸气主动有效咳嗽排痰，咳出大量白色黏痰。治疗后体温下降至36.8℃，胸部X线片示左肺复张，数日后痊愈出院。

【案例分析】

1. 疾病特点　术后出现呼吸道分泌物堵塞左肺上叶支气管，导致肺不张，经及时对症处理后好转。

2. 症状及体征　主诉胸闷；体温升高，血氧饱和度降至90%。听诊左肺呼吸音弱，有痰鸣音。床边胸部X线片示左肺上叶膨胀不全。

3. 发生肺不张的原因及诱因　①肺癌行肺叶切除术后，由于肺泡表面物质被破坏而造成肺泡通气和灌注不良而出现肺不张。②患者有吸烟史造成呼吸道分泌物增加、黏稠。在全身麻醉下行左肺下叶切除术后，气管纤毛运动速率下降，纤毛清除率降低；加之术后切口疼痛、咳嗽无力，有效咳嗽差，分泌物堵塞左肺上叶支气管，导致肺上叶膨胀不全。

【问题解析】

1. 肺癌术后肺不张的临床表现有哪些？

临床表现可有胸闷、气急、呼吸困难、干咳等。当合并感染时，可引起患侧胸痛，突发呼吸困难和发绀、咳嗽、脓痰、喘鸣、咯血、畏寒和发热、心动过速、体温升高、血压下降，有时出现休克。缓慢发生的肺不张或小面积肺不张可无症状或症状轻微，如右肺中叶不张。胸部体格检查示病变部位胸廓活动减弱或消失，气管和心脏移向患侧，叩诊呈浊音至实音，呼吸音减弱或消失。弥漫性微小肺不张可引起呼吸困难、呼吸浅速、低氧血症，肺顺应性降低，胸部听诊可正常或闻及捻发音、干啰音、哮鸣音。肺不张范围较大时，可有发绀，病变区叩诊浊音，呼吸音减低。吸气时，可听到干或湿啰音。

2. 如何评估肺不张的程度？

通常通过CT检查分为肺段不张和肺叶不张。

3. 如何预防肺不张发生?

手术后肺不张是开胸手术后尤其是肺切除术后常见的并发症,术后肺不张的发生率占开胸术后并发症的90%,在患者围术期进行健康宣教;指导患者呼吸功能锻炼,术后有效咳嗽、排痰,保持呼吸道通畅,以降低术后肺不张的发生。

(1) 做好患者心理护理,对其全身状况和心肺功能做全面评估,耐心讲解使其树立战胜疾病的信心,保持最佳状态接受手术。

(2) 术前要求患者尽早戒烟,由于支气管分泌物的增多和滞留,均可影响通气功能。因此须绝对戒烟2周以上才可手术。

(3) 术前有效控制支气管肺炎,减少气管分泌物,可适当使用抗生素和支气管扩张药,必要时行雾化吸入治疗。

(4) 术前指导患者深呼吸、腹式呼吸训练,掌握有效咳嗽排痰的方法。

(5) 全身麻醉术后清醒后鼓励早期床上活动,如深呼吸、咳嗽、改变体位等。术后应取半卧位,活动受限的患者要定时翻身叩背,协助排痰。

(6) 必要时给予镇痛药,以免患者畏痛而不能有效咳嗽。

(7) 遵医嘱给予雾化吸入,每日3次,每次15~20min为宜〔雾化液的配制:生理盐水20ml加盐酸氨溴索(沐舒坦)30mg〕;同时给予祛痰振肺仪治疗,每日2次,每次10min。必要时静脉给药。

(8) 术后留置胸腔闭式引流管期间,鼓励患者深吸气、缓慢吐气,给予叩背并进行有效咳嗽排痰(必须在患者呼气时进行叩击,使松动的分泌物在呼气气流的冲击下排出);或按压术侧胸壁和刺激患者胸骨柄切迹处气管,由被动变主动咳嗽。

(9) 根据个体情况,制订个体化的功能锻炼计划及患侧进行功能锻炼操。

4. 如何护理术后肺不张?

(1) 应安慰鼓励患者,解除思想顾虑,积极配合治疗,树立战胜疾病的信心。

(2) 一旦形成肺不张应及时行鼻导管吸痰或纤维支气管镜下吸痰。给予鼻导管吸氧,适当增加氧流量。

(3) 给予雾化吸入治疗,适当增加雾化吸入次数和雾化液的浓度和量,根据病情遵医嘱给予祛痰振肺仪治疗,每日2次,每次15min,或适当延长治疗时间。

(4) 病情允许的情况下,鼓励患者早期下床活动,听诊肺呼吸音,指导患者有效咳嗽并给予叩背排痰。

(5) 体温升高的患者做好物理降温,同时注意保暖,以防受凉。

(6) 合理使用抗生素,预防肺部感染。

(7) 指导患者合理饮食,进食易消化、清淡的半流质饮食,逐渐增加营养物质的摄入。

(二)肺癌术后血胸

【案例简介】

患者,女性,56岁,主因右肺阴影确诊肺癌,于2013年9月16日在全身麻醉下行右肺下叶切除+淋巴结清扫术。术后于14:00安全返回病房,生命体征平稳,心率86次/分,血压126/88mmHg,血氧饱和度98%,胸腔积液120ml。17:00右侧胸腔闭式引流袋可见暗红色血性胸液约650ml,近1h内引流约300ml。生命体征监测提示:心率126次/分,血压92/58mmHg,血氧饱和度95%,面色苍白,四肢湿冷,意识尚清。给予补充血容量治疗,未见好转,血压呈持续下降。18:30及时行开胸探查术,术中探查发现右侧肋间动脉活动性出血,给予结扎止血,后探查全胸腔,未见其他明确出血点,结束手术。术后恢复顺利,生命体征正常。

【案例分析】

1. 疾病特点　患者术后 5h,胸腔闭式引流管袋内大量血性胸液约 650ml,给予补液治疗,血压持续下降,急诊行开胸探查见右肋间动脉活动性出血,给予结扎成功止血,术后生命体征平稳,恢复顺利。

2. 胸内出血的症状及体征　患者生命体征监测提示心率加快,血压呈持续下降,面色苍白,四肢湿冷。随着病情发展,主诉胸痛和憋气。胸腔闭式引流袋可见暗红色血性胸液,引流液血红蛋白大于 6g/L,连续 3h 胸液引流,引流液>200ml/h。

3. 胸内出血的原因及诱因　手术时由于胸膜粘连剥离留下创面或开胸时不慎损伤肋间动脉所致。但其损伤较小,在术中未出现明确出血,术后因咳嗽或体位变动使损伤扩大,出现活动性出血。

【问题解析】

1. 血胸的分型和临床表现有哪些?

(1) 小量血胸:如无持续出血,机体代偿性调节,患者初期无自觉症状,不需特殊处理,待其自行吸收。

(2) 中等量及以上血胸:血性胸液量每小时>200ml,患者出现面色苍白、呼吸急促、脉搏细速、血压呈持续性下降,患者主诉胸闷、憋气。

2. 如何评估血胸程度?

(1) 小量血胸:每日胸液量<500ml。

(2) 中等量血胸:每日胸液量 500～1500ml(胸部 X 线片显示出现液平面)。

(3) 大量血胸:每日胸液量>1500ml。

3. 如何预防血胸发生?

(1) 要求术中操作仔细,动作轻柔,尽量减小胸膜剥离时造成的创伤。

(2) 手术结束时,患者血压平稳,升至正常水平并严格检查胸腔所有操作部位,以确保无活动性出血,才可关闭胸腔。

(3) 应了解患者手术情况,术后初期指导患者不宜剧烈活动,协助变换体位,避免受刺激剧烈呛咳。

(4) 术后严密观察胸腔闭式引流液的颜色、量和性状,如有出血倾向及时报告医师、及时止血处理。

4. 肺癌术后血胸如何护理?

(1) 严密观察患者的血压、脉搏、呼吸及神志表情的变化。指导患者保持安静状态,避免剧烈活动。

(2) 迅速建立静脉通道,遵医嘱给予输液输血,以补充血容量。

(3) 给予鼻导管或面罩持续高流量吸氧。

(4) 间断顺管向下挤压胸腔闭式引流管,保持胸管通畅,防止血凝块堵塞管路。

(5) 密切观察胸腔闭式引流液的颜色、量和性状。如果胸液颜色鲜红,引流液连续 3h,每小时大于 200ml 且较黏稠,应及时通知医师给予处理,必要时行胸腔镜下开胸探查止血术。

(6) 做好患者心理护理,做好解释工作,保证患者情绪稳定,配合治疗。

(王领会)

二、乳腺癌手术治疗

(一) 乳腺癌根治术后患侧上肢淋巴水肿

【案例简介】

患者，女性，56 岁，左乳腺癌改良根治术＋腋下前哨淋巴结清扫术后 4 个月，已进行 4 周期 AC 方案（表柔比星、环磷酰胺）化疗，为进行第 5 周期化疗于 2013 年 2 月 10 日入院。患者主诉患侧上肢负重后出现肿胀、感觉麻木、肢体活动受限 15d，查体发现左上肢手部和前臂皮下浅静脉消失，指压后无凹陷性水肿，诊断为左上肢二度淋巴水肿，给予饮食指导、抬高患肢、每日 2 次手法按摩、弹性绷带加压包扎，治疗后患侧淋巴水肿好转。

【案例分析】

1. 疾病特点　左乳腺癌改良根治术＋腋下淋巴结清扫术 4 个月，进行了 4 个周期的化疗，为继续行化疗入院，出现患侧上肢淋巴水肿症状，经对症处理后好转。

2. 症状及体征　患者患侧上肢负重后出现肿胀、感觉麻木、肢体活动受限 15d，查体发现左上肢手部和前臂皮下浅静脉消失，指压后无凹陷性水肿。

3. 发生淋巴水肿的原因及诱因　①患侧乳房切除及腋窝淋巴结清扫术后左上肢淋巴系统破坏，导致淋巴液回流障碍；②术后患侧上肢负重，使上肢的血液循环量增加，相应的淋巴生成量亦增多，从而导致及加重上肢淋巴水肿。

【问题解析】

1. 乳腺癌术后淋巴水肿的分期及临床表现有哪些？

美国理疗协会根据淋巴水肿临床症状和体征的不同，共分为以下 4 期。

0 期：又称亚临床可逆期，属急性期。自觉上肢"沉重"或"饱满"，主诉戴戒指和手表困难，手或上肢反复肿胀。查体：上肢无明显水肿，指压无凹痕。

1 期：又称临床可逆期，属亚急性期。自觉上肢"沉重"或"饱满"，不能戴戒指和手表，多数时间手或上肢肿胀。查体：上肢轻度水肿，患肢可见饱满，指压轻度凹陷性水肿。

2 期：又称临床不可逆期，属早期慢性期。自觉上肢"沉重"或"饱满"，不能戴戒指和手表，手或上肢肿胀，开始影响功能和美观。查体：可见明显肢体肿胀，指压后非凹陷性水肿。

3 期：又称临床不可逆期，属慢性期。自觉上肢"沉重"或"饱满"，不能戴戒指和手表，手或上肢肿胀，影响功能和美观，反复皮肤感染和蜂窝织炎。查体：临床橡皮病，指压后非凹陷性水肿，皮肤色素沉着。

2. 如何评估淋巴水肿的程度？

评估淋巴水肿的程度通常用周径测量法，即间隔一定距离测上臂周长，与对侧比较。采用 6 点测量法，即经虎口的掌径、腕部、前臂中点、肘部、上臂中点、上臂根部 6 个部位测量周长，每次应同时测量双侧肢体，排除因年龄、体重等因素的影响，并要考虑优势上肢的影响因素。患侧周径与对侧周径比较：轻度＜2cm，中度 2～5cm，重度＞5cm 或持续＞1 年。

3. 如何预防淋巴水肿的发生？

术侧上肢淋巴水肿是乳腺癌根治术后的一种常见并发症，发生率为 6％～62％，发生率随时间的推移而逐渐增加。

(1) 避免在患侧手臂测血压、输液、注射及抽血。

(2) 进行各种活动时同时使用双臂，注意采取保护措施，预防患侧上肢损伤、感染。

(3) 避免强光照射，晒太阳时应遮盖肩部及手臂，经放疗后的皮肤更需要加以保护。

（4）将手表或首饰戴于健侧手臂，如在患侧佩戴，一定要宽松，勿将表带或首饰紧嵌在手臂上。

（5）衣着要宽松，避免穿腕部、肘部或上臂有弹性的衣服。

（6）患肢避免负重，活动间隙注意休息，工作和娱乐都要有节制，不要过于疲劳。

（7）根据个体情况，制订个体化的功能锻炼计划、患肢功能锻炼操。

（8）如手臂变红或异常硬或水肿严重时，应及时就诊。

4. 患肢淋巴水肿如何护理？

（1）手法按摩是简便易行的方法之一，在水肿发生的 1 期至 2 期时尽早给予正确手法按摩，可明显消除水肿，一旦淋巴水肿时间较长或出现 3 期的症状时，不宜实施手法按摩，症状较重时可采取外科手术治疗。

手法按摩具体方法如下：①先以手掌的大鱼际肌轻轻按压手术瘢痕周围区域，促使淋巴流动并为大量淋巴液来到做准备；②再按摩肢体促使淋巴液回流，轻轻做环形、向心性推拿按摩，患者取站立位或端坐位，按摩者用双手扣成环形，自肢体远端向近端以一定的压力（30～45mmHg）推移；③按摩后使用弹性绷带加压包扎。每日按摩 2 次，每次 20min，通常连续应用 4 周，结合患侧肢体锻炼，穿加压外衣可增加肌肉收缩，促使淋巴液回流。应注意避免过度锻炼而增加肢体血流，从而加重淋巴水肿。

（2）进高热量、高维生素、高蛋白质、低脂、低盐饮食。

（3）抬高患肢，避免过久下垂及长时间患侧卧位，平卧位时垫枕抬高患肢 10°～15°。

（4）指导患者掌握预防淋巴水肿发生的方法，正确识别异常情况，提高患者自我管理能力。

（二）乳腺癌根治术后皮瓣坏死

【案例简介】

患者，女性，56 岁，2012 年 5 月查体发现左侧乳腺肿物，大小约 2.1cm×1.6cm×2.1cm。行左侧乳腺肿物活检：乳腺浸润性导管癌。使用 AC-T 方案（环磷酰胺＋表柔比星）行新辅助化疗 6 个疗程后于 2012 年 11 月行左侧乳腺癌改良根治术。既往患糖尿病 5 年，术后 10d，患者左侧乳腺胸大肌缝合处出现皮瓣坏死。

【案例分析】

1. 疾病特点　做乳腺癌新辅助化疗后行左乳腺癌改良根治术。

2. 皮瓣坏死的症状及体征　皮瓣变黑。

3. 发生皮瓣坏死的原因　术中使用电刀使皮下血管网大面积破坏，引流不畅；糖尿病病史。

【问题解析】

1. 皮瓣坏死的原因有哪些？

（1）皮瓣厚薄不均匀：乳房的皮肤血供来自皮下脂肪中垂直血管，皮下脂肪中有丰富的血管网，它对维持皮瓣下血供起主要作用。分离皮瓣时不论电刀、还是手术刀锐性游离皮瓣，都会使该血管网大面积破坏，如果皮瓣游离时皮下脂肪保留过少，破坏过多血管网，同时皮瓣厚薄不一则可增加皮瓣坏死率及术后皮下积液。但保留过多，易造成其中的淋巴管内残留癌细胞，导致术后局部复发。

（2）皮瓣张力过大：切口设计不合理，致使皮肤缺损过大，直接缝合，造成皮瓣张力过大，易致血供不良而坏死、裂开。切口缝线过密、打结过紧阻断血供、游离皮瓣厚度不均匀、包扎时胸带过紧压迫等均可导致皮瓣缺血坏死。术中过度用力，长时间牵拉皮瓣造成损伤也是不良因素,尤其是对横切口上方、纵切口外侧的皮瓣。

(3) 皮瓣下积液:导致皮瓣下积液的主要原因是创面出血、渗液,包扎过于松弛和引流不畅,电刀过度灼伤皮下组织造成坏死液化。创面止血不彻底:过度依赖电刀止血,小血管、淋巴管术后再度开放,对于术中条索状物未能一一结扎,创面冲洗不彻底,遗漏出血渗血点,残余碎片阻塞引流管,混合产生的积液易导致感染也是重要原因。再者皮瓣下积液使皮瓣"漂浮",毛细血管再生吻合不能建立而影响皮瓣血液的后期供应。

(4) 创面感染:乳腺癌根治术局部创面大,组织破坏较重,术后患者机体免疫力减退。皮瓣剥离较大,易造成皮瓣供血不足,局部组织吸收能力差,皮瓣下积液如不彻底及时引流,则易导致感染发生。感染及脓液可直接侵蚀皮瓣,也可造成皮内及皮下血管网栓塞而致皮瓣缺血、坏死。

(5) 基础疾病:伴有糖尿病、高血压等病史的患者免疫力低,组织再生及修复能力差也是不容忽视的因素。

2. 皮瓣坏死评判标准是什么?

(1) 全层皮瓣坏死:术后24h内皮瓣苍白,皮肤弹性差,以后出现水肿或发绀,数天后坏死区域与周围正常皮肤界限逐渐清晰,坏死区发黑,周围皮肤红肿。

(2) 表皮坏死:术后24h内表皮红肿、光亮,以后表皮全层坏死,与皮肤深层分离,其内有渗液,形成水疱,类似烧伤后改变,最后渗液逐渐吸收,表皮变成黑色干痂。

3. 皮瓣坏死如何预防?

(1) 适时、适度使用电刀:切开皮肤及皮缘3cm以内不使用电刀,宜用手术刀切开和游离,可避免灼伤皮缘致坏死,皮瓣上出血点应钳夹后电凝止血,不宜盲目过多地电凝以减少组织灼烧。电刀功率不超过50W,电刀功率过高可使皮瓣血管网过多破坏,致使皮瓣血循环不良、坏死。

(2) 游离合适皮瓣:游离皮瓣距皮缘4~5cm内皮下脂肪保留尽量少,皮瓣厚度0.3~0.5cm,4~5cm以外可逐渐增厚,以保留皮下血管网,防止皮瓣缺血坏死。术中避免过度用力、长时间牵拉皮瓣。

(3) 合理设计切口:根据个体情况选用横梭形、纵梭形、斜切口,避免皮瓣张力过大。对于直径>4cm患者考虑皮肤缺损面积过大,先行辅助化疗,待瘤体缩小后再行手术治疗;如术后皮肤缺损面积过大,不可勉强缝合,应行多个小的减张切口或予以植皮,以保证在适度张力下缝合切口。缝合时缝线不宜过密,缝线打结不宜过紧,以皮缘能完全对拢为适度,这样既不影响皮缘血供,又能保证切口良好愈合。

(4) 防止皮瓣下积液:首先是创面彻底止血,有效结扎,不过度依赖电刀止血,防止术后小血管、淋巴管术后再度开放,对于术中条索状物一一结扎,创面冲洗彻底,不遗漏出血渗血点,尽量减少术后创面渗出,避免残余碎片阻塞引流管。放置合适的引流及适当的加压包扎。皮下术后持续负压吸引有利于新的毛细血管形成,为皮瓣提供血供,创面的包扎应以较厚、吸湿性好的松软纱布覆盖,凹陷处填高与凸起处一致,以多头胸带均匀加压包扎,压力要适当,以不影响呼吸为度,同时避免压力过大,皮瓣受压缺血致坏死。包扎敷料应足够厚,患侧包扎后应呈"平板状",高于对侧胸壁,才能达到加压效果。

(5) 防治感染:乳腺癌根治术局部创面大,组织破坏较重,术后患者机体免疫力减退。故术中及术后应酌情给予抗生素预防感染。

(6) 治疗基础性疾病,使患者机体术前达到最佳状态。

4. 皮瓣坏死如何治疗与护理?

(1) 非手术治疗:坏死皮缘距皮肤边缘<2cm,单位面积<3cm×1cm。部分患者的皮缘坏死面积较小,在行抗感染治疗同时,常规换药,同时保持负压引流管通畅,患侧上肢制动,术后5~7d再次观察切口。若坏死皮瓣或皮缘未见坏死面积明显增大,则继续采用非手术换药治疗,保持切口干燥。当坏死皮瓣结痂后,待其痂下愈合后,逐步剪除坏死组织的干痂。当引流量少于10ml时,逐渐退管后拔管。

(2) 手术切除:如非手术治疗效果不佳,行坏死皮瓣切除术。

(三) 乳腺癌根治术后皮下积液

【案例简介】

患者,女性,45岁,2010年2月7日无明显诱因发现左侧乳腺肿物,约大枣大小。2010年2月23日行乳腺B超检查示左乳腺低回声结节,大小约2.0cm×1.6cm×2.1cm,BI-RADS 4级。乳腺钼靶X线摄片示左乳内上象限一高密度肿块影,边缘略呈分叶,大小约2.1cm×1.9cm,BI-RADS 4级。2010年2月25日行左侧乳腺肿物穿刺活检病理示(左侧乳腺乳头上方)乳腺浸润性导管癌。2010年3月12日行左侧乳腺癌局部扩大切除术+左侧前哨淋巴结活检术+术中放疗。术后第8日拔除引流管,第14日患者主诉腋窝憋胀,查体触摸皮肤有波动感,穿刺抽出血清性液体25ml,继续给予胸部加压包扎,1个月后患者皮下未触及波动感。

【案例分析】

1. 皮下积液的症状及体征 腋下有波动感,抽出血清样液体。

2. 发生皮下积液的原因 加压包扎松,过度肩部锻炼。

【问题解析】

1. 皮下积液的原因有哪些?

(1) 手术创面大:术后渗血较多。乳腺癌根治术皮瓣游离范围大,创面广泛,止血不彻底,导致渗血、渗液增加,如引流不畅,加上外包扎固定不良,则容易形成皮下积液,且不易吸收,可导致皮瓣血供不良和坏死。

(2) 淋巴管漏:上肢的淋巴管经腋窝到达上腔静脉,清扫腋窝淋巴结时必须切断这些淋巴管,如果这些切断的淋巴管结扎处理不彻底,很容易形成淋巴管漏。对于腋窝的引流目前已引起重视,但胸内侧穿支淋巴管和乳腺下部与上腹壁交通淋巴管的处理往往被忽视,如果不给予彻底结扎及充分引流,常在此处形成皮下积液。

(3) 无效腔形成:游离范围大,形成皮下潜在无效腔;根治术切除胸大肌后,患者胸壁不平,呈"搓板征",影响皮瓣与创面贴敷,形成无效腔。

(4) 引流不畅:引流管细、侧孔少,易堵塞;引流管质地软,负压吸引后塌陷、闭锁;术后加压包扎过紧,压迫引流管;引流管被血块堵塞,亦能致引流不畅,造成皮下积液。

(5) 皮瓣血供不良:皮瓣血供差或皮瓣坏死可使渗液增加而导致皮下积液。电刀使用不当可使皮下脂肪液化坏死,导致术后渗液增加。积液的存在又可导致皮瓣血供差、坏死,从而形成恶性循环。

(6) 其他:创面感染势必引起炎性渗液增加;术后引流管拔除过早、外包扎不当、术后过早或过大的肩部活动均易引起皮下积液。

2. 皮下积液的评判标准是什么?

局部皮瓣隆起、有波动感,穿刺或切开有血清样液体流出。穿刺抽出液体即可确诊。<50ml 为少量积液，>50ml 为大量积液。

3. 如何预防皮下积液？

(1) 创面彻底止血和淋巴管结扎。

(2) 保持创面引流通畅。

(3) 尽量消除无效腔。

(4) 掌握好拔管时间。

4. 如何治疗与护理皮下积液？

(1) 适度加压包扎：患者因切除部分胸肌，造成皮下血液循环不足，影响创面愈合，因此术后应给予松紧适中的胸带加压包扎，太松容易引起皮下积液，太紧会造成创面血液循环障碍。密切观察胸带包扎情况（特别是患者上下床活动时），同时嘱患者及家属不可自行松解胸带。严密观察患侧肢体远端血供情况，如有皮肤发绀、皮温低、脉搏细弱，提示腋部血管受压，应及时调整胸带松紧度，恢复患侧上肢血供；若胸带松脱，应及时加压包扎，使皮瓣与胸壁持续紧贴，防止腔隙形成。48~72h 后，若皮瓣与胸壁贴合良好，可不用加压包扎或用敷料包扎即可。

(2) 引流管护理：保持创口引流畅通，持续负压吸引是保证皮下正常粘合、促进皮瓣血液循环和切口顺利愈合的重要措施。①引流管应妥善固定，避免过度牵拉，防止受压、扭曲、堵塞及脱落，不可随意拔除，应加压引流每小时 1 次，确保引流管畅通。若有堵塞，应挤出血块或用注射器抽吸。引流管不宜提放过高，防止引流液倒流，造成逆行感染。②观察引流液的颜色、性状及量，注意有无出血情况。一般术后 1~2d，每日引流出血性液体 50~100ml，以后逐渐减少，术后 4~6d 引流液呈淡黄色，24h 引流量<10ml，创腔无积液，创面皮肤紧贴胸壁，即可拔管。若引流量>50ml/h，颜色鲜红，应注意观察有无出血情况；若引流液浑浊并有絮状物漂浮，提示创面感染，应及时查找原因，通知医生对症处理。③每日更换无菌引流瓶，记录引流量，每次更换引流瓶前，检查负压吸引器，确认功能良好。引流瓶接口要选择合适，使之与引流管连接紧密，固定妥善，并定期检查有无漏气，及时处理。更换引流瓶时要注意无菌操作，接口处每日消毒。更换负压引流器时要用血管钳钳闭引流管，防止空气进入，细菌滋生，引起感染及负压消失，造成间断负压吸引状态，导致皮瓣移位。

(3) 健康教育：由于术中将腋下淋巴及淋巴结一并切除，上肢淋巴回流受阻而水肿，应避免在患侧上肢进行注射、采血、测血压等操作。术后 3d 内患侧上肢应制动，以免腋窝皮瓣的活动而影响愈合。

(四) 乳腺癌根治术后出血

【案例简介】

患者，女性，47 岁，于 2013 年 3 月 6 日洗澡时发现右侧乳腺有一杏核大小肿物，无红肿及疼痛，无乳头溢液，无发热。给予穿刺活检术，病理结果示浸润性导管癌。2013 年 4 月 18 日收入院行右侧乳腺癌改良根治术，术后第 5 日主诉局部胀痛，腋下引流瓶内引流出鲜红色血性液约 300ml，立即通知医生，给予加压包扎，密切观察引流量。

【案例分析】

1. 疾病特点　中年女性，右侧乳腺癌改良根治术后 5d。

2. 发生出血的原因　手术止血不彻底、电凝血痂脱落出血、薄壁血管撕脱出血、凝血功能障碍。

【问题解析】

1. 乳腺癌根治术后出血的临床表现有哪些?

(1) 局部肿胀、胀痛:常见于较深部位和较大血管出血,皮肤颜色无明显变化,但手术区域明显肿胀,较对侧隆起,患者感觉胀痛不适。

(2) 腋下引流出鲜血:尤其是引流液由淡黄色、淡红色转为鲜红色,要警惕有活动性大出血;出血量大,可以形成血凝块,堵塞引流管,引流量增加可以不明显。

(3) 患侧上肢高度肿胀伴皮肤青紫、瘀斑:特别是局部加压包扎的患者,局部出血表现不明显,但周围皮肤和患侧上肢可明显肿胀、发绀,远离手术区域可出现大片皮肤瘀斑,月经后的患者表现更明显。主要是由于出血量大,消耗了较多的凝血因子,造成局部皮下的小血管弥散性出血所致。

(4) 敷料湿润:渗液若为暗红色,甚至浸湿全层包扎的敷料,也说明有较大量出血,多见于皮肤间断缝合不太紧密的患者。

(5) 伴发休克症状:多见于出血量大、体质弱、术后近期进食少的患者。

2. 如何预防乳腺癌根治术后出血?

(1) 术中对于胸大肌的穿支血管及较大的血管尽量用丝线结扎,避免用电凝止血。

(2) 加压包扎要确实可靠,特别是切口未在肿块正上方时,要在手术创腔加压,加压包扎应松紧适度,创面较大且包扎过紧易导致皮瓣坏死。

(3) 适度限制患侧肩关节活动,1 周内以肩关节制动为宜,以后逐渐增加活动范围,同时避免肩关节被动的大幅度活动。

(4) 减少患者术后的不适症状,包括恶心、呕吐、咳嗽、咳痰、烦躁等。

(5) 手术应避开月经期,已行新辅化疗的患者,术前应常规使用维生素 K_1。

(6) 手术操作细致、认真,对反复出血的部位尽量结扎,不采用电凝止血。

(7) 乳腺手术位于体表,术后出血较易发现,只要临床医师提高警惕,可及早发现异常,积极处理,减少失血。手术操作时细致、认真,按手术原则处理,则可以有效减少术后出血的发生。

(杨 多)

三、胃癌手术治疗

(一)胃癌术后并发胰漏

【案例简介】

患者,男性,45 岁,2013 年 10 月 10 日胃镜检查提示贲门黏膜充血水肿隆起,齿状线清晰,胃窦黏膜弥漫不规则,质硬、易出血,蠕动消失,幽门口变形。病理提示胃窦幽门黏膜慢性炎伴急性炎、贲门鳞状上皮下及黏膜固有层均见印戒细胞癌。2013 年 10 月 15 日行腹腔镜辅助下全胃切除术。术后第 5 日患者出现发热、剧烈腹痛,腹腔引流管引流出无色透明样液体,引流液检测出淀粉酶,确认胰漏给予生长抑素 3000U + 生理盐水 48ml 以 2ml/h 的速度静脉泵入。保持引流管通畅,保护引流管口处皮肤。持续胃肠减压,禁食水。术后第 4 周患者引流管内无液体引出,腹部查体无症状。

【案例分析】

1. 疾病特点 确诊胃癌后即行胃全切除术。

2. 胰漏的症状表现 腹痛、肠鸣音减弱。

【问题解析】

1. 胃癌术后并发胰漏的原因和诱因是什么?

(1) 胰漏的发生与众多因素有关,并非单一因素所致。影响胰漏的一些非技术因素,如年龄、术前黄疸、胰管细小、胰腺质地柔软,急诊手术及术中失血增加。

(2) 胃癌根治术是腹部外科最常见的手术,若癌肿局部浸润胰腺或术者操作不慎时,易发生医源性胰腺损伤导致胰漏等并发症。

2. 胃癌术后胰漏有哪些常见临床表现?

(1) 术后 3d 出现切口下端全层红肿溃烂并有大量渗出液,24h 渗出量>150ml。

(2) 术后 3~5d 出现腹痛、肠鸣音减弱等。

(3) 术后 7~10d 仅表现为切口处溃烂、形成瘘管并有清亮液体渗出,24h 渗出量为 40~100ml。

3. 胃癌术后胰漏如何及时发现和判断?

(1) 了解患者病情进展情况。

(2) 加强与患者沟通,倾听其主诉。

(3) 观察有无胰漏的主要临床症状:腹痛、肠鸣音减弱等。

(4) 注意观察胃管引流液的颜色、性状及量。

(5) 切口引流物或腹腔引流液淀粉酶值明显升高,即可确诊为胰漏。

4. 胰漏有哪些治疗措施?

(1) 切口持续引流,及时换药。

(2) 拔除腹腔引流管的前提是引流量<30ml/d。

(3) 对术后胰漏患者应延长胃肠减压及禁食时间,同时应用 H_2 受体阻滞药及生长抑素等以减少胰液分泌,稳定胰酶。

(4) 加强全身支持治疗,应用静脉高营养(TPN)及补充人血白蛋白有利于胰漏愈合。

(5) 适当而及时应用广谱抗生素也是十分必要的。

5. 如何护理胰漏?

(1) 加强巡视,了解患者病情,注意观察和倾听患者主诉,给予心理安慰。

(2) 观察患者意识及生命体征。

(3) 准确记录引流液的颜色、性状和量。

(4) 遵医嘱及时应用抑制胰腺分泌的药物。

(5) 保持引流管路通畅,避免引流管打折、受压。

(6) 胰漏期间禁食水,持续胃肠减压。

(二) 胃癌术后并发倾倒综合征

【案例简介】

患者,男性,70 岁,因上腹部不适 3 年、加重 3 个月于 2013 年 2 月 2 日收入院,诊断为胃底贲门癌 T4b 期,小弯侧可见多发肿大淋巴结,建议先行新辅助化疗。于 2013 年 2 月 5日、2013 年 2 月 26 日、2013 年 3 月 21 日行 3 周期新辅助化疗,方案为 XELOX 方案(奥沙利铂、卡培他滨)。化疗过程顺利,无明显恶心、呕吐症状,无明显手足发麻症状。为行手术治疗,门诊以胃癌化疗后收入院。2013 年 5 月 30 日在全身麻醉腹腔镜辅助下行肝圆韧带结节切除+根治性全胃切除术,术后第 10 日患者进流食后出现恶心呕吐、心动过速、出汗、头晕症状。

【案例分析】

1. 疾病特点　确诊胃癌约 6 个月，行新辅助化疗后行全胃切除术。

2. 倾倒综合征症状表现　首先进食后出现心悸、心动过速、出汗，而后出现眩晕、面色苍白、发热、无力、血压降低等症状。

3. 发生倾倒综合征的原因及诱因　化疗后；全胃切术后，食物快速进入小肠，血液迁移至胃肠道以维持胃肠道内正常的渗透压，低血容量导致躯体性症状。

【问题解析】

1. 晚期胃癌术后并发倾倒综合征的原因和诱因是什么？

（1）发病原因：早期倾倒综合征是由于食物快速进入小肠，血管内的液体迁移至胃肠道以维持胃肠道内正常的渗透压，低血容量导致躯体性症状。然而，对于"高渗透压理论"在倾倒综合征发生中的机制也存有疑问，因为迁移的液体量只有 300～700ml，如此量液体的急性丢失通常是可以耐受的，Hinshaw 首次报道口服葡萄糖诱发倾倒时外周血管的扩张，而非传统认为的处于低血容量状态下的收缩，外周静脉和脾静脉扩张反应可能是早发性倾倒时出现躯体性症状和体征的重要因素。一些研究显示，5-羟色胺、激肽-缓激肽系统在倾倒发作中的作用，但证据并不引人注目，服用葡萄糖后，倾倒患者的胰高糖素显著增高，血管活性肠肽、YY 肽、胰多肽和神经降压素等也出现类似反应。晚期倾倒综合征因反应性的躯体性低血糖所致，食物快速进入小肠及葡萄糖的快速吸收导致高胰岛素、高血糖反应，高胰岛素引起继发性低血糖。

（2）发病机制：关于症状产生的机制，人们普遍认为如下。①大量食物直接进入小肠使肠管膨胀扩张，高渗食物在小肠内从肠壁内吸出大量体液也使肠管扩张、膨胀。②肠管的扩张可引起自主神经反射性的反应，以致肠壁释放出 5-羟色胺、缓激肽、P 物质、其他肠血管活性肠肽等，从而导致肠道蠕动增快和血管扩张以及由后者引起的血压下降、心率加快等循环症状。③细胞外液渗入肠腔，可引起有效循环血量降低，血清钾减少，加重循环系统症状的发生，立位时食物排空更快，上述症状也就更明显，总之，餐后症状群是以上 3 个方面因素的综合反应。

2. 胃癌术后倾倒综合征有哪些常见临床表现？

症状在进食中或进食后 30min 内出现，持续 15～60min，饭后平卧可减轻症状，早期餐后症状群主要包括两组症状。①胃肠道症状：最常见的是稍食即饱感，随后发生上腹部胀满不适、恶心、呕吐，吐出物为碱性含胆汁，腹部有绞痛，肠鸣音增加，腹泻、便稀等；②神经循环系统症状：心悸、心动过速、出汗、眩晕、面色苍白、发热、无力、血压降低等。

3. 倾倒综合征有哪些治疗措施？

（1）药物治疗：可用抗组胺或抗乙酰胆碱制剂及抗痉挛和镇静药。

（2）少数患者症状显著，经药物治疗和预防措施无效时，可考虑手术治疗。临床上应用的手术方法种类颇多。原则上不外缩小吻合口、胃空肠吻合改为胃十二指肠吻合、移植一段空肠于胃和十二指肠之间（空肠代胃术）等，目的均在于减慢食物直接进入空肠内的速度。

4. 如何护理倾倒综合征患者？

（1）加强巡视，了解患者病情，注意观察和倾听患者主诉，给予心理安慰，缓解紧张情绪，降低患者因恐惧而加重病情。

（2）观察患者意识及生命体征。

（3）注意观察患者进食后有无上腹部胀满不适，恶心、呕吐，吐出物为碱性含胆汁；腹部有绞痛、肠鸣音增加、腹泻、便稀等。

（4）注意观察患者进食后有无心悸、心动过速、出汗、眩晕、面色苍白、发热、无力、血压降低等。

（5）做好饮食指导，为患者及家属做好健康宣教，教会患者正确饮食方法。

（三）胃癌术后并发肺部感染

【案例简介】

患者，男性，81岁，胃癌晚期，4个月前进食后出现上腹部饱胀感，10d前症状加重，遂来就诊。胃镜结果提示胃窦前壁、小弯可见一大小约8cm×5cm巨大溃疡，面覆污秽苔，周边黏膜隆起，粗糙伴糜烂；病变侵犯胃角，远端近幽门，与周边组织边界清，考虑胃癌。病理提示胃（窦）低分化腺癌。为行进一步诊治，门诊以"胃癌"收入院。行腹腔镜辅助下根治性全胃切除＋食管空肠Roux-en-Y吻合术，3d后，出现体温升高，意识模糊，咳嗽无力，痰液为黄色脓痰，静脉血结果回报中性粒细胞升高，及时给予应用抗生素、物理降温处理。

【案例分析】

1. 疾病特点 高龄，术后活动少，自主咳痰能力差。

2. 肺部感染的症状表现 体温明显升高，伴有意识改变。

3. 发生肺部感染的原因及诱因 高龄、麻醉产生气道损伤、长期卧床、免疫力低下等。

【问题解析】

1. 胃癌术后肺部感染的原因和诱因是什么？

（1）由于老年人气管支气管黏膜及其周围组织的慢性炎症使气道弹性减退，并伴有气道壁破坏，呼吸功能减退。

（2）胃切除手术时间长、创伤大。

（3）长期卧床，加之高龄，术后易发生肺部感染。

（4）术后切口疼痛，患者自主咳嗽减少。

（5）有吸烟史。

2. 胃癌术后肺部感染有哪些常见临床表现？

（1）体温升高，常高于38℃，并持续24h以上。

（2）咳嗽和咳痰、气促表现。

（3）老年病人并发肺部感染时痰液可由原来白色泡沫痰转变为脓性痰或黏液性痰。

（4）胸部听诊可闻及啰音。

（5）常出现神经、精神症状，如意识模糊、谵妄等。

3. 胃癌术后肺部感染如何及时发现和判断？

（1）严格监测生命体征：术后每4小时测体温1次，发现升高趋势，给予降温处理。肺部感染时体温常高于38℃并持续24h以上，大部分肺部感染发生在术后4～7d。

（2）加强与患者沟通，倾听其主诉，观察有无咳嗽、咳痰、气促的表现。

（3）注意观察患者咳痰情况，观察痰液颜色、性状和量；老年患者并发肺部感染时痰液可由原来白色泡沫痰转变为脓性痰或黏液性痰。

（4）诊断的主要依据：胸部X线检查可见肺部浸润阴影，在老年人肺部感染早期，胸部X线检查有时也难以发现明显异常，部分患者仅仅出现肺部小片状影或双下肺纹理紊乱、增粗。

4. 肺部感染有哪些治疗措施？

（1）早期应用抗生素：开始时为患者使用低级、窄谱的抗生素，逐步提高为高级、广谱抗生素。

（2）给予雾化吸入。

5. 如何护理肺部感染的患者？

（1）观察意识及生命体征的变化，每 4 小时测体温 1 次，发现升高趋势，给予降温处理。

（2）加强肺部护理，定时给予叩背，协助咳痰，遵医嘱给予雾化吸入。

（3）注意观察痰液颜色、性状和量。

（4）做好口腔护理。

（5）保持呼吸道通畅、正确氧疗、充分排痰和兼顾治疗基础性疾病。

（6）当患者出现呼吸衰竭时，及时进行气管插管，必要情况下，可辅助使用呼吸机，以纠正呼吸衰竭。

（7）当患者难以进食或不能进食时，可给予留置胃管行鼻饲以保证患者的营养供应。

（四）远端胃大部切除术后并发胃瘫

【案例简介】

患者，男性，67 岁，十二指肠占位伴梗阻，行远端胃大部切除＋十二指肠部分切除＋空肠造口术。术后 5d，拔除胃管 2d 后，主诉恶心，呕吐出黄绿色胃内容物约 1000ml，呕吐后症状可暂时缓解，遵医嘱给予持续胃肠减压，肠内、肠外营养支持治疗。

【案例分析】

1. 疾病特点　远端胃大部切除术后，停止胃肠减压后出现突发性上腹部饱胀、恶心、呕吐及顽固性呃逆，呕吐物为大量胃内容物及少量胆汁，呕吐后症状可暂时缓解，但上腹痛不明显。

2. 胃瘫的症状及体征　上腹部饱胀感，恶心、呕吐，呕吐后症状暂时性缓解。

3. 发生胃瘫的原因及诱因　术中迷走神经损伤，术后应用镇痛泵，情绪紧张。

【问题解析】

1. 远端胃切除术后并发胃瘫的原因和诱因是什么？

（1）术中迷走神经损伤后，异位起搏点的活跃使胃蠕动节律紊乱，动力低下，可导致胃排空延迟。

（2）胃研磨食物的蠕动性收缩减弱或丧失。

（3）损害了小肠异位起搏电位的抑制，引起胃窦压力波及十二指肠慢波分离，使固体食物滞留相延长。

（4）激活的交感神经纤维不仅可通过抑制胃肠神经丛的兴奋神经元抑制胃动力，还可以通过抑制交感神经末梢释放儿茶酚胺，直接与胃平滑肌细胞膜上的 α 受体和 β 受体结合，抑制胃平滑肌细胞收缩。

（5）患者精神处于高度紧张及恐惧状态，特别是神经衰弱者致使自主神经调节紊乱，胃肠道反射性抑制延长而出现排空障碍。

（6）术中脏器暴露、缝合线反应、手术时间长、吻合技术欠佳等。

（7）术后胃肠道相对缺血、腹腔内炎症或术前已存在幽门梗阻，引起吻合口及输出段水肿。

(8) 术后应用镇痛泵，导致机体交感及副交感神经系统调节紊乱。

(9) 胆汁、胰液大量反流入胃，致胃内环境改变，干扰胃功能，并加重吻合口炎症、水肿。

(10) 术后贫血、低蛋白血症、电解质紊乱、低氧血症等可加重胃排空障碍。

2. 远端胃切除术后胃瘫有哪些临床表现？

所有患者在胃大部切除术后数日由流质饮食改为半流质饮食，出现突发性上腹部饱胀、恶心、呕吐及顽固性呃逆，呕吐物为大量胃内容物及少量胆汁，呕吐后症状可暂时缓解，但上腹痛不明显。给予泛影葡胺口服或胃管内注入行上消化道造影检查，见残胃扩张无力、胃蠕动减弱或消失、造影剂排空延缓，无吻合口梗阻。胃镜检查可见胃内大量液体残留，吻合口不同程度水肿，但胃镜均能顺利通过吻合口进入空肠输出襻，未见机械性梗阻征象。

3. 远端胃切除术后胃瘫如何及时发现和判断？

(1) 了解患者病情进展情况。

(2) 加强与患者沟通，倾听其主诉。

(3) 经一项或多项检查提示无胃出口机械性梗阻。

(4) 胃液引流量＞800ml/d，并且持续10d以上。

(5) 无明显水、电解质和酸碱平衡失调。

(6) 无引起胃瘫的基础疾病，如糖尿病、硬皮病、甲状腺功能减退症等。

(7) 无影响平滑肌收缩的用药史，如吗啡、阿托品等。

4. 胃瘫有哪些治疗措施？

(1) 消除患者心理紧张因素。

(2) 禁食、禁水，持续胃肠减压，3%温盐水洗胃。

(3) 肠内营养：维持水、电解质和酸碱平衡，补充足够的热量、蛋白质、维生素及微量元素，纠正负氮平衡。

(4) 胃电起搏治疗，即通过外科手术将起搏装置置于胃的浆膜下，通过电刺激使胃的慢波频率恢复正常。胃窦胃电过速可引起胃窦动力下降，并且高频长脉冲逆行胃电刺激能降低胃容受性，从而诱发胃蠕动下降及胃动力减退，进食减少，延迟胃排空。

(5) 电针刺足三里，可促进胃正常电节律和胃肠蠕动恢复，促使胃排空。

(6) 应用胃肠动力药物，如红霉素、甲氧氯普胺、西沙必利等，防止腹腔感染，做好解释工作，消除紧张及恐惧心理，由此减轻交感神经兴奋。

5. 如何护理胃瘫？

(1) 一旦发生胃瘫，应立即禁食、禁水，当胃瘫恢复后也应遵循少食多餐，循序渐进原则。

(2) 加强巡视，了解病情，注意观察和倾听主诉，给予心理安慰，缓解紧张情绪，降低患者恐惧心理而避免加重病情。

(3) 胃管护理：胃瘫发生后，及时给予持续胃肠减压，减轻胃平滑肌扩张，从而减轻吻合口水肿。胃管固定良好并保持通畅；同时可胃管注入胃肠动力药并夹闭30～60min，以促进其功能的恢复。

(4) 肠外营养护理：持续胃肠减压、大量消化液丢失及手术对机体的影响，使水、蛋白质、无机盐等的需要量明显增加，因此补充足够的体液和电解质极为重要，要及时补充，定时监测各项化验指标，维持水、电解质和酸碱平衡。

(5) 肠内营养护理：**研究表明，静脉输注葡萄糖、氨基酸、脂肪乳剂可明显抑制胃肠动**

力，其机制可能与抑制迷走神经兴奋及缩胆囊素分泌有关。经胃肠营养泵进行输注，有效控制单位时间鼻饲营养量，做到均匀输注，以减轻不良反应；可应用小型加热器或热水袋进行加热，减轻患者不适；密切观察不良反应，及时调整用药和鼻饲量。

（6）心理护理：由于病情反复，会造成患者和家属的紧张、焦虑和不能接受的心理，而沉重的心理负担进而影响胃瘫的康复，因此，心理护理已经成为胃瘫患者护理工作中极为重要的一部分。针对患者的心理问题给予心理支持，帮助患者摆脱应激状态，从而促进自主神经调节分泌功能趋于正常，使胃动力得以康复。

（杨　多）

四、胰腺癌手术治疗

（一）胰腺癌术后并发胰瘘

【案例简介】

患者，女性，51 岁，腹痛、黄疸、消瘦 1 个月，诊断为胰头癌，为行手术治疗收入院。入院后行胰十二指肠切除术后第 10 日，突然出现高热，主诉腹痛、腹胀，随后出现恶心、呕吐，胰腺引流管无引流液引出，腹腔引流管引流出米汤样液体，急查血清淀粉酶、尿淀粉酶、腹腔引流液淀粉酶测定值均显著增高，行腹部 CT 检查，诊断为胰十二指肠切除术后并发胰瘘。遵医嘱给予禁食水、留置胃管持续胃肠减压，应用醋酸奥曲肽、抗感染、营养支持治疗，经及时对症处理，病情得以控制。

【案例分析】

1. 疾病特点　确诊胰头癌为行手术治疗入院，行胰十二指肠切除术后第 10 日发生胰瘘，经及时对症处理，病情好转。

2. 胰瘘的症状表现　高热、腹胀，剧烈腹痛，伴恶心、呕吐，胰腺引流液无，腹腔引流液为米汤样，淀粉酶升高。

3. 发生胰瘘的原因及诱因　手术情况、胰液腐蚀、机体自身因素等。

【问题解析】

1. 胰腺癌术后发生胰瘘的临床表现和原因是什么？

（1）临床表现：胰瘘患者多数在手术后发生，一般认为手术后 1～2 周是胰瘘的高发期，该患者发生的时间为术后第 10 日。胰液漏入腹腔后，胰蛋白酶和胰脂肪酶侵蚀周围组织和脏器，可引起难以控制的腹腔感染，同时胰液腐蚀腹腔内大血管可引起失血性休克等。

（2）主要原因可能为：①胰腺残端与空肠吻合不严密；②吻合口处张力大，致吻合口裂开或空肠残端血供障碍而发生坏死穿孔；③贫血或低蛋白血症影响吻合口愈合；④胰腺空肠吻合口处感染；⑤胰液内胰酶被激活，腐蚀周围组织而发生胰瘘。

2. 胰腺癌术后发生胰瘘如何及时发现和判断？

（1）了解患者病情进展情况。

（2）加强与患者沟通，倾听其主诉。

（3）观察胰瘘的临床症状，如腹胀、腹痛剧烈、恶心、呕吐、发热等症状。

（4）注意观察腹腔引流液的颜色、性状及量。

（5）通过辅助检查如 CT 检查、B 超，血清淀粉酶、尿淀粉酶和腹腔引流液淀粉酶测定进行判断。

3. 胰瘘有哪些治疗措施?

(1) 急性期禁食水和持续胃肠减压:减少胃酸分泌,吸出胃内容物,防止进入十二指肠刺激胰液分泌。

(2) 留置腹腔引流管,充分引流。

(3) 使用有效抑制胰腺分泌功能药物,如醋酸奥曲肽注射液、注射用生长抑素等。

(4) 早期使用抗感染药物,静脉营养支持治疗,维持水、电解质平衡和补充能量。

(5) 定期监测血清淀粉酶、尿淀粉酶、腹腔引流液淀粉酶等。

(6) 明确诊断后,必要时给予解痉镇痛药物治疗。

4. 如何护理胰瘘患者?

(1) 保持呼吸道通畅,持续低流量吸氧。

(2) 取半卧位,有利于腹腔引流护理,减少渗出,避免腐蚀周围组织和皮肤,有利于炎性渗出液流向盆腔,利于炎症局限、吸收和消散。

(3) 监测患者神志、血压、脉搏、呼吸、体温等生命体征。

(4) 胰瘘期间禁食水,持续胃肠减压,准确记录出入量,观察引流液的颜色、性状和量。

(5) 遵医嘱使用抑制胰腺分泌功能药物、抗感染药物,静脉营养支持治疗,同时备好各种抢救药。

(6) 妥善固定腹腔引流管,保持通畅,充分引流,避免对邻近组织的腐蚀,阻止病情发展、减少腹腔内感染和出血等严重并发症。

(7) 加强巡视,注意观察和倾听患者主诉,给予心理安慰,缓解紧张情绪。

(8) 皮肤护理:注意保持瘘口周围皮肤清洁、无菌和干燥,因引流液对局部皮肤有较强的腐蚀性,可用氧化锌软膏涂抹,保持有效引流,减少胰液外流。

5. 如何预防胰、十二指肠切除术后发生胰瘘?

(1) 要从手术方式(特别是胰肠吻合的方式)及手术技巧角度考虑。目前常用的胰肠吻合方式包括胰腺断端空肠端侧、胰管空肠黏膜对端吻合,胰腺断端空肠对端套入式吻合,胰腺断端空肠捆绑式吻合等。这些吻合方法各有利弊,但无论采用哪种吻合方式,只要胰肠吻合可靠,都可以避免胰瘘的发生。手术者的手术技巧亦非常重要,同一种手术方式,熟练的操作可明显减少术后胰瘘的发生。

(2) 有文献报道术前黄疸持续时间长、营养状况差、肝功能差、肌酐清除率下降及术中出血量大是胰十二指肠切除术后发生胰瘘的危险因素。

(3) 术中放置适当的腹腔引流管至关重要,可将渗液、渗血引出体外,避免局部积液和感染,有利于胰肠吻合口愈合。术后严密观察引流液的颜色、性状和量,保持腹腔引流管引流通畅以防堵塞。一旦发生胰瘘应充分引流,积极治疗,对引流不畅者,应及时调整引流管的部位。必要时行再次手术引流。

(4) 胰腺术后,使用抑酸药物、生长抑素、醋酸奥曲肽等可抑制胰腺的外分泌功能,有助于减少胰瘘的发生。术后加强支持疗法,改善患者的营养状况,有利于创面的修复与伤口愈合。

(二) 胰十二指肠切除术后出血

【案例简介】

患者,男性,66岁,1个月前无明显诱因出现上腹部饱胀不适,时有呃逆,进食后加重,禁食后可稍缓解,皮肤巩膜黄染,一般情况较差。此后症状加重,于当地医院就诊诊断为梗阻性黄疸、胆管占位，为行进一步检查治疗于 2013 年 4 月 27 日收入院。2013 年 5 月 3 日在全身麻醉下行胰十二指肠切除术，术后第 4 日，护士在巡视病房时发现胰肠前、后引流管引流出现血性引流液，胃管引流出少量淡红色引流液，主诉稍头晕、恶心。给予持续低流量吸氧，3L/min。心电血压监测，提示血压下降、心率增快，血氧饱和度低于 90%，血红蛋白下降，考虑胰肠残端出血。急诊行介入止血治疗，遵医嘱应用止血药物、输血等对症处理后病情好转。2013 年 5 月 7 日再次出现引流管大量血性引流液，鼻腔、口腔涌出大量鲜红色血性液，出现意识障碍、呼之不应、生命体征异常等症状，立即抢救，最终因出血过多，出现多器官功能衰竭，经抢救无效死亡。

【案例分析】

1. 疾病特点　确诊梗阻性黄疸、胆管占位 1 个月余，确诊后即行胰十二指肠切除术，术后第 4 天引流管出现血性引流液，经对症处理后好转，之后再度出血，虽经积极抢救，终因出血过多，多器官功能衰竭抢救无效死亡。

2. 出血的症状表现　先是引流管引流出鲜红色血性液、血红蛋白下降、血压下降、心率快，而后出现鼻腔、口腔涌出大量鲜红色血性液，引流管再次出现鲜红色血性引流液。

3. 发生出血的原因及诱因　胰腺残端出血、肝功能异常、胃空肠吻合口出血合并应激性溃疡等。

【问题解析】

1. 胰十二指肠术后发生出血的原因和诱因是什么？

（1）消化道出血多是由肿瘤坏死破溃或腐蚀血管、肿瘤侵及邻近器官及血液循环异常或全身疾病所引起。

（2）术前患者自身一般情况差，梗阻性黄疸，术前高胆红素血症是术后发生出血的高危因素。

（3）介入止血治疗，血管夹闭不彻底或血管较大而选择手术止血，血管吻合术缝合欠佳也可引起术后出血。

（4）肝功能异常，造成血液循环异常或凝血机制异常。

（5）长期禁食、胃酸分泌损害胃肠黏膜、Child 法重建消化道术后胆汁或胰液反流入胃、胃黏膜屏障损害造成应激性溃疡并发出血。

（6）术后胰腺残端出血、胰漏腐蚀腹腔内血管，造成大出血。

（7）该手术是一种创伤大、手术时间长及术中失血量较大的复杂性手术，术后可出现多种感染、腹腔内出血、胰漏等严重并发症，导致出血。

（8）肿瘤患者术后营养状况差造成细胞合成不足、机体抵抗力下降、术后恢复差是引发慢性出血的诱因。

2. 胰十二指肠术后出血有哪些临床表现？

术后出血的临床表现取决于出血的性质、部位、失血量及速度，与患者的年龄、肿瘤的进展、心肾功能等全身情况有关。

（1）引流管出现不凝固新鲜血性引流液，患者常主诉腹痛、腹胀明显。

（2）呕血、黑粪：是消化道出血的特征性临床表现，急性大量出血表现为呕血，如出血后血液在胃内潴留，因经胃酸作用变成酸性血红蛋白而呈咖啡色；如出血速度快而出血量多，呕血的颜色呈鲜红色。小量出血则表现为粪隐血试验阳性。

（3）失血性周围循环衰竭：失血量大、出血速度快、出血不止可致急性周围循环衰竭，临床上可出现头晕、乏力、心悸、冷汗或晕厥，皮肤灰白、湿冷，体表静脉瘪陷、脉搏细弱、心率加快、血压下降，甚至休克，同时进一步可出现精神萎靡、烦躁不安，甚至反应迟钝、意识模糊。老年人、晚期肿瘤各器官储备功能低下，即使出血量不大，也可引起多器官功能衰竭。

3. 如何及时发现和判断术后出血？

（1）了解患者病情进展情况。

（2）加强与患者沟通，倾听其主诉。

（3）观察有无术后出血的主要临床症状：恶心、呕血、头晕、心慌、脉速、面色苍白、大汗、血压下降等。

（4）严密观察各引流管引出液的颜色、性状及量。

（5）少量出血患者首先无周围循环衰竭症状。

（6）出血患者常有明显腹痛、腹胀、恶心等不适症状。

4. 胰十二指肠切除术后出血有哪些治疗措施？

（1）急性出血期间禁食、禁水，持续胃肠减压。

（2）静脉补液、应用止血药物治疗，维持有效循环血量。

（3）少量腹腔出血通常采用非手术治疗，静脉应用止血药物，出现少量胃管内血性引流可用肾上腺素稀释液胃管内注入。方法为：肾上腺素 8mg＋100ml 冰生理盐水，经胃管注入胃内，夹闭胃管后 15～30min 吸出，可以反复应用，直至抽出液变清亮为止。如腹腔大量出血，应及早急诊行介入或手术止血。

（4）持续静脉泵入抑酸、减少分泌胰液药物，如注射用奥美拉唑、醋酸奥曲肽注射液、注射用生长抑素等药物。

（5）急查血指标，了解血红蛋白变化，必要时静脉输血治疗。

5. 如何护理胰十二指肠术后出血患者？

（1）加强巡视，了解病情，注意观察和倾听患者主诉，给予心理安慰，缓解紧张情绪，降低患者因恐惧而加重病情。

（2）观察患者意识及生命体征。

（3）卧床休息，呕血时头偏向一侧或抬高床头，避免呕吐引起窒息。

（4）持续床旁心电监护、低流量吸氧，保持呼吸道通畅。

（5）妥善固定导管，保持管道通畅，注意观察引流液颜色、性状及量，准确记录出入量，必要时监测中心静脉压。

（6）遵医嘱及时应用止血及各种抢救药物。

（7）出血期间禁食、禁水。

（8）给予基础生活护理。

（李继东）

五、直肠癌手术治疗

（一）直肠癌术后并发直肠阴道瘘

【案例简介】

患者，女性，46 岁，主诉直肠癌根治术后 8 个月余，术后自行经肛门塞药（栓剂）有突破感，阴道内有气体及粪液流出，无脓血。每日排便 1 次，为成形褐色便，排尿正常。肛门指检：距阴道口 1cm 处可触及与阴道相通的瘘口，大小约 0.8cm×0.8cm。给予直肠阴道瘘经肛修补术，术后经抗感染、营养支持治疗，症状改善，仍有少量阴道排气，术后 8d 出院。

【案例分析】

1. 疾病特点　患者因肛门间质瘤于 8 个月前行经直肠癌根治术，术后恢复良好出院。出院后自行经肛门塞药（栓剂）有突破感，阴道内有气体及粪液排出。给予直肠阴道瘘经肛修补术，术后经抗炎、营养支持治疗，症状改善，仍有少量阴道排气。

2. 直肠阴道瘘的症状表现　大量的粪水从阴道漏出，不受控制。而漏出的粪水具有很强的腐蚀性，造成阴道及会阴部皮肤黏膜组织的糜烂、溃疡、出血、溢出及由阴道排气。

3. 直肠阴道瘘的原因及诱因　切除阴道壁组织过多，局部缺血、感染坏死所致。

【问题解析】

1. 直肠癌术后并发直肠阴道瘘的原因和诱因是什么？

切除阴道壁组织过多，局部缺血、感染坏死所致。

2. 直肠癌术后并发直肠阴道瘘有哪些临床表现？

有粪便和气体自阴道排出，合并肠道炎症或瘘口较大时症状更明显，大量的粪水从阴道漏出，不受控制。漏出的粪水具有很强的腐蚀性，造成阴道及会阴部皮肤黏膜组织的糜烂、溃疡、出血、溢出及由阴道排气，患者苦不堪言。

3. 直肠癌术后并发直肠阴道瘘有哪些治疗措施？

(1) 术前

①心理护理：粪便不断自阴道排出，会阴部常出现湿疹、糜烂，甚至发生感染，患者思想负担严重。此时针对患者的心理问题应采取必要措施，提高患者对此病的认识，让其了解有关直肠阴道瘘的知识及手术治疗方案，鼓励患者增强信心，消除顾虑，保持良好的精神状态，积极配合治疗，以便提高手术成功率。

②术前准备：a. 肠道准备。给予肠道抗感染治疗 3～5d；前 3d 进半流食；液状石蜡 30ml，每日 1 次；术前禁食、禁水，清洁灌肠、静脉补液。b. 阴道准备。注意此操作需要在非月经期进行，以月经干净 3～5d 为佳，操作过程注意无菌原则，动作轻柔。无菌操作下留置导尿，再用 1∶5000 高锰酸钾溶液阴道冲洗，保持阴道内清洁。

(2) 术后

①心电监护 24h，严密观察生命体征及疼痛情况，观察切口有无渗血，有无肠鸣音活跃以防出血内流，并给予止血药物预防出血。

②预防感染：定时换药，保持肛门部清洁；观察切口有无红肿及脓性分泌物，保持无菌敷料干燥。给予足量有效抗生素。局部给予红外线照射。阴道用药：聚维酮碘乳膏适量置入阴道以杀菌抗感染。

③饮食护理：术后为控制排便需禁食 3～5d，给予静脉营养支持，以后给予口服肠内营养剂 10d，逐步过渡到半流饮食、软食。患者术后 7d 排便。

④尿管护理：每日行会阴护理。保持引流通畅，定时夹闭以锻炼膀胱功能；同时观察引流尿液的颜色、量及性状。定期更换引流袋，使其保持低于膀胱位以预防逆行性感染。

⑤体位护理：术后需卧床休息，抬高臀部 5cm，可避免阴道黏膜和括约肌的牵拉与受压，减少会阴部张力，有利于切口生长和愈合。床上经常更换体位，避免局部过度受压，多采用侧卧位，床上活动时动作宜慢，合理用力。做好生活基础护理。

⑥出院指导：指导患者出院后少食多餐，加强饮食营养，多吃高热量、富含维生素的饮

食。保持排便通畅，便后清洗会阴部。内裤以宽松、全棉为主，加强体育锻炼，3个月内禁止性生活。

(二) 直肠癌术后并发腹泻

【案例简介】

患者，男性，56岁，直肠癌，于2013年6月8日行腹腔镜辅助下直肠癌前切除术，手术过程顺利，术后给予留置胃管、尿管、腹腔引流管各1根，术后次日给予拔除胃管，术后第5日排气后给予进流食，进食3d后出现腹泻，遵医嘱给予蒙脱石散3g口服，每日3次，症状缓解。

【案例分析】

1. 疾病特点　直肠癌诊断明确后行腹腔镜辅助下直肠癌前切除术，术后进食后出现腹泻。

2. 腹泻的症状表现　排黄色或绿色水样便、黏液便或大便稀溏；便次增多，每日4~12次，或伴里急后重。

3. 腹泻的原因及诱因　术中操作致盆底神经损伤、局部刺激、肠道功能紊乱。

【问题解析】

1. 直肠癌术后并发腹泻的原因和诱因是什么？

(1) 术中操作致盆底神经损伤：直肠全系膜切除游离直肠过程中难免有盆腔自主神经损伤，致使肛门控便能力下降，排便次数增多。因盆腔自主神经功能损伤或紊乱，甚至还可影响整个腹腔神经功能，从而可致胃肠功能紊乱而腹泻。

(2) 局部刺激：早期腹泻、排便次数多可能与术后盆腔、吻合口水肿及盆腔积液刺激有关。

(3) 肠道功能紊乱：直肠癌患者多见于中老年人，由于机体老化及器官生理功能衰退，对手术等各种应激适应性差；同时肿瘤患者存在不同程度精神、心理压力，胃肠正常环境改变引起功能性障碍，出现恶心、呕吐、腹泻等症状。

(4) 储便功能下降：直肠癌根治术需行直肠及部分结肠切除，术后肠管缩短，直肠储便功能部分或全部丧失，出现排便次数增多、大便稀溏及排便急症状。

2. 直肠癌术后并发腹泻有哪些常见临床表现？

(1) 排黄色或绿色水样便、黏液便或大便稀溏。

(2) 便次增多，每日4~12次，或伴里急后重。

(3) 腹痛、恶心、呕吐。

(4) 发热、腹部有轻度压痛，肠鸣音亢进。

3. 直肠癌术后并发腹泻如何及时发现和判断？

(1) 了解患者病情进展情况。

(2) 加强与患者沟通，倾听其主诉。

4. 直肠癌术后并发腹泻有哪些治疗措施？

(1) 饮食调节。

(2) 维持水、电解质及酸碱平衡，胃肠外营养支持。

(3) 补充维生素。

(4) 行粪常规或粪培养检查。

(5) 重度腹泻选用复合菌制剂调节肠道菌群，服用培菲康（双歧杆菌、嗜酸乳杆菌、肠球菌三联活菌胶囊）或与整肠生（地衣芽胞杆菌）联合应用，待症状控制即减量。

5. 如何护理直肠癌术后并发腹泻的患者？

（1）加强巡视，了解患者病情，注意观察和倾听患者主诉，给予心理安慰，缓解紧张情绪，避免因恐惧而加重病情。

（2）指导患者从术后1周开始每日数次进行提肛运动。

（3）注意观察肛周皮肤，必要时给予喷涂皮肤保护剂保护。

（4）加强心理疏导与护理。

（三）低位直肠癌切除术后吻合口瘘

【案例简介】

患者，男性，49岁，直肠癌。全身麻醉下行腹腔镜辅助下直肠前切除术，术后给予静脉营养支持、抗感染等对症支持治疗。术后第5日出现吻合口瘘，给予腹腔双套管持续冲洗，并给予间断止泻、禁食、静脉营养等对症支持治疗。术后第29日开始行全身化疗，化疗过程顺利，第2周期化疗结束第7日后间断退出腹腔双套管，退管后患者无发热、腹痛等不适。

【案例分析】

1. 疾病特点 腹腔镜辅助下直肠前切除术后第5日腹泻，之后出现腹腔引流量增加，且为暗红色浑浊液体，结合患者腹部体征、血常规结果，考虑直肠癌术后吻合口瘘，给予持续腹腔双套管冲洗，并给予间断止泻、禁食、静脉营养等对症支持治疗，之后间断退管，退管后患者无发热、腹痛等不适。

2. 吻合口瘘的症状表现 术后患者出现体温持续升高，术后3～5d后引流量突然增加或引流量持续不减，引流液转为浑浊脓性或含有粪汁样肠内容物，有气泡逸出，提示发生吻合口瘘。

3. 吻合口瘘的原因及诱因 ①患者系晚期肿瘤，全身营养状况差、消瘦。②吻合口供血不足、吻合口张力大、缝合欠佳等原因也可造成吻合口瘘。

【问题解析】

1. 低位直肠癌切除术后吻合口瘘的原因和诱因是什么？

（1）年龄：年龄虽非直肠癌手术禁忌证，但保肛术后吻合口瘘发生率较高。

（2）术前状况：患者营养不良、贫血、低蛋白血症、肠道水肿、肠道不全梗阻、糖尿病、应用激素等因素均可增加吻合口瘘发生概率。

（3）吻合口供血不足：残端保留过长、吻合口断端肠系膜缘游离过长等均可导致吻合口血液循环不良。术中应控制肠管无血管区≤2cm，操作时注意保护肠系膜边缘血管弓，分离结肠垂时应避免血肿形成。

（4）吻合口张力大：可直接增加吻合口瘘发生概率。术中应充分游离近端结肠，使近端结肠有足够长度以达到无张力与直肠残端吻合，使结肠盆腔段松弛，有利于术后储存粪便。关闭盆腔腹膜，使吻合口位于盆腔外，消除粗糙面，降低吻合口张力，发生吻合口瘘后有利于感染局限于盆腔，防止引起腹膜炎。

（5）吻合技术：吻合技术与吻合口漏发生密切相关。因此，应选择合适的吻合器，术中清除吻合处多余脂肪及疏松结缔组织，防止因组织过多致两断端吻合时闭合不全而发生吻合口瘘。如术中发现吻合口血液循环不良或吻合不满意时，可及时行回肠末端保护性双腔造口术，3～6个月后行再次手术回纳造口。

2. 低位直肠癌切除术后吻合口瘘有哪些临床表现？

术后体温持续升高，术后 3～5d 后引流量突然增加或引流量持续不减，引流液转为浑浊脓性或含有粪汁样肠内容物，有气泡逸出，提示发生吻合口瘘。

3. 如何及时发现和判断低位直肠癌切除术后吻合口瘘？

(1) 了解患者病情进展情况。

(2) 加强与患者沟通，倾听其主诉。

(3) 观察有无吻合口瘘的主要临床症状。

(4) 注意观察腹腔引流液的颜色、性状及量。

4. 吻合口瘘有哪些治疗措施？

(1) 应及时行局部冲洗、引流，并确保引流通畅。可应用抗生素＋生理盐水进行冲洗，并经引流管引出，应避免负压吸引，防止漏口扩大。可通过灌洗引流以控制感染，并防止感染扩散至腹腔。吻合口瘘发生后应控制饮食，加强营养支持治疗，尽早行全肠外营养支持，瘘口周围初步形成纤维粘连包裹，可在引流通畅前提下恢复肠内营养。及时纠正水、电解质及酸碱平衡失调，应用质子泵抑制药、生长抑素减少胃肠液分泌，降低分泌液中消化酶浓度等均可促进瘘口愈合。

(2) 对有弥漫性腹膜炎体征、全身中毒症状严重、瘘口较大、合并症多、营养状况差、短期内无法愈合者，引流管已拔除或脱落，应果断行结肠造口术。

5. 如何护理吻合口瘘的患者？

(1) 严密观察病情变化：及时发现病情变化。低位直肠癌全直肠系膜切除保肛术后吻合口瘘的临床表现为间歇性/持续性发热、麻痹性肠梗阻、引流管中有粪质样液体。术后吻合口瘘多发生在术后 7d 左右。①生命体征观察：早期的临床表现主要有体温升高，因此需每 4 小时监测体温 1 次，及时发现体温变化，早期发现吻合口漏；②肠道功能观察：吻合口漏多发生于术后肠道功能恢复不佳患者，术后观察肠鸣音及肛门排便、排气情况，有无腹胀、腹痛，有无恶心呕吐，及时发现电解质紊乱及营养失调，并及时纠正，减少吻合口瘘的发生；③引流管的观察：腹腔引流液能较早反映病情变化，应密切观察腹腔引流液的颜色、性状、量，发现异常及时报告医生，及早处理。

(2) 加强基础护理：直肠癌术后吻合口瘘患者全身自主活动能力差，营养状况差，因此更需加强基础护理。①基础护理：给予半卧位，定时翻身、叩背，指导患者做深呼吸运动，防止肺部感染，也有利于腹腔引流管的引流。②口腔护理：定时刷牙，防止口腔黏膜破损及感染。③皮肤护理：患者术后机体营养状况有不同程度下降，要定时给予按摩，保持皮肤清洁干燥，床褥平整，防止压疮的发生。④观察切口有无渗液、渗血。如切口敷料潮湿，应及时通知医生换药。

(3) 做好心理护理：由于直肠癌患者手术时间长、创伤重，加上各种引流管带来的不适，患者和家属对手术知识缺乏，患者承受着较大的心理压力，普遍存在疑虑紧张等不良心理状态。病情发生变化，尤其是发生吻合口瘘时，患者及家属的情绪波动大，故应提供舒适环境，鼓励患者倾诉、表达自己的感受，详细、耐心讲解有关疾病的知识，增强护患之间的沟通和信任，鼓励患者树立战胜疾病的信心，使患者处于接受治疗所需要的最佳心理状态，这对患者的康复起到积极的促进作用。

(4) 引流管观察与护理：有效引流是治疗吻合口瘘的关键所在。①保持胃肠减压通畅：防止胃液流入腹腔，从而减少胃液对组织的腐蚀和刺激，防止腹腔感染加重，同时吸出胃内容物，减轻腹胀。一般于肠蠕动恢复后即可拔除胃管。禁食期间应做好口腔护理，每日 2 次。②充分腹腔引流是控制腹腔感染、促进瘘口愈合的重要措施。应注意管道低于腹部引流口，以防引流液逆流，引起逆行感染。腹腔引流管应妥善固定，防止扭曲、打折、脱落。保持引流管的有效引流，准确记录引流物的颜色、性状、量。每日更换引流袋及遵医嘱冲洗引流管时应严格无菌操作规程，防止逆行感染。③留置尿管期间，保持尿管引流通畅，定时夹闭尿管以锻炼膀胱功能；行尿道口护理，每日 2 次。

（5）中心静脉置管及全胃肠外营养（TPN）的护理：直肠癌患者术后大多有血红蛋白降低，且白细胞升高、营养不良是引起吻合口瘘的重要原因。因此要重视纠正患者的贫血，对营养不良者，应行肠外营养支持，中心静脉置管给予静脉高营养（TPN）。改善营养状况，加强支持治疗，补充各项电解质、维生素及微量元素、蛋白质、脂肪乳剂、糖类，提供足够的热量、氨基酸和各种必需的营养物质，促进康复。同时合理使用抗生素，为吻合口瘘愈合提供良好的基础条件。营养液的配制在配制室进行，输注时严格无菌操作，注意输液速度，定时监测生化指标，预防并发症。中心静脉置管期间注意观察穿刺处有无渗血，评估导管功能，防止导管滑脱、敷贴脱落等，如出现相关问题应及时给予处理。如无特殊，常规第一个 24h 更换敷料，以后每周更换敷料 2 次。

（6）饮食与活动指导：术后 7d 内避免取端坐位或长时间下蹲位，以免增加腹压和吻合口张力。术后 7～10d 禁止灌肠，防止吻合口水肿、张力增加。待患者排气后，饮食由禁食改为流食。严格掌握少量多餐，选用产气少、刺激小、清淡易消化、营养丰富的食物。饭后适量活动，但要避免过度劳累。体力恢复后逐渐增加活动，促进康复。

（7）出院指导：①活动，患者可做日常活动，术后 1～3 个月禁止重体力劳动，负重应小于 10kg，避免增加腹压的动作，如用力咳嗽、打喷嚏或用力排便等；②饮食，少食多餐，进营养丰富易消化食物，忌暴饮、暴食及刺激性食物，戒烟酒；③肛门括约肌锻炼，每日 50 次；④排便，养成良好的排便习惯，保持排便通畅，避免用力排便，同时保持肛门清洁卫生；⑤定期到医院复查。

（杨　多）

六、肾癌手术治疗

（一）保留肾单位肾肿瘤切除术后出血
【案例简介】

患者，男性，40 岁，以右肾占位收入院，择期行后腹腔镜下右肾部分切除术，手术过程顺利。术后嘱患者卧床休息，给予补液、抗感染、止血治疗。术后第 7 日患者出现间断肉眼血尿，嘱卧床休息，并给予止血、对症处理。术后第 9 日患者血尿症状加重，诉偶有腰痛。尿管引流不畅，给予膀胱冲洗、更换尿管等措施后引流通畅，继续给予止血、抗感染、对症处理。术后第 10 日再次出现尿管堵塞情况，更换尿管后引流仍不通畅，考虑膀胱内有血凝块形成，在膀胱镜下行血块冲洗，后引流尿液通畅，继续给予持续膀胱冲洗、止血、对症处理。术后第 11 日，患者出现大量肉眼血尿，考虑有假性动脉瘤破裂，在介入下行肾动脉造影，术中发现出血部位，给予栓塞，栓塞后患者病情平稳。经观察 10d 无出血，病情稳定后出院。

【案例分析】

1. 疾病特点　中年男性，后腹腔镜下右肾部分切除术后，术后出现肉眼血尿、假性动脉瘤形成，经治疗后好转。

2. 症状及体征　肉眼血尿并持续加重，偶伴有腰痛症状。

3. 发生出血的原因及诱因：①术中损伤肾血管，钛夹滑脱及小血管出血等引起；②肾组织比较脆弱，愈合需较长时间，术后过早活动可引起继发出血；③便秘，腹腔压力增加可引起肾残端出血。

【问题解析】

1. 何为肾假性动脉瘤？

假性动脉瘤（pseudoaneurysm，PSA）为各种原因导致血管损伤，血液自血管破裂口流出在动脉周围组织间隙内形成血肿，动脉瘤壁由动脉外膜和局部血管破裂形成的血肿及周围结缔组织构成，并与动脉腔相通，而无真正的动脉壁结构。肾假性动脉瘤通常由于创伤或者由于医源性伤害（如经皮肾活检、内镜结石手术、经皮肾镜取石术、局部肾切除术等）引起，患者通常症状不明显，但有危及患者生命的自发性出血的潜在危险时应受到重视。

2. 保留肾单位肾肿瘤术后出血如何预防？

肾出血是肾部分切除术后的严重并发症，也是常见并发症。术中要严格止血，缝合严密，适当运用止血材料，关闭切口前仔细检查有无活动出血点。术后要限制活动，绝对卧床休息3～7d，避免腰部过度活动，翻身动作要轻柔。预防便秘，防止用力排便导致腹压增高引起继发性出血。

3. 出血后的护理措施有哪些？

（1）监测生命体征。

（2）加强引流管观察。术后密切观察创面渗血情况，腹腔引流管引流量24h应小于500ml，如果24h内大于500ml，血压下降、心率加快，尿液颜色变为血性，引流液流出速度加快并且为纯血性，切口周围局部胀痛、饱满或有包块、压痛较明显，应考虑到手术后肾出血或腹膜后血肿，需及时通知医生处理。出血量大者在应用药物的同时做好输血的准备工作，必要时进行手术探查。注意保持引流管通畅，尤其术后24h引流为血性时极容易有血块凝结。在术后2～3d发生堵管，影响引流量的正确判断，无法及时发现出血迹象，可从远端向切口处轻轻挤捏引流管，帮助血块排出。

（3）加强健康宣教。告知患者及家属术后卧床的意义和重要性，引起患者及家属的重视。出血期间加强基础护理的落实，同时做好患者和家属的心理护理。

（二）巨大肾肿瘤行肾动脉栓塞术后并发症

【案例简介】

患者，女性，27岁，因巨大肾肿瘤收入院。行肾肿瘤根治性切除前给予肾动脉栓塞术，患者术后出现恶心、呕吐、体温升高（波动在38.0～38.5℃），主诉栓塞侧腰背部剧烈疼痛。给予患者心理疏导，并遵医嘱给予补液、镇痛、止吐、降温等对症处理后，症状缓解。

【案例分析】

1. 疾病特点　青年女性，因巨大肾肿瘤收入院，拟行肾肿瘤根治性切除前给予肾动脉栓塞术治疗，术后出现栓塞综合征，经对症处理后好转。

2. 症状及体征　恶心、呕吐、体温升高（波动在38.0～38.5℃），主诉栓塞侧腰背部剧烈疼痛。

3. 栓塞综合征发生的原因及诱因　①发热与栓塞术后肾及肿瘤血供阻断、广泛坏死的组织作为致热源刺激机体有关；②腰痛与栓塞术后静脉淤血，组织间隙渗出、水肿，肾包膜张力增加有关；③恶心、呕吐与栓塞术后肾组织水肿，渗出物刺激后腹膜及腹膜神经丛引起消化道反应。

【问题解析】

1. 肾癌术前行肾动脉栓塞的目的是什么？

肾动脉栓塞术已广泛应用于肾癌的术前治疗。作为术前的一种辅助方法，它具有以下优点：①减少肿瘤血供，使肿瘤相对缩小，并引起肾组织反应性水肿，便于手术剥离，缩短手术时间，减少术中出血；②抑制肿瘤生长，减少肿瘤数量，刺激机体免疫应答，降低肾癌组织血管生成，抑制肾癌的生长和转移。

2. 肾动脉栓塞的方法有哪些？

采用 Seldinger 技术，经皮穿刺右股动脉插管，在影像监控下将导管超选择性插入肾动脉造影后，进行无水乙醇栓塞。

3. 栓塞术后的护理措施有哪些？

（1）取平卧位，穿刺侧肢体制动 24h，穿刺点用 1～2kg 沙袋加压 6h。注意观察穿刺部位有无出血或血肿，每 1～2 小时触摸双侧足背动脉搏动情况，远端肢体皮肤的颜色、温度和感觉等，如有异常报告医生及时处理。

（2）监测生命体征。

（3）术后常规给予 3d 抗生素，手术当日液体量不少于 2500ml，嘱患者多饮水以减少造影剂对肾脏的损害。

（4）栓塞综合征的护理：栓塞后均有不同程度的恶心、呕吐、发热及腰痛等。恶心、呕吐较严重者暂禁食，肌内注射恩丹西酮 4mg；发热超过 39℃ 以上者应用退热药或物理降温，疼痛较重者应用镇痛药。

（5）饮食的管理及支持治疗：栓塞治疗后常致厌食，应了解患者的饮食习惯，鼓励多进高维生素、高蛋白质、易消化的食物，多食水果、蔬菜，以增强抵抗力。

（周秀彬）

七、膀胱癌手术治疗

（一）膀胱癌术后肠梗阻

【案例简介】

患者，男性，64 岁，膀胱癌行膀胱全切、回肠膀胱术后 23d，停持续胃肠减压 3d（术后第 8 日）后患者出现腹胀，无排气、排便，查体发现肠鸣音减弱，腹部轻度膨隆，叩诊为鼓音。请普通外科医生会诊后诊断为肠梗阻，给予禁食水，重新留置胃管行持续胃肠减压，给予抗生素及全肠外营养支持，应用胃肠动力药，进行活动指导。通过治疗，患者病情缓解，肠蠕动恢复。

【案例分析】

1. 疾病特点　老年男性，膀胱全切、回肠膀胱术后 23d，患者术后已排气、排便，进食后出现肠梗阻，经对症处理后好转。

2. 肠梗阻的症状及体征　患者主诉腹胀，无排气、排便，查体发现肠鸣音减弱，腹部轻度膨隆，叩诊为鼓音。

3. 发生肠梗阻的原因及诱因　①手术创伤；②手术时间长，操作范围广，肠管暴露时间长；③术后饮食不当。

【问题解析】

1. 肠梗阻的分类有哪些？

（1）根据肠梗阻发生的基本原因，分为机械性肠梗阻、动力性肠梗阻、血供性肠梗阻。其中，机械性肠梗阻是最常见的类型。

（2）根据肠壁有无血供障碍，分为单纯性肠梗阻、绞窄性肠梗阻。

2. 肠梗阻的临床表现有哪些？

（1）腹痛：阵发性腹部绞痛是机械性肠梗阻的特征；持续伴阵发性加剧的绞痛提示绞窄性肠梗阻或机械性肠梗阻伴感染。麻痹性肠梗阻时表现为持续性胀痛，无绞痛。

（2）呕吐：梗阻早期，呕吐呈反射性，吐出物为食物或胃液。此后，呕吐随梗阻部位高低而有所不同，高位梗阻呕吐早、频繁，吐出物是胆汁样物。低位梗阻呕吐少，可吐出粪臭样物。

（3）腹胀：高位梗阻，一般无腹胀，可有胃型。低位梗阻及麻痹性梗阻腹胀显著，遍及全腹，可有肠型，绞窄性肠梗阻表现为不均匀腹胀。

（4）停止排便、排气：见于急性完全性肠梗阻。但梗阻初期、高位梗阻、不完全性梗阻可有肛门排便排气。血性便或果酱样便见于绞窄性肠梗阻、肠套叠、肠系膜血管栓塞等。

3. 肠梗阻如何预防？

（1）术前严格做好肠道准备：术前3d指导患者进无渣流质饮食，术前1d禁食，同时补充电解质、液体。术前3d开始口服肠道灭菌药，术前晚、术日晨行清洁灌肠，确保灌肠后排出液不含有粪渣。术日晨行胃肠减压。

（2）手术过程中注意保护肠管，减少肠管在空气中的暴露时间和暴露面积。

（3）术后密切观察病情变化，了解患者肠道功能情况，一旦出现梗阻及时处理。

（4）留置胃管期间，注意做好管道护理，保证有效的胃肠减压。待肛门排气后，可继续保留胃管2～3d再拔除。

（5）给予饮食指导，从清流饮食过渡到普食，循序渐进，告知饮食控制的重要性。

4. 肠梗阻如何护理？

（1）心理护理：手术后早期恢复阶段，患者心理、生理上处于未恢复状态，一旦诊断肠梗阻，患者担心肠梗阻治疗病程长、疾病预后、病情反复等。针对患者心理特点应做好心理指导，使患者了解早期肠梗阻的原因、影响因素、治疗方法和预后，以消除其恐惧心理，使其积极配合治疗与护理。

（2）胃肠减压的护理：确诊后应立即给予禁食、水。留置胃管，选择粗细适宜、质地柔软的硅胶胃管，向家属及患者说明胃肠减压的重要性及目的，以取得其配合。在留置胃管期间，确保胃管引流通畅，准确记录24h引流液的颜色、性状及量的变化。当24h的胃液量＜200ml，肠鸣音明显恢复、排气并排出稀水样大便时遵医嘱停止胃肠减压。

（3）营养支持：由于禁食、水时间长，患者的营养状况难以维持，同时营养不良可加重肠壁水肿，不利于肠功能的恢复，因此应及早进行全肠外营养（TPN）支持。营养支持不但可以维持患者的稳态，更可纠正营养不良，减轻肠壁水肿，促进肠蠕动的恢复。肠功能恢复后应尽快从肠外营养向肠内营养过渡，可试饮温开水20～100ml，观察患者有无腹胀、恶心、呕吐等症状，再逐步饮水，进无糖、清淡流食，少量多餐，逐渐过渡到半流食至正常饮食，鼓励患者多摄入高蛋白质、高维生素的食物，多食新鲜水果、蔬菜，多饮水。

（4）合理应用抗生素。

（5）加强病情观察，随时观察记录患者腹部症状、体征。询问患者有无腹痛及进行性腹胀，准确记录出入量。全程评估患者排便、排气情况，评估患者腹痛、腹胀、恶心、呕吐等症状的程度及缓解情况。定时监测各项血液指标。观察生命体征变化，如发现患者剧烈腹痛呈持续性、阵发性加重或伴有高热、脉搏细速、血压降低，应警惕机械性或绞窄性肠梗阻的可能，应及时汇报医师，采取相应的措施。

（6）促进肠蠕动恢复的辅助治疗和护理：患者卧床期间取半卧位，嘱患者勤翻身，鼓励患者多下床活动并做腹部按摩，以顺时针方向每次按摩腹部 50 次，每日 2 次，指导患者做自主收腹、抬臀、缩肛运动，每日 3 次，每次 20min 左右。

（二）膀胱癌术后造口并发症

【案例简介】

患者，女性，68 岁，膀胱全切、回肠膀胱术后 1 个月到医院复查。患者主诉造口周围皮肤瘙痒，视诊可见造口周围皮肤发红、溃疡面表浅、有少量渗液，造口底盘口径大于造口乳头约 1cm。诊断为造口周围刺激性皮炎。指导患者造口底盘裁剪及粘贴技巧，溃疡创面使用生理盐水清洗干净，纱布拭干后粘贴水胶体敷料，最后粘贴造口袋。经过处理，3d 后回访，症状较前缓解。

【案例分析】

1. 疾病特点　老年女性，膀胱全切、回肠膀胱术后 1 个月。患者造口底盘口径裁剪过大，长时间后，出现造口周围刺激性皮炎。

2. 症状及体征　患者主诉造口周围皮肤瘙痒，视诊可见造口周围皮肤发红、溃疡面表浅、有少量渗液。

3. 发生造口并发症的原因及诱因　裁剪造口底盘开口过大，尿液持续刺激造口周围皮肤引致表皮脱落所致。

【问题解析】

1. 常见尿路造口并发症有哪些？

常见并发症有造口缺血坏死、造口周围皮肤刺激性皮炎、造口狭窄、造口周围皮肤尿酸结晶、造口回缩和凹陷、造口旁疝、肠管脱垂。

2. 如何预防尿路造口并发症？

患者术后造口并发症发生率为 41.6%，做好造口护理对预防并发症的发生具有重要作用。

（1）心理干预：术前做好健康宣教，说明疾病与手术的关系，向患者及家属介绍手术方式，展示造口护理用品和使用方法，介绍成功病例及造口自我护理经验，取得治疗及护理上的配合。

（2）术前腹壁造口定位：术前正确评估及造口定位能够改善造口术后患者的生活质量。取肚脐与右髂前上棘连线的中上 1/3 处为造口处，且平卧、坐位、站立、弯腰等不同体位均能看到造口部位，以方便术后自我护理。造口部位要利于佩戴造口器材，术前佩戴装有 200ml 水的造口袋，嘱患者按照生活习惯日常活动，观察造口袋的舒适度及牢固程度。

（3）腹壁造口护理：术后注意保持输尿管支架引流管通畅，防止双 J 管脱出，密切观察皮肤乳头的血供情况，如出现回缩现象、颜色变紫，立即通知医生处理；保持造口周围皮肤清洁干燥，尿液外溢及时清洗周围皮肤并擦干；皮肤不平者可在底盘内环涂上防漏膏，填补皮肤空隙，夜间可将造口袋改变方向为侧引流，接上引流袋，既可保证患者睡眠又可防止底盘长时间浸泡在尿液中，预防尿液渗漏引起的刺激性皮炎，还可延长造口袋使用时间。

3. 常见尿路造口并发症如何处理？

（1）造口缺血坏死是术后早期最严重的并发症，造口黏膜呈暗红色、紫色或黑色，失去光泽时，必须高度警惕造口缺血坏死。指导患者查找原因，检查是否有造口受压、造口袋底盘过小等因素，评估造口活力，避免或去除可能加重造口缺血坏死的因素，剪除坏死组织，并采用频谱仪照射。

（2）造口周围刺激性皮炎多为造口袋泄漏或造口底盘剪切口径过大，使皮肤长时间受尿液浸渍、刺激皮肤引起。因此，造口底盘裁剪直径大于造口直径 1~2mm 为宜，保持集尿器及局部皮肤清洁、干燥，以保护皮肤；更换造口袋时，用清洁棉质软布擦拭造口周围皮肤，选择高质材料造口袋，以防对皮肤产生刺激；患者在洗澡时应使用无油的乳液，并不宜过多使用护肤品；及时剃除毛发，防止毛囊内滋生细菌，减少皮肤护理问题的产生。

（3）造口狭窄：①观察造口乳头血液循环情况。正常的黏膜为牛肉红或粉红色，如乳头黏膜苍白为动脉缺血，乳头黏膜发暗伴水肿为静脉回流不畅，可用 39~41℃ 生理盐水纱布湿热敷，以改善局部血液循环；必要时拆除造口缝线，解除压迫。②扩张造口。用小指戴指套后蘸液状石蜡或食用油进行扩张，每次 5min，每日 3 次。③导尿。尿液无法流出时，放置尿管引流尿液，防止肾积水，保护肾功能。

（4）尿酸结晶是泌尿造口最常见并发症之一。在饮食上应鼓励患者多饮水、多进食可提高尿液的酸性浓度的食物或饮料。指导患者使用白醋（醋与水按容积比为 1∶3）清洗造口及造口周围的结晶物，然后再用清水清洗干净造口及周围皮肤后再粘贴造口袋。

（5）造口回缩和凹陷：回缩和凹陷易引起尿漏，导致造口皮肤损伤。选择凸面底盘加造口腰带，利用压环压于肠造口周围皮肤，使造口基部膨出，同时使用防漏膏和防漏条。但肝硬化、腹水患者因其门静脉压力过高造成腹部微血管静脉曲张，腹部微血管及皮肤非常脆弱，而凸面底盘的压环对造口周围皮肤所造成的压力过大，容易损伤皮肤，继而引起溃烂，故不宜使用；同时指导患者健康饮食、适量运动，以免脂肪囤积，导致造口凹陷。

（6）造口旁疝：造口旁疝轻者主要表现为肠造口基部或周围鼓起，严重者可引起嵌顿性肠梗阻。指导患者不可提取重物，咳嗽时需用双手约束肠造口部位，以减少腹部压力。使用普通腹带或束裤束缚造口。

（7）肠管脱垂：肠管由造口内向外翻出来，可能引起水肿、出血、溃疡或缺血坏死，可选用一件式造口袋，较重时用弹性绷带对肠造口稍加压，防止脱垂。

（周秀彬）

八、前列腺癌手术治疗

（一）前列腺癌根治术后尿失禁
【案例简介】

患者，男性，70 岁，腹腔镜前列腺癌根治术后 3 个月。出院 1 个半月时，进行术后回访，患者主诉术后 1 个月拔除尿管后出现漏尿，站立或卧位时均有尿液不自主地从尿道内流出。了解患者排尿情况后，评估患者尿失禁程度为四度。指导患者学会记录排尿日记，给其制订康复训练计划，1 个月后回访，患者主诉症状好转。

【案例分析】

1. 疾病特点　老年男性，腹腔镜前列腺癌根治术后，术后 1 个月拔除尿管后出现尿失禁，经针对性护理后好转。

2. 尿失禁的症状及体征　患者主诉拔除尿管后出现漏尿，表现为站立或卧位时均出现漏尿现象。

3. 发生尿失禁的原因及诱因　尿道外括约肌受损是造成术后尿失禁的主要原因，前列腺切除术后近端尿道括约肌被破坏、括约肌暂时性功能不全、逼尿肌功能不稳定和顺应性下降亦是引起尿失禁的原因。

【问题解析】

1. 尿失禁的分级及临床表现有哪些？

临床上根据症状程度可分为以下四度。

一度：咳嗽、打喷嚏、搬重物等腹压增高时，偶尔出现尿失禁。

二度：任何屏气或用力时都有尿失禁。

三度：直立即有尿失禁。

四度：直立或斜卧位时都有尿失禁。

2. 尿失禁如何预防？

尿失禁是前列腺癌根治术后最常见的并发症，发生率为 5%～40%，严重影响患者生活质量及心理健康，成为前列腺癌根治术后主要护理问题之一。除术前注意使用控尿技术预防术后尿失禁外，还应加强术后护理，重视出院前健康宣教。

3. 尿失禁如何护理？

（1）暗示疗法：患者因尿失禁感到焦虑和抑郁。首先运用通俗语言向患者及家属说明尿失禁是前列腺癌根治术后的常见并发症，安排家属进行陪护，使其情绪稳定。医护人员多用积极肯定的语言，让患者产生"我一定会慢慢恢复"的意念，让患者认识到治疗尿失禁需要一个过程，避免急躁心理。同时，转移其注意力，改变患者过度专注"尿失禁"的焦虑心理。帮助患者建立积极治疗的行为模式，每天练习提肛动作 1500 次左右，每 2～3 小时提醒患者如厕，先让患者听 5～15min 的流水声或用温开水冲洗会阴部，同时轻轻按压腹上部，培养患者产生尿意和增强患者的排尿控制能力。

（2）盆底肌锻炼：持续性盆底肌锻炼是治疗尿失禁成功的首要因素。评估患者尿失禁程度，针对性地制订盆底肌锻炼计划，即做肛门会阴部收缩运动，腹部、会阴、肛门同时收缩，吸气时收缩，呼气时放松，感到肛门有收缩且强劲有力，连续缩肛 500 下，每下持续收缩 30s 以上为有效，每天 3 次，4 周为 1 个疗程。对已痊愈的患者还应巩固 1 个疗程。

（3）膀胱训练：训练患者逐渐延长排尿间隔至每 2～3 小时 1 次。方法是：①每次如厕前站立不动，收缩骨盆底肌，直至紧迫感消失才放松。逐渐增加推迟时间 1～15min，渐进性增加膀胱容量，减少如厕次数。②指导患者进行膀胱功能记录，包括每次排尿的量、早晚排尿次数、漏尿次数和量、每天总摄水量及排尿量。

（4）健康指导：尿失禁后主要的并发症为尿液性皮炎和泌尿系感染。尿失禁又是一个比较漫长的过程，应指导患者做好防护措施及局部皮肤的清洁护理，包括应用自制集尿袋，避免尿液浸湿会阴及衣服，选择合适的护理用具，如尿失禁浸湿会阴及衣服用温水轻柔地清洁会阴及尿道口、更换衣物、适当使用爽身粉等。指导患者避免增加腹压的行为方式，改善和治疗便秘、慢性咳嗽等疾病。鼓励患者补充足够水分，但注意避免进食含咖啡因饮料，睡前 2h 避免进流质饮食。最好在饭前、饭后、睡前将尿液排空。

（二）前列腺癌根治术后尿外渗

【案例简介】

患者，男性，53 岁，腹腔镜前列腺癌根治术后 5d，患者术后第 3 日腹腔引流液持续清亮，24h 为 300～500ml。患者主诉腹胀、腹痛。考虑与尿管引流不畅有关。遵医嘱予及时冲洗引流管、调整尿管的位置，将尿管妥善固定于大腿内侧。通过上述方法处理后引流管通畅，腹腔渗出液明显减少。

【案例分析】

1. 疾病特点　中年男性，腹腔镜前列腺癌根治术后 5d，术后第 3 日出现腹腔引流液量大、色浅，经对症处理后好转。

2. 尿外渗的症状及体征　患者术后第 3 日出现腹腔引流液持续清亮，24h 为 300～500ml，患者主诉腹胀、腹痛。

3. 发生尿外渗的原因及诱因　①与膀胱颈与后尿道的吻合技术有关；②术后尿管堵塞、扭曲、受压等引流不畅导致尿外渗。

【问题解析】

1. 尿外渗如何预防？

患者术后出现尿外渗，增加了引流管的留置时间，从而延长了患者的住院时间，给患者造成心理压力及经济负担。除手术医师加强术中吻合技术外，还应加强术后护理。

（1）妥善固定导尿管，用胶布将导尿管固定在大腿内侧，防止导尿管扭曲、受压、脱落，定时挤压，保持导尿管和腹腔引流管引流通畅。

（2）密切观察导尿管和腹腔引流管引流液的量、颜色、性状，如术后 3～5d 导尿管引流尿量减少，腹腔引流液色清淡、量大，应及时报告医师进行处置。

2. 尿外渗如何护理？

（1）妥善固定尿管，保持尿管引流通畅，若发现尿管引流不通畅，应及时对导尿管冲洗或调整导尿管位置，若上述措施仍无效应及时更换导尿管。

（2）保持腹腔引流管通畅，适当延长引流管留置时间。

（3）加强营养，给予富含蛋白质及维生素食物。

（4）糖尿病患者严格控制血糖。

（5）加强心理护理，向其讲解尿液外渗的原因及注意事项，减轻患者心理压力，使其积极配合治疗。

（周秀彬）

九、甲状腺癌手术治疗

甲状腺癌术后并发出血

【案例简介】

患者，男性，28 岁，甲状腺癌，全身麻醉下行右侧甲状腺癌根治、左侧甲状腺部分切除、颈部淋巴结清扫术，术后 2h 切口处出现大量渗血，颈部引流管引流出鲜红色血性液，并突然出现胸闷、憋气、呼吸困难、口唇发绀、意识丧失。立即拆除切口处缝线，清除切口内积血量约 80ml 后，患者呼之能应，胸闷憋气明显好转，无呼吸困难，发绀减轻，意识恢复。行甲状腺癌术后出血止血术，过程顺利，于术后第 6 日出院。

【案例分析】

1. 疾病特点　患者术后 2h 突然胸闷、憋气、呼吸困难、口唇发绀、意识丧失。即行切口处拆除缝线，清除切口内积血量约 80ml。患者呼之能应，胸闷、憋气症状明显好转，无呼吸困难，发绀减轻，意识恢复。

2. 发生术后出血的症状表现　术后切口处出现大量鲜血渗出、颈部引流管内引流出大量鲜红色血性液，突然出现胸闷憋气、呼吸困难，则提示发生术后出血。

【问题解析】

1. 甲状腺术后出血的原因和诱因是什么？

由于甲状腺解剖结构位置特殊，血液供应非常丰富。其出血主要来自两侧的甲状腺上、下动脉，距离心脏近，血管内压力高，血流量大。若手术中止血不彻底或某种原因造成结扎线脱落，可引起快速出血，可在数分钟内产生明显的局部压迫症状，导致呼吸困难而窒息。甲状腺术后出血的主要原因和诱因是：①血管结扎线脱落；②残留腺体创面渗血；③凝血功能障碍；④引流不畅以致局部积血。

2. 如何及时发现和判断发生甲状腺术后出血？

(1) 切口引流情况的观察：保持有效引流，注意引流量和性状，防止漏气。经常检查引流管的通畅情况，防止扭曲、折叠、受压、脱出，特别是改变体位后，更要及时检查。通过观察引流量了解术后出血情况，一般术后 24h 引流量不超过 100ml。对有效引流和引流液的观察是发现术后出血的重要手段。

(2) 颈部情况与呼吸的观察：经常查看患者的颈部，观察切口有无渗血，颈部是否肿胀，皮肤颜色有无改变，呼吸频率与深度有无变化等。引流不畅、出血不能及时引出可致颈部肿胀，压迫气管，患者自觉颈部有紧迫感。在患者尚未出现呼吸困难及发绀等缺氧症状前能及时发现并进行探查和清除血肿、止血治疗，以防严重不良事件发生。

(3) 观察敷料渗血的颜色和量：可以根据切口敷料渗血情况判断出血的原因，动脉出血色为鲜红色，静脉出血色为暗红色，创面渗血出血缓慢。

3. 术后出血有哪些治疗措施？

甲状腺术后出血，血肿压迫气管可引起窒息导致死亡。当发现创口渗血较多或呼吸不稳时，应及时通知医生，安慰病人，让其平卧；同时给予吸氧、建立静脉通路，遵医嘱用药，配合医生拆除缝线、清除血肿、解除压迫。若窒息尚不能缓解，可协助医师行气管切开、气管插管等紧急措施解除窒息，然后到手术室进行彻底止血。如为明显大出血应立即压迫近端动脉或远端静脉止血。

4. 如何预防和护理甲状腺癌切除术后患者的出血问题？

(1) 体位：去枕抬高床头 15°～30°，待生命体征平稳或清醒后取半卧位，有利于呼吸和切口的引流，也有利于颈部切口和引流管的观察。在变换体位时，注意保护颈部，从床上坐起或弯曲颈部、移动颈部时，应将手放于颈后支撑头部重量。

(2) 饮食：术后当天可进微凉流食，以免引起颈部血管扩张，术后第 2 日可进温凉半流食，若出现呛咳，则暂停进食。

(3) 心理护理：术后出血一旦发生，护理人员要镇静，切忌慌乱，及时汇报医师，通知手术室，同时迅速给氧，保持静脉通畅，备好急救物品。同时做好患者及家属的安抚工作，稳定患者的情绪，目的是消除患者和家属的恐惧、紧张心理，积极配合检查和治疗。

(4) 颈部护理：因出血而再次手术的患者，颈部组织中沉积一定量的血液和皮下淤血，增加颈部组织的损伤，妨碍组织的修复，影响切口的愈合。如不加强颈部护理，可能会使组织粘连、切口瘢痕挛缩等，而影响颈部活动功能。因此在防止再出血的情况下，术后48h后可做点头、仰头、伸展和左右旋转颈部的早期活动，避免幅度过大，循序渐进。通过活动促使血液循环，加快皮下淤血吸收，促进伤口愈合和功能的康复。

(5) 关注高危人群：对有慢性支气管炎、哮喘、高血压病等疾病的特殊患者，更应警惕，防止因手术因素造成血压波动过大、频繁咳嗽、移动体位、反复呕吐等情况而诱发出血。

（杨　多）

第二节　肿瘤化学药物治疗

一、化疗不良反应及并发症

(一) 恶心、呕吐

【案例简介】

患者，男性，58岁，2012年11月7日行胃镜检查示胃底贲门下缘见一2.0cm×2.0cm菜花样肿块，表面糜烂，质硬脆，触之易出血，诊断"贲门癌"。2012年11月15日行根治性近端胃大部切除术，术后行7周期化疗，具体用药：盐酸伊立替康＋顺铂＋氟尿嘧啶注射液泵入。患者用药过程中出现胃肠道反应二度，表现为食欲缺乏、饮食量减少、口腔黏膜炎或溃疡、吞咽困难、恶心呕吐、脱水、电解质失调、疲乏、体重减轻。经对症处理后症状缓解。

【案例分析】

1. 疾病特点　贲门癌根治术后7个月余，术后行7周期化疗，行第6～7周期化疗后出现胃肠道反应症状，经对症处理，症状改善。

2. 化疗药所致恶心呕吐表现　恶心、呕吐、食欲缺乏、饮食量减少、口腔黏膜炎、口腔溃疡、脱水、吞咽困难、电解质紊乱、疲乏、体重减轻等。

3. 发生恶心呕吐的原因及诱因　①应用化疗药前未行预处理；②化疗防护相关知识宣教不到位；③个体差异，心理因素的影响；④长期静脉化疗对机体产生蓄积性毒性损害。

【问题解析】

1. 出现恶心、呕吐反应的诱因是什么？

(1) 心理因素：治疗前紧张、恐惧、焦虑等不良情绪的影响，均能降低患者对胃肠道反应的耐受性。

(2) 性别与年龄的因素：女性患者发生胃肠道反应多于男性。另外年龄大的患者由于心理承受能力较年轻患者强，细胞代谢较年轻患者慢，普遍比年轻患者能更好地耐受化疗引起的胃肠道反应。

(3) 体质与疾病因素的影响：体质虚弱、疲劳、机体免疫功能低下及存在胃肠疾病的患者，容易出现胃肠道反应。

(4) 饮食的影响：化疗期间味觉发生改变，进食油腻、辛辣的食物容易引起胃肠道反应。

2. 恶心、呕吐反应的临床表现有哪些？

(1) 食欲缺乏。

(2) 饮食量减少。

（3）口腔黏膜炎或溃疡。

（4）脱水。

（5）吞咽困难。

（6）电解质失调。

（7）疲乏。

（8）体重减轻。

3. 如何处理恶心、呕吐反应？

（1）报告医生。

（2）立即给予患者半卧位，头偏向一侧，以防误吸。

（3）遵医嘱静脉应用止吐、抑制胃酸分泌的药物：如盐酸帕洛诺司琼注射液 0.25g、盐酸甲氧氯普胺注射液 10mg、地塞米松磷酸钠 5mg 滴斗入或盐酸托烷司琼注射液 4mg 静脉输注、奥美拉唑肠溶片 10mg 口服等。

（4）观察用药后反应，病情变化时及时反馈。

（5）勤巡视，观察病情变化，有异常及时报告医生处理。

4. 静脉输注化疗药物引起恶心呕吐的注意事项有哪些？

（1）加强巡视，责任制护理，了解病情，注意观察。

（2）倾听患者主诉，给予心理安慰，缓解紧张情绪，避免患者因恐惧而加重病情。

（3）观察患者意识及生命体征。

（4）加强健康宣教及心理支持，使患者能正确认识和对待化疗，减轻预期性恶心呕吐。

（5）按医嘱及时准确给予镇吐药如盐酸帕洛诺司琼注射液等，一般化疗前半小时应用，必要时使用镇静药物辅助治疗。

（6）化疗前给予抑制胃酸分泌的药物如奥美拉唑等，或化疗同时给予碳酸氢钠、氢氧化铝凝胶等，以保护胃黏膜。

（7）呕吐时给予侧卧位以防止呕吐物误吸入气管，导致吸入性肺炎甚至窒息。

（8）呕吐后应协助患者漱口，并注意观察呕吐的量、颜色及性状，必要时留取呕吐物化验检查，警惕有无胃肠道出血的可能。

（9）化疗期间应根据患者个体需求，给予高热量、高蛋白质、富含维生素、清淡、易消化的食物，少量多餐，避免刺激性食物。

（10）无恶心、呕吐者进食不宜过饱，以免影响消化吸收，诱发恶心、呕吐。

（11）恶心、呕吐者要少食多餐，不勉强进食。

（12）如身体状态允许，可在饭前、饭后适当散步，以促进胃肠蠕动。

（13）严格记录出入量，评估脱水情况，根据医嘱定期监测血常规及电解质，观察有无贫血、低钾、低钠等，及时对症处理。

（14）营养失调或不能经口进食者，可酌情给予肠内或肠外营养支持治疗，保持水、电解质平衡。

（15）保持病房空气清新、整洁，减少不良刺激，以免诱发呕吐。

（16）如出现持续性呕吐或喷射性呕吐，应及时通知医师。前者一般见于肠梗阻；后者则多见于脑膜刺激征的患者，两者均需及时汇报医师并处理。

（17）化疗前评估患者营养状况、对化疗的耐受程度，了解血常规，评估心、肺、肝、肾及消化道功能，有无基础疾病及危险因素。

（18）定期化疗，按时复查，巩固疗效，防止复发与转移。

（二）骨髓抑制

【案例简介】

患者，男性，62 岁，确诊右肺小细胞癌 6 个月，发现脑转移 1 个月，于 2013 年 6 月 18 日至 8 月 28 日分别行第 1～4 周期 EP 方案化疗，2 周期后评价部分缓解（PR）。2013 年 10 月 10 日开始至 11 月 13 日行肺部病灶放射治疗。2013 年 12 月 6 日开始行二线化疗方案第 1 周期化疗，用药盐酸伊立替康＋卡铂。化疗后出现Ⅳ度骨髓抑制，给予升白细胞、升血小板治疗后血小板无明显上升。2013 年 12 月 17 日复查血常规示：血小板 9×10^9/L，白细胞 1.7×10^9/L，继续给予升白、升血小板治疗。

【案例分析】

1. 疾病特点　确诊右肺小细胞癌 6 个月，发现脑转移 1 个月，行静脉化疗。化疗后骨髓抑制 3 级、胃肠反应 2 级。化疗 2 周期后评价部分缓解。给予肺部病灶放射治疗。放疗结束 21d 后行二线化疗方案第 1 周期化疗，化疗后出现Ⅳ度骨髓抑制，给予对症治疗后，效果欠佳。化疗后第 11 天复查血常规示：血小板 9×10^9/L，白细胞 1.7×10^9/L，继续给予升白细胞、升血小板治疗。

2. 症状表现　咳嗽，咳少量白黏痰，同时伴有活动后气短，平卧受限，无发热及胸痛。

3. 发生骨髓抑制的原因　多次化疗后累积毒性反应，骨髓抑制发生率明显升高、程度加重。

【问题解析】

1. 骨髓抑制的原因是什么？

（1）现有化疗药物中绝大多数在抑制肿瘤生长或杀伤瘤细胞的同时，对人体正常细胞也会造成不同程度的损害，特别是对一些生长较活跃的细胞，如骨髓、淋巴系统、胃肠道上皮、皮肤、毛囊、生殖器官的生发上皮和胚胎组织等细胞具有一定影响。这些正常细胞的增殖周期时间往往比肿瘤细胞更短，因此用化疗药时，极易对正常细胞产生毒性，有些严重的毒性反应是限制药物剂量或使用的直接原因，使用时应恰当掌握适应证并密切观察毒性反应。

（2）大多数化疗药物均有不同程度的骨髓抑制，而骨髓抑制又常为抗肿瘤药物的剂量限制性毒性。不同的药物对骨髓作用的强弱、快慢和长短不同，所以反应程度也不同。

2. 骨髓抑制常见临床表现有哪些？

骨髓抑制在早期可表现为白细胞或粒细胞尤其是白细胞减少或血小板减少，严重时血小板、红细胞、血红蛋白均可降低。当血小板减少低于 50×10^9/L 时，容易发生中枢神经系统、胃肠道及呼吸道出血。同时患者还可以有疲乏无力、抵抗力下降、易感染、发热等表现。

3. Ⅳ度骨髓抑制的指标有哪些？

患者查血常规白细胞$<1.0 \times 10^9$/L，血小板$<25 \times 10^9$/L，血红蛋白<65g/L 时即为Ⅳ度骨髓抑制。

4. 发生重度骨髓抑制有哪些治疗措施？

（1）遵医嘱应用促进血细胞生成药物并观察疗效，如 G-CSF、GM-CSF、IL-11、TPO、EPO 等。

（2）必要时可以输新鲜血、成分输血，如输入全血、白细胞、红细胞或血小板等。

5. 如何预防重度骨髓抑制的发生？

（1）首先接受化疗前：要根据患者的年龄、病灶部位及范围、既往病史等评价患者对化疗药的耐受情况，制订合理的治疗计划。对于高龄、体质差、瘦弱的患者，对化疗药的剂量应该更为严格地控制。

（2）每次化疗前：检查血常规，评估骨髓抑制的情况，如白细胞<4×10^9/L，血小板<80×10^9/L时，化疗应慎重执行，需要适当调整治疗方案，必要时应暂缓化疗，给予对症治疗。

（3）化疗中、后期：应定期检查血常规，必要时每日检查，以了解血象情况。

6. 骨髓抑制的护理措施有哪些？

（1）白细胞特别是粒细胞下降时，感染的概率将增加，尤其是白细胞低于0.5×10^9/L，要采取保护性隔离措施，避免交叉感染，应让患者在层流病房或单间接受治疗，房间紫外线照射30min，每日2次，谢绝探视。注意保持口腔、肛周及会阴部清洁，预防感染。严密监测体温，预防性给予应用抗生素，必要时做血培养。

（2）血小板低时应注意预防出血，协助其做好生活护理。嘱患者少活动、慢活动，避免磕碰。密切观察出血症状，包括消化道出血，如患者出现头痛、恶心、意识模糊等症状应考虑颅内出血的可能，如有腹痛、黑粪等应考虑消化道出血可能，及时向医师汇报并给予相应处理。嘱患者保持排便通畅，防止便秘。

（3）停止服用阿司匹林等含乙酰水杨酸类药物，注意监测出、凝血时间。

（4）如出现出血，患者会自觉疲乏，应嘱其多休息，必要时可以给予吸氧，血红蛋白低于80g/L时需要给予输血治疗，多采用成分输血。

（5）女性患者，避免月经期应用化疗药物。

（6）如患者出现重度骨髓抑制，应警惕肿瘤骨髓转移，同时应与骨髓抑制相鉴别，因为对于两者的治疗、护理有所不同。

（三）过敏反应

【案例简介】

患者，男性，72岁，因诊断"胃食管结合部中分化腺癌伴腹腔淋巴结转移"4个月余收入院。腹部CT示贲门癌伴贲门旁、小弯侧、腹膜后多发淋巴结转移。建议先行新辅助化疗1～2周期，方案为XELOX，具体用药：卡培他滨片＋注射用奥沙利铂。患者静脉滴注奥沙利铂过程中出现寒战、牙关紧闭、胸闷、喘憋、皮疹、瘙痒、面部潮红、血管水肿、肢体痛、血压升高，最高220/100mmHg，注射部位麻木刺痛，给予脱敏药物对症治疗，因发现处理及时，未再出现寒战、血压升高、注射部位麻木刺痛等不良反应，症状及时缓解。

【案例分析】

1. 疾病特点　确诊贲门癌伴腹腔淋巴结转移，行新辅助化疗。

2. 奥沙利铂过敏的症状表现　寒战、牙关紧闭、胸闷、喘憋、皮疹、瘙痒、面部潮红、血管水肿、肢体痛、血压升高，注射部位麻木、刺痛等。

3. 发生奥沙利铂过敏的原因及诱因　①奥沙利铂可引起过敏反应，用药前未落实预防过敏反应的措施；②奥沙利铂输注速度过快；③长期化疗对机体产生损害，导致蓄积毒性反应。

【问题解析】

1. 奥沙利铂过敏反应的诱因是什么？

（1）奥沙利铂引起的急性感觉神经症与电压依赖的钠离子通道的交互作用有关。

（2）正常细胞的增殖周期时间比肿瘤细胞短，因此应用奥沙利铂极易对正常组织产生毒性反应。

（3）奥沙利铂的剂量限制性毒性反应是神经系统毒性反应。通常在输注后 2h 或数小时内出现急性神经感觉症状，其后数小时或数天内可自行减轻，在以后的治疗周期中可重复出现。1%～2% 的患者会出现急性咽喉感觉异常综合征。

2. 奥沙利铂过敏反应的临床表现有哪些？

（1）过敏反应：支气管痉挛性呼吸困难、喘鸣、皮疹、瘙痒、面部潮红、血管水肿、肢体痛等，甚至过敏性休克。

（2）胃肠道反应：恶心、呕吐、黏膜炎、腹泻等。

3. 如何处理奥沙利铂过敏反应？

（1）报告医师。

（2）立即停止用药，更换输液器及 5% 葡萄糖注射液，保暖，持续低流量吸氧。

（3）遵医嘱应用抗过敏药物：组胺 H_1 受体拮抗药，如苯海拉明 50mg 肌内注射或盐酸异丙嗪 25mg 肌内注射；过敏性休克时用肾上腺素 0.5～1mg 皮下注射或肌内注射，必要时重复应用；地塞米松 5mg 滴斗入等。

（4）加强巡视，做好患者用药后的观察，有病情变化时及时向医生反馈。

4. 静脉输注奥沙利铂的注意事项有哪些？

（1）化疗前评估患者营养状况、对化疗的耐受程度，评估骨髓、心、肺、肝、肾、消化道功能，有无基础疾病及危险因素。

（2）化疗前给予保肝、保胃、止吐药物，在用药前 0.5h 给予抗过敏药物。

（3）严格遵照规定时间输注药物，恰当控制液体滴速。

（4）奥沙利铂一般输注时间为 2～6h，如时间过长会增加神经毒性。延长输注时间至5～6h 可将速发型外周感觉神经毒性反应降至最低。

（5）禁用生理盐水稀释药物，在其输液前后输葡萄糖溶液冲洗管路。因与氯化钠和碱性溶液之间存在配伍禁忌，本品不要与上述制剂混合或通过同一条静脉同时给药。在配制药物及输注时应避免接触铝制品。

（6）监测奥沙利铂的感觉性外周神经毒性，特别是与其他有特定神经系统毒性的药物合用时。每次治疗前都要进行神经系统检查，以后定期复查。

（7）加强巡视，观察用药反应。

（8）倾听患者主诉，给予心理安慰，缓解紧张情绪，观察患者意识及生命体征。

（9）奥沙利铂用药期间应减少寒冷刺激，避免吃凉或冰的食物及接触凉或冰的物品，注意保暖。夏季避免吹空调，冬季注意避免吹冷风，外出戴口罩、帽子、手套。

（郭洪霞 高文娟 张晓玲）

二、化疗药物外渗

【案例简介】

患者，女性，51 岁，乳腺癌术后行第 4 周期化疗，应用表柔比星（表阿霉素）经静脉留置针化疗，输液过程顺利，拔除套管针。化疗次日，主诉右手背局部轻度疼痛，查体见右手背皮肤发红约 3cm×3cm，稍肿胀，遵医嘱给予局部封闭，并间断冷敷 24h，每次 15～20min；

抬高患肢，促进血液循环；24~72h 给予湿热敷，同时外敷复方七叶皂苷钠，连续 14d，症状逐渐缓解。

【案例分析】

1. 疾病特点　中年女性，乳腺癌术后，为行第 4 周期化疗收入院，拒绝 PICC 置管，经静脉留置针外周静脉化疗，输液过程顺利。次日出现沿穿刺点上方静脉局部外渗刺激症状，给予对症处理后恢复。患者用药为表柔比星，属发疱性化疗药物，向患者告知发疱剂外渗导致的风险，但患者拒绝使用经外周静脉插管的中心静脉导管（PICC）。

2. 化疗药物外渗的症状与体征　局部疼痛、发红、肿胀。

3. 发生化疗药物外渗的原因及诱因　中年女性，外周血管条件差；应用发疱性化疗药物，刺激静脉导致血管通透性增加；患者拒绝行 PICC 置管，应用外周静脉留置针化疗，存在液体外渗隐患。

【问题解析】

1. 化疗药物常见近期毒性反应有哪些？

（1）局部毒性反应，如静脉炎。

（2）黏膜炎。

（3）消化系统毒性，如恶心、呕吐，食欲缺乏，便秘，腹泻等。

（4）骨髓抑制。

（5）心脏毒性。

（6）泌尿系统毒性。

（7）肝毒性。

（8）肺毒性。

（9）神经系统毒性。

（10）过敏反应。

（11）脱发。

（12）其他。

2. 化疗药物治疗局部毒性反应有哪些临床表现？

（1）肿胀、烧灼感：输液过程中，穿刺静脉周围常表现出肿胀及急性烧灼样疼痛。

（2）静脉炎：由于药物刺激，局部血管通透性改变，在静脉给药时常可引起静脉炎或栓塞性静脉炎，表现为沿静脉走行红、肿、热、痛炎性反应，有时可见沿静脉走行皮肤色素沉着、呈条索样改变等。患者常主诉局部疼痛、针刺感，停药后可逐渐缓解或不缓解。

（3）紫色红斑、关节僵硬、活动受限、神经病变：如处理不及时或未加处理，严重时可出现大水疱及簇疱疹、紫色红斑。紫色红斑触之坚硬，呈烧灼样疼痛、皮下组织受累并活动受限，由药物刺激皮下组织、组织受损、刺激神经末梢引起放射性疼痛，并累及颈、腋下淋巴结肿大等。由于皮下组织受累，还可出现关节僵硬、活动受限、神经病变。

（4）溃疡形成：化疗药物特别是发疱剂外渗后局部出现紫斑溃疡、大斑块或两者并存，斑块或溃疡下方常见广泛组织坏死。溃疡、斑块部位最终出现坚硬的黑色焦痂，焦痂外周的红斑肿块持续数周。

（5）病理表现：溃疡部位之下可见全层皮下及皮下组织坏死；溃疡外侧有明显表皮增生、成纤维细胞及内皮细胞多见，多数表皮细胞发生有丝分裂；炎性反应迹象在新旧损伤中均不常见。

（6）"静脉怒张"反应：这一反应的特征是沿静脉通路出现串状皮疹，注药局部可出现红斑、水肿、硬结、瘙痒、触痛、浅表的疱疹和水疱。停药1～2d反应消退，且无残留组织损伤。据报道经外周静脉输注多柔比星（阿霉素）的患者中3％以上出现静脉怒张。

（7）延迟的局部反应：抗肿瘤药物渗漏炎症反应时间如下。长春新碱12～24h并＞2周；多柔比星（阿霉素）、放线菌素D（更生霉素）1～2周并＞2周；丝裂霉素、普卡霉素1周并＞2周。应用丝裂霉素化疗的患者在日晒后出现皮肤毒性反应。"回忆反应"见于应用多柔比星、丝裂霉素的患者，如应用一侧手臂静脉化疗后，当从对侧手臂再次静脉给药时可在上一次化疗给药部位出现局部损伤。

（8）放疗回忆反应：即曾行放疗并发生皮炎患者，在应用化疗药物如多柔比星（ADM）、丝裂霉素（MMC）、氟尿嘧啶后原照射部位可再现类似放射性皮炎的改变，如皮肤红斑、湿性皮炎等。

3. 静脉炎的分级标准有哪些？

美国静脉输液协会静脉炎分级标准为0～4级。

0级：无临床症状。

1级：输液部位发红，伴有或不伴有疼痛。

2级：输液部位疼痛，伴有发红和（或）水肿。

3级：输液部位疼痛，伴有发红和（或）水肿，静脉有条索状改变，可触摸到结节。

4级：输液部位疼痛，伴有发红和（或）水肿，有条索状物形成，可触及静脉条索状物长度＞2.54cm（1in）或有脓液流出。

4. 根据化疗药物外渗对皮下组织损伤程度如何对化疗药物进行分类？

根据化疗药物外渗后对皮下组织损伤的程度将化疗药物分为以下三类。

（1）发疱性化疗药物：一旦渗入血管外，短时间内可发生红、肿、热、痛，甚至皮肤及组织坏死，也可导致永久性溃烂。主要有长春碱类，如去甲长春碱、长春碱、长春新碱、长春碱酰胺等；蒽环类抗肿瘤药物，如多柔比星、表柔比星、柔红霉素、丝裂霉素、放线菌素D、达卡巴嗪、氮芥、卡莫司汀（BCNU）等。

（2）刺激性化疗药物：可引起轻度组织炎症和疼痛，不会导致皮下及组织坏死，如卡莫司汀、紫杉醇、多西他赛、吉西他滨、伊立替康、托泊替康和依托泊苷（VP-16）、氟尿嘧啶（5-FU）、环磷酰胺、异环磷酰胺等。

（3）非刺激性化疗药物：对皮肤及组织无明显的刺激，如塞替派、顺铂（DDP）、米托蒽醌、门冬酰胺酶等。但也应引起足够重视。

5. 如何预防化疗药物外渗？

（1）评估化疗药物刺激性强弱，合理选择给药途径：发疱性化疗药物强烈建议使用经外周静脉插管的中心静脉导管（PICC）、CVC或输液港。避免使用外周静脉进行化疗，减少外渗风险。

（2）合理选择输液部位：①外周静脉化疗时，避开手腕和肘窝、关节韧带及施行过广泛切除性外科手术的肢体末端。②乳腺癌术侧一般不输液。③下肢不宜输入强刺激性药物。因下肢静脉易于栓塞，上腔静脉压迫症除外。

（3）合理选择输液静脉：①外周静脉化疗时，选择血管管径粗、弹性好、走行直、易固定的静脉输注药物，由远心端到近心端选择血管，忌用末梢静脉；②避开24～48h穿刺过的血管，尤其不能在其远端穿刺输液；③左右臂多部位交替使用，使损伤的静脉得以修复；④化疗药物的输液静脉建议使用不超过24h。

（4）输注化疗药物前评估血管情况：确保输液管道在血管内，输注通畅，无外渗风险。化疗前一般先用生理盐水或葡萄糖注射液等静脉滴注，观察有无不适或异常；初置中心静脉导管者，常规拍摄胸部 X 线片明确导管位置，确认导管无反折、异位，并于置管后 6h 才能使用化疗药，避免化学性静脉炎的发生；中心静脉输液时，询问患者有无输液时的不适，如输液侧近心端疼痛、肿胀等，应查明原因，有无血栓或导管移位，确保无疑问时才能使用；外周表浅静脉化疗时，每次注射化疗药物前均应仔细检查，是否有回血或外渗，确认无疑问、回血良好、无外渗才能输注化疗药物。

（5）化疗中评估化疗药物是否外渗，一旦发生外渗，即刻进行处理，以减轻外渗药物对局部组织的刺激，避免组织坏死，尤其是应用强刺激性药物，如发疱性及刺激性化疗药物、血管活性药物（如多巴胺、间羟胺、去甲肾上腺素、甘露醇、氯化钾等药物）时。

（6）如刺激性或发疱性化疗药物外渗应即刻遵医嘱予相应解毒剂局部封闭。如非发疱性化疗药物，也应注意观察局部是否有红肿热痛等不适，以便及时处理。

6. 预防化疗药物外渗注意事项有哪些？

（1）药物外渗处理重在预防。护士高度的责任心、熟练的穿刺技术和血管通路的合理选择、正确掌握药物的输注浓度和方法，是预防其发生的关键。而药液外漏出现炎性反应的时间可以为 1～2 周，所以在注射时可疑有渗漏，即应按渗漏处理，切勿忽视而造成严重后果。

（2）加强肿瘤专科护士理论知识及技能培训，提高护士对化疗药物局部毒性反应的主观重视度及对局部刺激的识别、处理能力，做到早预防、早处理。

（3）护士独立上岗前掌握药物外渗局部封闭技术。

（4）化疗给药必须由经验丰富的护士执行或指导。

（5）如果同时使用多种化疗药物，根据医嘱合理安排化疗药物输入顺序，以提高疗效或减轻化疗药物毒性反应，每种化疗药物输注前后均需 5％葡萄糖注射液或 0.9％氯化钠注射液冲洗输液管道。

（6）输液中及时巡视，主动询问、严密观察局部有无红肿热痛等刺激症状及渗漏可能，确保液体通畅；如发生任何堵塞或渗漏的迹象均需要立即停止输液并检查，防止外渗。

（7）发现药物外渗后即刻进行评估，根据评估结果即刻进行解毒剂皮下注射，必要时重复。

7. 预防化疗药物外渗的患者健康教育有哪些？

（1）化疗前向患者进行化疗局部毒性反应及药物外渗相关知识宣教。

（2）化疗前告知患者输入化疗药物时输液肢体暂时制动，防止脱管，避免化疗药物外渗，以取得患者的配合。

（3）输液前告知患者如果出现输液肢体红肿热痛甚至局部隆起或输液不通畅时，请患者及时呼叫护士进行处理，以便及时发现化疗药物外渗。

（4）告知患者应选择最佳静脉通路，如 PICC，可避免化疗药物外渗。

8. 化疗药物外渗后如何处理？

（1）发生化疗药渗漏后立即停止输液，保留针头，患肢制动，立即报告病房护士长及主管医生。

（2）洗手，戴口罩、戴双层手套。

（3）按医嘱准备解毒剂（如用透明质酸酶，浓度为 150U/ml），无菌操作原则抽吸解毒剂并两人查对。

（4）用空注射器抽吸出残留在针头、套管针中的药物；通过原输液针给予相应解毒剂2ml；拔除套管针，按压针眼3～5min。

（5）常规消毒皮肤（直径大于外渗处3cm），用24号或25号小针头采取多点顺时针方向向外渗中心部位皮下注射解毒剂3～5ml，每次更换针头。皮下注射范围＞渗漏部位。干棉球局部轻微压迫止血。避免局部受压不均匀，导致皮下注射范围缩小，影响处理效果。

（6）立即冰敷20min；外渗24～72h，每6小时重复1次。个别药物如长春碱、长春新碱、奥沙利铂等应在发生外渗处理后热敷20min；外渗24～72h，每6小时重复1次。

（7）外敷治疗静脉炎的药物，如喜疗妥软膏（在每次冷敷或热敷后）。

（8）抬高外渗肢体至少48h。

（9）必要时给予理疗。

（10）如经非手术治疗2～3d，仍持续疼痛或发生溃疡应进行外科处理。对于溃疡不愈合者可考虑外科植皮手术。

（11）书写一般护理记录单并交班。

（高文娟）

第三节　肿瘤放射治疗

一、放射性治疗中的常见不良反应及并发症

（一）口腔溃疡

【案例简介】

患者，男性，45岁，鼻咽癌4个月，曾行DP方案（多西他赛＋顺铂）诱导化疗2周期，于2012年11月12日开始行Tomotherapy放疗，鼻咽及左颈明显肿大淋巴结DT 67.5Gy/30F，右颈小淋巴结DT 65Gy/30F，高危区60Gy/30F，低危淋巴引流区54Gy/30F，放疗期间行2周期同步化疗，为DP方案（多西他赛＋顺铂），于2012年12月31日放疗结束。在放化疗期间出现放射照射野包括鼻咽部、口腔、上下腭、面颊及咽喉部黏膜大范围溃疡，主诉伴有口干、疼痛及全身发热等症状，化验检查提示Ⅳ度骨髓抑制，给予保护性隔离、对症处理后康复。

【案例分析】

1. 疾病特点　鼻咽癌4个月，放化疗同步治疗，放疗过程中出现口腔溃疡，同时伴发Ⅳ度骨髓抑制，症状重，经对症处理后好转。

2. 出现口腔溃疡的临床表现　照射野（鼻咽部、口腔、上下腭、面颊及咽喉部）口腔黏膜出现Ⅲ、Ⅳ度口腔黏膜溃疡，伴有口干、发热、疼痛等症状。

3. 发生口腔溃疡的原因及诱因

（1）放射线主要作用于分裂增殖快的细胞，鼻咽癌放疗放射野包括软腭、舌腹及舌侧缘、口腔底部等，其黏膜均为分化增殖速率较快的非角化上皮细胞，所以对放射线敏感性较强，损伤较重；放射线还可使放射野内微血管的管壁肿胀、变窄、堵塞，局部黏膜水肿、变性，局部营养、供血不良，从而发生口腔溃疡。

（2）放疗中涎液腺受到不同程度的照射，引起腺体萎缩、涎液分泌量减少，导致口腔干燥、pH 下降，口腔自洁作用消失，对口腔黏膜保护作用减弱，从而诱发口腔溃疡。

（3）放疗可抑制机体免疫系统，导致机体抵抗力下降，如放射剂量在 10～20Gy 时，口腔黏膜会有大小不等、形状不一的片状薄层白膜形成，白膜脱落后形成浅表溃疡，出现弥漫性糜烂、充血，导致口腔感染。

【问题解析】

1. 鼻咽癌放疗患者口腔溃疡的分级标准是什么？

Ⅰ级：黏膜红斑、疼痛、不影响进食。

Ⅱ级：黏膜红斑明显，疼痛加重，散在溃疡，能进半流质饮食。

Ⅲ级：黏膜溃疡比Ⅱ级明显，溃疡融合成大片状，进流质饮食疼痛剧烈不能进食。

Ⅳ级：疼痛剧烈，溃疡融合成大片状，不能进食。

2. 如何评估口腔溃疡的程度？

Ⅰ级：口腔黏膜有 1～2 个＜1.0cm 的溃疡。

Ⅱ级：口腔黏膜有 1 个＞1.0cm 的溃疡和数个小溃疡。

Ⅲ级：口腔黏膜有 2 个＞1.0cm 的溃疡和数个小溃疡。

Ⅳ级：口腔黏膜有 2 个＞1.0cm 的溃疡和（或）融合溃疡。

3. 如何预防鼻咽癌放疗患者口腔溃疡的发生？

（1）卫生指导：对化疗过程中反复出现口腔溃疡患者，应加强健康教育，使其保持口腔卫生，同时配合全身支持疗法，提高机体抵抗力，以减轻放疗时口腔溃疡的发生或发生的程度。放疗期间指导鼻咽癌放疗患者使用软毛刷刷牙，必要时用热水浸泡牙刷增加其柔软性，避免对黏膜的损伤。放疗期间按时冲洗鼻腔，每日 2 次，保持鼻咽部清洁。

（2）饮食指导：指导患者戒烟、戒酒，避免进食过冷、过热、酸性或刺激性食物；多进食富含维生素的蔬菜水果，进食小麦胚芽等具有抗氧化作用的食物，稳定细胞膜，减少口腔溃疡的发生；每日饮水＞2000ml，以缓解口腔干燥。

（3）宣教口腔溃疡的观察方法：如口腔黏膜出现红肿痛、黏膜白苔时及时报告医生，早期积极对症处理。

4. 鼻咽癌放疗患者口腔溃疡如何护理？

（1）心理护理：放化疗联合治疗时患者的不良反应一般较重，如果发生口腔溃疡并伴剧烈疼痛影响进食，会产生悲观失望心理。因此应向患者介绍口腔溃疡形成的原因、治疗方法，告诉患者积极配合治疗，可取得较理想效果。

（2）病情观察：每日观察溃疡个数、面积，观察有无渗血、感染、疼痛、缓解程度和饮食情况。必要时进行溃疡面的细菌培养。

（3）营养支持：鼓励张口困难者进食流质或半流质饮食，增加进食次数；吞咽困难者给予吸管吸入，避免食物刺激黏膜；拒绝进食者，遵医嘱给予静脉营养支持。

（4）用药护理：指导患者正确含漱漱口液，将水含在口中，鼓动两颊及唇部，使溶液与口腔黏膜充分接触，从而使药物发挥更好的作用；选用欧柏宁凝胶治疗时，嘱患者治疗前漱口，用棉签擦干患处，按溃疡面大小选取适量凝胶涂于患处，持续张口哈气约 30s 后使凝胶干燥形成白色保护膜，每日 3～4 次；选用贴膜贴敷时，指导患者将药膜剪成与溃疡面相应大小，贴于患处，每日 3 次；对于咽后壁溃疡或广泛散在的溃疡，可用喷雾器将药液喷在溃疡面。

（二）放射性皮炎

【案例简介】

患者，男性，55 岁，2012 年 10 月因咽痛行喉镜活检，病理显示为鳞状细胞癌，双侧颈部可见多个小淋巴结影，其中右侧Ⅱ区淋巴结内可见小片状低密度影。已行 TPF 方案化疗 2 周期及注射用尼妥珠单抗靶向治疗 6 次，化疗后咽痛症状明显好转，颈部右侧Ⅱ区肿大淋巴结缩小。继续行尼妥珠单抗靶向治疗 2 次及 TPF 方案化疗 2 周期后，同步给予局部放射治疗 30 次。放疗期间，生命体征平稳，咽部无充血，口腔无溃疡，颈部照射野皮肤暗红，局部破损、红肿，有血性渗出。经对症局部皮肤治疗，破溃处已干燥结痂。

【案例分析】

1. 疾病特点　确诊下咽癌 6 个月余，行 4 周期化疗，8 次靶向治疗，一周期（30 次）放疗，放疗 20 次后出现颈部皮肤黑红，局部皮肤破溃伴渗液。经积极治疗局部皮肤，破溃处已干燥结痂。

2. 放射性皮炎的症状及表现　颈部照射野皮肤暗红，局部皮肤红肿、破损，有血性渗出。

3. 发生放射性皮炎的原因　颈部皱褶部位照射野皮肤出汗多，放疗后容易发生放射性皮炎；患者进食受限，营养状况差，放射性皮炎发生率增高。

【问题解析】

1. 放射治疗后并发放射性皮炎的原因和诱因是什么？

（1）内在因素：皮肤特点、照射部位、营养状况、年龄、一般情况及种族等。通常机体潮湿的部位及皮肤皱褶部位较易出现皮肤反应，如头颈部、乳腺下、腋窝、会阴部和腹股沟等部位，营养状况可影响伤口的愈合。

（2）外在因素：放射剂量、分割方式及化疗药物的使用等。联合放化疗可增加放疗性皮肤反应的发生率，多种化疗药物可引起皮肤记忆效应。记忆效应的存在时间从数周到数年不等，有患者放疗 25 年后行化疗放射野仍出现放射性皮炎。

2. 放射性皮炎有哪些临床表现？

根据 RTOG 急性放射损伤分级标准，将放射性皮炎分为 5 级。

0 度：无变化。

Ⅰ度：皮肤为滤泡样暗红色斑，或脱发，或干性脱皮，或出汗减少。

Ⅱ度：皮肤为触痛性或鲜红色斑，或片状湿性脱皮，或中度水肿。

Ⅲ度：皮肤褶皱以外部位的融合性湿性脱皮或凹陷性水肿。

Ⅳ度：溃疡、出血、坏死。

3. 放射性皮炎有哪些治疗措施？

（1）西药外治法：由于放射性皮炎复杂的发病机制，对于各期放射性皮炎的治疗，目前多提倡预防和外敷治疗为主。持续呋喃西林液湿敷，再给予重组人表皮生长因子衍生物（金因肽）每 4～6 小时喷涂创面 1 次。

（2）康复新和庆大霉素纱布局部湿敷 30min 后，给予局部吹氧。

（3）在创面上涂无污染蜂蜜治疗放射性皮炎有较好疗效。对放射性皮炎较重、有溃疡或分泌物较多者，采用美宝湿润烧伤膏外涂，能使放射性皮炎的治愈时间明显缩短。

（4）中医外治法治疗放射性皮炎：照射野皮肤湿性护理法比传统的干性护理方法效果更佳。金庆满等自制活血生肌水剂含冰片、紫草、三七、血竭等成分，对急性放射性皮炎溃疡面的愈合及疼痛有明显疗效。

4. 放射性皮炎的护理措施有哪些？

（1）健康教育：根据患者不同的文化程度进行健康教育。

（2）预防性护理：放疗前摘除金属物品，以免增加射线吸收，加重皮肤损伤；修剪指甲或睡觉时戴手套，避免搔抓、撕剥皮肤；穿宽松、吸水性强的棉质衣物，避免照射野局部皮肤摩擦；保持照射野皮肤清洁干燥，防止外伤。

（3）皮肤护理：保持照射野标记清晰；照射区域皮肤可用温水和软毛巾轻轻蘸洗，禁用刺激性物品如肥皂、乙醇等涂抹；放射野皮肤勿随意涂抹药膏或润肤霜，外出携带遮阳伞，避免阳光直晒，勿受过冷或过热刺激。

（4）饮食护理：进食高热量、高蛋白质、高维生素食物，忌辛辣饮食，以免增加皮肤敏感性，并鼓励患者少量多次饮水，每日至少 2000ml。

（5）对症护理：护理人员随时观察患者皮肤反应，尤其是褶皱部位，并倾听患者主诉，如干燥、瘙痒、疼痛等，及时予以处理，避免因皮肤反应而延误放疗时机。

（6）局部用药护理：Ⅰ度损伤者，比亚芬软膏涂抹照射野局部，每日 2 次，轻轻按摩以利于皮肤吸收。Ⅱ、Ⅲ度损伤者采用暴露疗法，严格无菌操作。有水疱者用无菌注射器将渗液抽出，有结痂者用无菌剪刀减去痂皮，伴有局部感染者，给予清除坏死组织，局部涂抹莫匹罗星软膏或全身应用抗生素。必要时采用全身支持疗法及疼痛治疗。Ⅲ度放射性皮炎反应必须暂停放疗。

（三）放射性肺炎

【案例简介】

患者，女性，62 岁，确诊左肺腺癌 5 个月，2012 年 9 月行调强放疗，原发灶肿瘤放疗剂量为 70Gy/30F，阳性淋巴结为 66Gy/30F，同时行 PP 方案（培美曲赛＋顺铂）化疗，同步放化疗期间，患者出现咳嗽、咳痰、发热 3d，确诊放射性肺炎。经对症处理症状缓解继续放疗。

【案例分析】

1. 疾病特点　确诊左肺腺癌 5 个月余，行放化疗同步治疗。放疗剂量处方：原发灶肿瘤放疗剂量为 70Gy/30F，阳性淋巴结为 66Gy/30F，门诊放疗过程中出现放射性肺炎，经对症处理后好转。

2. 症状表现　刺激性干嗽、伴气急、心悸和胸痛，不发热或低热，偶有高热。气急随肺纤维化加重呈进行性加剧、容易产生呼吸道感染而加重呼吸道症状。

3. 发生放射性肺炎的原因及诱因　照射剂量达 30～40Gy 时，放射性肺炎发生率明显升高；放疗中合并化疗，化疗可导致机体免疫力下降，也是促使放射性肺炎发生的原因。

【问题解析】

1. 放射性肺炎的原因是什么？

（1）由一定剂量的电离辐射所引起。电离辐射源包括核意外等，但通常都是由于胸部肿瘤如肺癌、食管癌、淋巴瘤、胸腺瘤及乳腺癌等接受放射治疗时一定体积的正常肺组织受到一定剂量照射后产生。

（2）放射性肺炎的发生有一定的剂量体积效应，即一定体积的肺组织接受了一定剂量的照射才会发生放射性肺炎。除了与肺受照射的剂量体积因素有关外，患者的年龄、既往肺功能情况、肺组织受照射的部位及化疗药物的应用等也会影响到放射性肺炎的发生。

（3）接受胸部放疗的患者同时或放疗前后接受了化疗，放射性肺炎的发生率会明显增加。

某些新的靶向治疗药物如吉非替尼、厄洛替尼等与放射治疗联合应用也会增加放射性肺炎的风险。

2. 放射性肺炎常见临床表现有哪些?

(1) 急性放射性肺炎常表现为低热、干咳、胸闷,较严重者有高热、气急、胸痛、呼吸困难和发绀等,常伴肺部感染。慢性放射性肺炎进展缓慢,大多数患者无明显临床症状,或仅有刺激性干咳,咳白色泡沫痰,有时胸闷;少数患者合并肺部感染时可有发热。

(2) 临床症状的严重程度与肺受照射的剂量及体积相关,也和患者的个体遗传差异相关。

3. 如何鉴别诊断放射性肺炎?

(1) 有放射治疗史。

(2) 加强与患者沟通,倾听其主诉,如干性呛咳、进行性气急。

(3) 行胸部 CT、X 线检查及肺功能检查等,有炎症或纤维化改变。

4. 发生放射性肺炎有哪些治疗措施?

(1) 吸氧、化痰、支气管扩张药等对症支持治疗,保持呼吸道通畅,缓解呼吸困难。

(2) 抗生素的应用:放射性肺炎患者肺组织渗出增加,气道排痰不畅,且肿瘤患者放化疗后抵抗力较弱,易于合并感染,可预防性应用抗生素,但不宜长期应用,以免诱发真菌感染,使病情复杂化。如果没有明确感染征象,一般应用第二代头孢类抗生素即可。当应用糖皮质激素已经控制了局部炎症渗出后即可停用,通常应用 5~7d 即可。

5. 如何预防放射性肺炎的发生?

(1) 首先接受放射治疗前,要根据患者的年龄、肺功能、病灶部位及范围、既往病史等评价患者对放射性肺损伤的耐受情况,制订合理的治疗计划。对于高龄、肺功能差、病变位于下肺且范围广泛者,尽量不要放化疗同步进行,对肺受照射的剂量体积应严格控制。

(2) 治疗过程中注意预防肺部感染,以免加重放射性肺炎的危害。

(3) 胸部肿瘤接受放射治疗的患者,要观察其咳嗽、气短、发热等症状,及时发现、及时诊断,避免在已有放射性肺炎的基础上继续放疗导致严重后果。

6. 放射性肺炎的护理措施有哪些?

(1) 放疗前护理

①预防放射性肺炎:放射性肺炎以预防为主,放疗前应详细询问病史,完善各项检查,并根据患者个体特点,制订周密合理的放疗计划,尽量避免或减少放射性肺炎的发生。

②特殊患者护理:老年人、儿童、一般情况差合并肺部疾病的患者易发生放射性肺炎,应密切观察病情,监测生命体征、痰液及肺部体征,急性期积极治疗,防止病变进一步发展。

③心理护理:了解患者心理状态,告知放疗的作用、疗效、必要性、注意事项及可能发生的并发症,使患者明白放疗虽然有不良反应,但疗效是肯定的,让患者了解放射性肺炎早期出现的症状,以便及早发现。告诉患者戒烟,并积极进行心理疏导,使患者能够保持良好的精神状态,树立战胜疾病的信心。

(2) 放疗后护理

①遵医嘱抗感染对症治疗:急性期使用抗生素可控制肺部炎症反应,但应注意现配现用,并注意药物不良反应。

②发热的护理:监测体温变化,高热可给予 30% 乙醇或温水擦浴,同时多饮水,及时更换衣服、床单位并注意保暖、休息,避免劳累,防止加重放射性肺炎。

③注意观察患者的咳嗽、呼吸和伴随症状:如患者出现口唇发绀、呼吸困难时,应给予

半卧位、氧气吸入。严重呼吸困难时使用呼吸兴奋药以缓解症状。保持呼吸道通畅，痰多、黏稠时，可用氨溴索等化痰药物或者雾化吸入稀释痰液，同时给予叩背协助排痰，并教会患者正确咳痰的方法，以使痰液顺利咳出，必要时给予吸痰，并注意观察痰液的性状、颜色和量。对于有刺激性干咳的患者，可给予止咳药，并观察疗效。

④饮食护理：给予高热量、低脂肪、易消化、富含维生素的清淡饮食，禁食辛辣刺激性食物。放疗中嘱患者多饮水，每日大约 2000ml，以增加尿量，促进放疗所致肿瘤细胞大量破裂死亡而释放的毒素排出体外，减轻全身的放疗反应。

⑤应用激素的观察与护理：使用皮质激素可降低炎症反应程度，减少渗出，在使用时应注意观察药物不良反应，如面色潮红、毛发加重、胃部不适、水牛背、皮肤痤疮、抵抗力下降等症状，及时进行处理。

⑥保持室内清洁、空气清新，避免异味刺激，室内温度一般在 18～20℃ 为宜，相对湿度以 60%～65% 为佳。

（四）放射性肠炎

【案例简介】

患者，男性，58 岁，确诊直肠癌 1 个月行腹腔镜辅助下直肠癌腹会阴联合根治术。术后行 4 周期 XELOX 方案化疗后行直肠隐窝局部残留病灶放疗，放射剂量为 65～68Gy/28 次，放疗 15 次后主诉无明显诱因出现排便次数增多，偶有血粪、色鲜红、量少，伴有间歇性腹痛，偶有低热，诊断为放射性肠炎。遵医嘱予对症处理后症状缓解，继续放疗。

【案例分析】

1. **疾病特点**　直肠癌行腹腔镜辅助下直肠癌腹会阴联合根治术，术后行放化疗联合治疗，完成 4 周期静脉化疗后行直肠隐窝局部残留病灶放疗，局部加量放疗，剂量为 65～68Gy/28 次，消化道症状重，经及时发现，及时对症处理，症状减轻。

2. **出现放射性肠炎的临床表现**　表现为排便次数增多，偶有血粪、色鲜红、量少，伴有间歇性腹痛和低热。

3. **发生放射性肠炎的原因及诱因**　放射线对增殖迅速的肠黏膜上皮细胞造成损伤，化学治疗无选择性造成肠上皮黏膜的损伤以及造血系统的抑制和机体免疫力降低等。

【问题解析】

1. **放射性肠炎的原因及诱因是什么？**

（1）肠黏膜上皮细胞对放射线最为敏感，放射线使肠上皮细胞增生受抑制，肠黏膜发生特征性的急性病变。

（2）大剂量放射治疗使肠黏膜上皮细胞肿胀、增生、纤维样变性，引起肠黏膜血管闭塞性动脉内膜炎和静脉内膜炎，因此产生肠壁黏膜缺血、糜烂、溃疡，甚至坏死等。

（3）肠壁组织经广泛持续照射后引起水肿，肠壁各层均有成纤维细胞增生，结缔组织和平滑肌呈透明样变，最后导致纤维化、肠管狭窄、黏膜扭曲和断裂。

（4）放化疗可导致骨髓抑制及机体抵抗力降低，易导致受损黏膜的化学性感染或继发细菌性感染。

2. **放射性肠炎有哪些临床表现？**

放射性肠炎的临床症状可出现在治疗早期、疗程结束后不久或治疗后数月至数年。一般照射总剂量在 30Gy 以下者很少出现，若达 70Gy 以上则发病率高达 36%。腹腔内放疗总量超过 40Gy 时常可出现临床症状。

（1）一般症状：一般多出现在放疗开始后1～2周，表现为恶心、呕吐、腹泻、排出黏液或血样便，持久便血可引起缺铁性贫血，累及直肠者伴有里急后重，偶有低热。

（2）放射性结肠、直肠炎典型临床表现：常出现于照射后6～18个月，发病率为2.7%～20.1%，主要症状为腹泻、便血、黏液便和里急后重、大便变细，进行性便秘或出现腹痛者提示肠道发生狭窄。乙状结肠镜检查可见黏膜水肿、充血，严重者可有糜烂或溃疡，甚至与邻近脏器形成瘘管，如直肠阴道瘘，粪便从阴道排出；也可因肠穿孔引起腹膜炎、腹腔或盆腔脓肿。

（3）放射性小肠炎典型临床表现：痉挛性腹痛则提示小肠受累，晚期表现以消化吸收不良为主，伴有间歇性腹痛、脂肪泻、消瘦、乏力、贫血等。小肠放射线严重损伤时出现剧烈腹痛、恶心呕吐、腹胀、血样腹泻。

3．放射性肠炎如何发现及判断？

（1）有盆腹腔放射治疗史，粪便带脓血、鲜血、黏液和脱落的坏死组织。

（2）放射性肠炎的早期或损伤较轻者，指诊可无特殊发现。有的直肠前壁可有水肿、增厚、变硬、指套染血。有时可触及溃疡、狭窄或瘘管，有3%严重直肠损害者形成直肠阴道瘘。同时做阴道检查可有助于诊断。

（3）肠镜下可见肠壁充血、肿胀呈赤褐色，或已浸润、变硬、坏死、溃疡、穿孔，最后形成狭窄。

（4）钡剂灌肠示结肠黏膜呈细小的锯齿样边缘，皱襞不规则，肠壁僵硬或痉挛。有时可见肠段狭窄、溃疡和瘘管形成。少数溃疡边缘的黏膜可隆起，其X线征酷似癌肿，其鉴别点是病变段与正常肠段间逐渐移行而无截然的分界限，与癌肿不同。

4．治疗放射性肠炎的措施有哪些？

（1）一般治疗：急性期卧床休息。

（2）饮食：以无刺激、易消化、营养丰富、少食多餐为原则，限制纤维素摄入。腹泻严重患者可采用静脉高营养注射治疗。

（3）局部治疗：便后温水坐浴，肛门处热敷，以减少局部刺激。对于里急后重的患者可采用琥珀酰氢化可的松加温生理盐水保留灌肠。对于出血患者，根据出血部位不同，可采用内镜直视下压迫止血或使用止血药或缝合止血。部位较高的出血点可将去甲肾上腺素稀释于生理盐水中保留灌肠。

（4）全身治疗：当患者出现继发性感染时，应静脉滴注抗生素。肌内注射 α_2 巨球蛋白可以减轻毛细血管的渗出和疼痛，同时促进肠壁溃疡的愈合。若发生肠狭窄、梗阻、瘘管等后期病变多需外科手术治疗时，可进行肠造口术，等到病情好转并稳定时，再考虑关闭造口。

（5）其他：中医中药，以扶正固本、养血益气为主，兼以清热祛湿，以促进溃疡愈合、炎症消退。

5．如何护理放射性肠炎？

（1）心理护理：做好专科治疗相关知识宣教，当有相关不良反应（如血便出现）时，可有效避免患者恐惧和焦虑的心理。关心安慰患者，积极采取相关治疗和护理，取得患者及家属积极配合，促进放射性肠炎愈合。

（2）生活护理：注意饮食卫生，尽量避免进食对胃肠道刺激较大的食物，如辣椒、胡椒和生蒜等。忌含糖量高和易产气的食物，如马铃薯、土豆、洋葱等。不食生冷或凉拌的食物以免引起肠道过敏不适。嘱患者多进食易消化、纤维素含量少的蔬菜水果，饮食宜以清淡、无刺激、易消化、少量多餐为原则，从而减轻肠道负担。腹泻严重需禁食者，采用胃肠外营养。急性期应卧床休息。

（3）症状护理：腹部不适，每日排便 4 次以上伴肛门坠胀时应卧床休息，腹痛明显时遵医嘱应用解痉药物治疗，还可以使用蒙脱石散、洛哌丁胺等对症处理。放射性直肠炎患者常合并有不同程度的贫血，在饮食上要注意营养成分的搭配；同时向患者做好补血药物应用指导。

（4）保留灌肠：若药物治疗效果欠佳，可行药物保留灌肠。灌肠前告知患者排空大小便，根据病变位置取左侧或右侧卧位，臀部垫一软枕，取 16～18 号肛管插入 15cm，用 50ml 注射器吸取药液缓慢推注，嘱患者做深呼吸运动，然后缓慢推注 5～10min 注完。拔出肛管，嘱患者适当抬高臀部，并用手轻轻按揉肛门，静卧 1h。睡前 30min 灌肠，灌肠液须在肠腔内保留 2～6h。

（5）肛周皮肤护理：保留灌肠时动作轻柔，保护肛周皮肤及直肠黏膜。便后进行肛周护理，使用柔软的卫生纸，用温水毛巾擦洗干净，使肛周皮肤清洁、干燥。局部皮肤可涂氧化锌软膏，防止皮肤溃烂，必要时可用高锰酸钾坐浴。告知患者穿棉质透气内衣。

（6）全身支持治疗护理：对症状严重者应暂停放疗，遵医嘱给予大剂量维生素。肾上腺皮质激素可减轻反应。便血多者，静脉应用止血药，必要时输血。

（五）放射性膀胱炎

【案例简介】

患者，女性，68 岁，1993 年 10 月行宫颈癌阴道内照射加体外远距离照射治疗，放疗后肿瘤完全消失。18 年后开始出现反复发作的尿频、尿急及间歇性肉眼血尿等症状，诊断为放射性膀胱炎而对症治疗。2012 年 7 月，上述症状较前加重，持续性血尿并伴有排尿困难而急诊入院，经检查确诊为放射性膀胱炎。给予支持对症治疗，静脉输入止血药、抗生素、营养液、B 型红细胞等，效果欠佳，改用 4% 甲醛溶液 100ml 膀胱内灌注，每日 1 次，症状逐渐缓解康复出院。

【案例分析】

1. 疾病特点　1993 年 10 月行宫颈癌阴道内照射加体外远距离照射治疗，18 年后出现远期放疗并发症——放射性膀胱炎，对症处理后症状缓解。

2. 发生放射性膀胱的临床表现　反复发作的尿频、尿急及间歇性肉眼血尿等症状，血尿呈持续状，并出现排尿困难。

3. 发生放射性膀胱炎的原因及诱因　因阴道内照射加体外远距离照射，局部血管内皮细胞增生、管腔狭窄或闭塞导致供血不足而发生膀胱糜烂出血；同时放射线引起的血管损伤，小血管闭塞，黏膜充血水肿以致形成溃疡造成反复出血，饮水不足时可诱发症状。

【问题解析】

1. 宫颈癌放疗后出现放射性膀胱炎的原因和诱因是什么？

（1）膀胱组织对放射线的耐受量 TD5/560Gy，超过此剂量即易发生放射性膀胱炎，而宫颈癌腔内放射治疗量则一般要求<50Gy。

（2）后装治疗腔内放射源位置不当、盆腔外照射同时行腔内治疗以及部分患者的膀胱对放射线耐受量偏低等也是导致放射性膀胱炎发生的原因。

（3）发病时间的差异可能与剂量大小、机体敏感性不同及防护措施等有关。

（4）一般认为，接受了比常规剂量高 10% 的照射量患者发生放射性膀胱炎的可能性高。

2. 宫颈癌放疗后出现放射性膀胱炎有哪些临床表现?

(1) 血尿:放射性膀胱炎以持续或反复肉眼血尿为主要症状。

(2) 膀胱刺激症状:多伴有尿频、尿急等膀胱刺激症状。

(3) 尿液性状的改变及尿路梗阻:尿中存在大小不等的血凝块,少数患者可因膀胱内血凝块堵塞尿道而出现排尿困难乃至尿潴留。

(4) 疼痛:患者常有明显的下腹、耻骨上膀胱区触痛。

(5) 全身症状:反复出血可导致不同程度的贫血,严重者出现下肢凹陷性水肿。

(6) 放射性膀胱炎后期三大并发症:膀胱出血、溃疡穿孔、膀胱阴道(直肠)瘘。

(7) 放射性膀胱炎的分度:按临床表现可分 3 度。轻度:有膀胱刺激症状,膀胱镜见黏膜充血水肿;中度:黏膜毛细血扩张性血尿,反复发作,有时溃疡;重度:膀胱阴道(直肠)瘘形成。

3. 如何判断宫颈癌放疗后出现放射性膀胱炎?

(1) 有盆腔放射治疗史。

(2) 膀胱位置须在原放射治疗范围内。

(3) 从放疗至膀胱炎的出现至少 5 年以上。

(4) 临床上常先有放射性出血性膀胱炎表现。

(5) 经病理组织学证实,与原发病的诊断不同,尿脱落细胞检查是可靠易行的诊断方法,对有盆腔放射治疗史出现血尿的患者,除多次做尿脱落细胞和 B 超检查外,应做膀胱镜检查。

4. 宫颈癌放疗后出现放射性膀胱炎给予哪些治疗措施?

(1) 对严重的放射性膀胱炎多采用激光、冷冻或髂内动脉栓塞术等治疗方法。

(2) 因放射性膀胱炎的病灶一般较弥散,可采用 1‰~10‰甲醛灌注法治疗膀胱出血。

(3) 还可选用高压氧疗法、超选择髂内动脉栓塞术等。

5. 宫颈癌放疗后出现放射性膀胱炎给予哪些护理措施?

(1) 心理护理:出血性放射性膀胱炎患者入院时大多焦虑、紧张不安,护士要热情接待,倾听患者主诉,理解其感受,安慰患者,解释出血性放射性膀胱炎引起的原因及其易形成逆行性感染的特点,使患者了解不良的情绪对身体健康不利。

(2) 预防性护理:在实施盆腔放疗前,嘱患者排空小便;腔内放疗时,在阴道内填塞纱布,以增加放射源与膀胱间的距离,减少膀胱受累。有血尿者,应观察并记录尿的量、颜色的变化,有无血块堵塞。并指导家属及患者活动时注意引流袋的高度应低于膀胱位置,防止尿液反流引起感染。做好基础护理,用 1/1000 苯扎溴铵棉球会阴消毒,每日 2 次,保持会阴清洁,保持床单位清洁,膀胱阴道瘘患者床上垫橡胶单及中单,臀部垫尿不湿,做好患者的皮肤护理,预防压疮的发生。

(3) 并发症的护理:轻、中度急性放射性膀胱炎,主要采用非手术疗法。嘱患者每日饮水 2000~3000ml,及时给予抗感染、止血及对症治疗,以缓解膀胱刺激征;每次排尿后注意外阴及尿道口清洁,防止逆行感染。重度出血者输新鲜血,纠正贫血,改善全身情况。

(4) 药物膀胱灌注的护理:重度放射性膀胱炎反复出现肉眼血尿者遵医嘱用庆大霉素 24 万 U+地塞米松 5mg+肾上腺素 1mg+生理盐水 50ml 膀胱灌注,嘱患者排尽尿液后灌注,勤翻身、改变体位,使药液充分接触膀胱内壁,消炎、止血,促进上皮组织修复和黏膜愈合。

(5) 全身支持疗法的护理:根据医嘱静脉或口服抗生素,预防泌尿系感染,同时监测血常规变化,血尿者静脉应用止血药,观察生命体征变化,若血红蛋白<70g/L 可考虑输新鲜血。

（6）指导患者加强营养，进食高蛋白质、高维生素、富含铁剂的饮食，以利机体的恢复。

（7）健康教育及出院指导：指导患者自放疗开始起即应坚持用 1：5000 高锰酸钾冲洗液或 1：10 洁肤净等行阴道冲洗，每日或隔日 1 次，直至放疗后半年以上。无特殊情况可改为每周冲洗 1～2 次，坚持 2 年以上为好，以减少感染，促进上皮愈合，避免阴道粘连。每次放疗前排空小便，减少膀胱的受量，增加放疗效果，预防及减少放射性膀胱炎的发生。每日饮水量超过 1500ml，养成定时排尿的习惯，特别是不憋尿，每次排尿后清洗会阴，注意个人卫生。

（六）食管-气管瘘

【案例简介】

患者，男性，47 岁，2012 年 8 月病理确诊"食管"鳞状上皮高级别上皮内瘤伴癌变。因食管肿瘤侵及压迫气道，导致患者呼吸困难，于 2012 年 8 月 24 日行"气管支架置入术"。于 2012 年 9 月 1 日、9 月 22 日行第 1、2 周期 DP 方案化疗。2012 年 12 月 11 日行 XELOX 方案诱导化疗，12 月 18 日行 CyberKnife 食管癌放疗 45Gy/3F。2013 年 1 月 4 日胸部 CT 示双肺炎症，较前进展，痰培养阳性，给予抗炎、对症支持、治疗后复查 CT 提示炎症较前有所缓解。2013 年 1 月 16 日行第 2 周期 XELOX 方案全身化疗，出现高热、咳嗽、饮水时明显呛咳，胸部 X 线片提示沿食管瘘向肺底部呈云雾状絮片影，同时咳脓痰，给予抗菌、支持治疗，对症处理后症状逐渐缓解。

【案例分析】

1. 疾病特点　中年男性，确诊食管癌 4 个月余，行 4 周期化疗，3 次 CyberKnife 放疗，放化疗同步治疗过程中出现食管-气管瘘，经对症处理后症状缓解。

2. 食管气管瘘的临床表现　咳嗽、咳脓痰，饮水呛咳，反复肺内感染。

3. 发生食管气管瘘的原因及诱因　食管癌侵蚀使食管狭窄、食管癌局部放疗气管受压狭窄，气管支架置入术食管被长期压迫引起缺血坏死，易诱发瘘口。

【问题解析】

1. 食管癌患者发生食管-气管瘘的原因及诱因有哪些？

（1）气管-食管瘘：多发生于食管癌侵蚀及其手术并发症，包括食管狭窄、肿瘤复发浸润破坏、放射治疗后组织坏死、胃酸过多反流造成吻合口溃疡等原因造成穿孔。

（2）食管支架置入：放入支架不合适，张力过大，长期压迫放置支架的气管支，使得食管被长期压迫引起缺血坏死，易诱发瘘口。

（3）放疗中气管-食管瘘：是肿瘤消退速度与正常组织修复不均衡所致。肿瘤消退过快与肿瘤敏感度及照射剂量相关。正常组织修复能力差，主要由于放疗后局部纤维化和（或）局部血供差，以及合并局部感染所致。

2. 如何诊断食管-气管瘘？

（1）偶尔出现或经常出现饮食时呛咳，咳出食物。

（2）由于食管与支气管瘘的存在，必然导致食物异常分流，即食物向支气管分流，引起支气管及肺内感染，久治不愈。

（3）食管或支气管造影可显示异常通路。术中发现食管与支气管间异常肌性索条，且与两者相通。

（4）实验室检查：白细胞升高。

3. 食管-气管瘘如何分型？

Ⅰ型：占 2.5%～9.3%，食管上下端均为盲端。

Ⅱ型：占 0.8%～1.5%，上段食管有瘘管与气管相通，下端为盲端。

Ⅲ型：最常见，占 79.3%～90.9%，上段食管为盲端，下段食管有瘘管与气管相通。

Ⅳ型：占 0.7%～5%，食管上下段均为盲端，各自有瘘管与气管相连。

Ⅴ型：占 0.5%～6.5%，食管通畅，但有斜行瘘管向前上方与气管相通，又称"H"或"N"型。

4. 食管-气管瘘的治疗手段有哪些？

（1）根据痰培养及药敏试验联合应用抗生素抗感染，常规应用氨基酸、脂肪乳，给予吸氧、吸痰等处理。

（2）支架置入：对于小的、早期的食管-气管瘘，食管带膜支架可以遮盖瘘口，同时解除合并的食管狭窄，恢复进食，可防止食物及分泌物通过瘘口污染呼吸道，控制吸入性肺炎的发生。覆膜金属网支架置入术主要用于慢性食管-气管瘘的患者。

（3）外科手术修补瘘口：直接对瘘口进行外科修补。该方法优点是能够根治瘘口，不改变消化道解剖，保持最原始的生理状况，缺点是创伤较大、胸腔感染概率较大，食管-气管瘘的患者一般状况都因长期难治性肺炎等消耗而较差，手术适应证少。

（4）皮下注射生长抑素促进瘘口愈合。

5. 食管-气管瘘的护理措施有哪些？

（1）生活护理指导：嘱患者在放疗过程中进食软食或半流质食物，不吃过烫及辛辣食物，进食不要过快。患者进食要遵循由细到粗、由少到多原则。宜进清淡饮食，多吃绿叶蔬菜，以补充维生素。

（2）预防肺内感染：患者在放疗过程中会出现白细胞和血小板下降，抵抗力降低，故病室要保持空气新鲜，加强房间通风，工作人员严格执行无菌操作技术，防止交叉感染，做好保护性隔离，预防感冒，减少下呼吸道感染。

6. 食管支架安放的护理措施有哪些？

（1）术前护理：与患者充分沟通，介绍以往治疗经验及成功的病例，解除思想顾虑，使患者了解支架置入术的目的和必要性，取得患者配合，保证支架置入术顺利进行。

（2）术中配合：协助患者保持正确体位，嘱患者平静张口呼吸，避免吞咽，全身放松。术中随时注意观察患者的情况和支架置入进展情况，配合医师完成治疗。

（3）术后护理：①操作结束后，嘱患者平卧 10min，禁饮食 3h，正确对待术后出现的异物感、咳嗽等症状。②观察生命体征变化，术后应重视患者的排痰护理，减少痰痂在支架上的附着，指导患者正确咳嗽的方法。③嘱患者咳嗽时不要用力过大，以免支架移动位置，按医嘱静脉输液并应用抗生素治疗 2～3d。④饮食按流食、半流食循序渐进，少量多餐，尽量少食生冷及纤维素高的食物，忌暴饮、暴食，防止支架脱落，同时注意饮食的合理搭配，要高营养、易消化。⑤术后 1、3、6 个月复查胸部 X 线片及纤维支气管镜，及时了解支架情况。详细向患者说明安放支架后的不良反应，并对疼痛做镇痛处理。⑥同时做好围术期的肠内外营养护理。进食前适当抬高床头 30°～45°，30～60min，以防食物反流误吸。定期评估患者全身营养状况、进食状况，以及是否有反酸、胀气等胃肠功能不良现象。⑦心理护理：对于放疗过程中出现的一些不良反应，要耐心解释，做好思想工作，缓解患者焦虑或抑郁情绪。

（黄玉荣）

二、颅脑放射性治疗问题

(一) 高热

【案例简介】

患者，男性，68 岁，2013 年 4 月 24 日因刺激性干咳进行性加重，伴有明显的头晕、头痛就诊，经 CT 引导下行肺穿刺活检确诊为 "左肺腺癌伴脑转移"，拟行诱导化疗 2 周期后行头部转移灶放射治疗。2013 年 5 月至 2013 年 6 月行 PP 方案化疗，具体用药：培美曲赛加顺铂。2 周期后疗效评价肺部病灶、头部转移灶稳定 (SD)，2013 年 6 月 5 日右侧顶叶转移灶予射波刀治疗，处方剂量：DT＝20Gy/2F。放疗 2 次后出现高热，体温最高达 39.4℃，脉搏 120 次/分，面部潮红伴有寒战，对症处理后缓解。

【案例分析】

1. 疾病特点　该患者诊断为 "左肺腺癌脑转移"，予以放射治疗为主的放化疗联合治疗。给予 2 周期化疗及 2 次射波刀放疗后，出现高热，最高温度达 39.4℃，血常规及胸部 X 线片无异常，考虑头部放疗后脑组织放射性反应所致。给予降颅压的同时局部应用冰袋保护脑组织，必要时应用冰毯机等对症处理，体温降至正常。

2. 放疗后引起高热的症状及体征　放疗 2 次后出现高热，体温最高达 39.4℃，脉搏 120 次/分，面部潮红伴有寒战。

3. 发生高热的原因及诱因　①放疗导致的组织性损伤，特别是病变组织坏死吸收可引起吸收热；②放疗毒性反应引起的血象下降、免疫功能减退，也易合并病毒或细菌感染而引起发热；③放化疗结合治疗，不良反应增加及机体修复能力降低，增加了高热的发生率及程度。

【问题解析】

1. 肿瘤放疗过程中可能引起高热的因素有哪些？

(1) 无菌性组织坏死：放疗所致脑部肿瘤坏死及周围组织的损伤。

(2) 放疗及肿瘤本身所致器官腔道堵塞、淋巴引流不畅导致局部炎症性反应。

(3) 并发细菌感染：因化疗、放射治疗后防御机制受损，免疫功能抑制，易并发感染。

(4) 原发肿瘤向周围器官浸润形成瘘管，导致感染发热。

(5) 放射区域的皮肤、软组织因免疫功能下降，易发生局部疏松结缔组织炎。

2. 放疗后引起高热的临床表现有哪些？

放疗后发热主要的临床表现是体温升高，表现为不规则热、多汗、面色潮红，血象降低（主要为白细胞降低、降钙素原升高）。

3. 放疗引起高热的护理有哪些？

(1) 放射治疗前对感染病灶先行抗感染处理，急性炎症控制后再行放疗。

(2) 放疗期间体温大于 38℃者应暂停放射治疗，适当应用解热药；也可给予物理降温，如温水、乙醇擦浴，冰袋物理降温，注意变换冰块放置位置以免冻伤局部组织，禁止头部置冰袋以防诱发癫痫发生。中枢性发热可用冰毯机降温。当持续高热时给予电冰毯降温，根据患者体温变化的趋势，进行调整设定值，使用冰毯时患者保持平卧位，保证体表与冰毯大面积接触。避免低温下皮肤受压部位血液循环速度减慢，局部循环不良、产生压疮，每隔 1～2 小时翻身 1 次。

(3) 密切观察患者体温、脉搏、呼吸、血压等变化，以及时发现颅内高压症状，以防脑疝形成。

（4）患者以卧床休息为主。

（5）准确记录24h出入量，保证出入量平衡，防止电解质失衡及饮水太多加重脑部负担。

（6）持续低流量吸氧2L/min，治疗过程中保证氧气管道通畅，湿化状态。

（7）加强饮食护理，高热时机体消耗大，及时补充营养，嘱患者进食清淡、易消化饮食，多喝温开水，保证每日的饮水量在3000ml左右，防止脱水及促进代谢产物排出。

（8）定期复查血常规，如有异常积极给予对症治疗。

（9）加强心理护理：护理人员在护理患者过程中保持冷静、镇定，积极配合医生完成治疗并向患者宣教预防发热的方法和措施。

（二）颅内高压

【案例简介】

患者，男性，65岁，2012年4月因左侧面瘫伴左手麻木确诊为"右前额叶脑胶质瘤"Ⅳ级并行手术切除，术后恢复好，未行放、化疗。2013年4月患者无明显诱因再次出现左侧肢体偏瘫，言语不清，病情逐渐加重，出现间断性意识障碍、答非所问症状，于4月10日收入放疗科，4月14日行同步放、化疗，具体方案：口服替莫唑胺150mg，每日1次；放射剂量处方靶区为全脑40Gy/20F。放疗至第10次，患者出现头痛、恶心、呕吐，肢体症状及意识障碍加重，血压升高，心率减慢，给予脱水降颅压等对症支持治疗后症状缓解。

【案例分析】

1. 疾病特点　老年男性，右前额叶脑胶质瘤术后复发行同步放、化疗，全脑放疗同步口服化疗药，放疗至第10次时出现颅内高压症状，给予脱水降颅压等对症支持治疗。

2. 颅内高压的症状及体征　头痛、恶心、呕吐，左侧肢体偏瘫症状及意识障碍加重，血压升高、心率减慢。

3. 发生颅高压的原因及诱因　脑胶质瘤占位病变、全脑放射治疗引起脑水肿。

【问题解析】

1. 颅内高压的原因及诱因包括哪些？

（1）颅内占位病变：如硬膜下或硬膜外血肿、脑出血、脑肿瘤和脑脓肿等。

（2）脑容积增加：良性颅内高压症、脑梗死、全脑缺血缺氧、脑炎和高血压脑病等。

（3）脑脊液循环障碍。

2. 肿瘤患者放疗过程中颅高压的表现有哪些？

（1）头痛：是颅内高压最常见的症状，颅内压愈高，头痛愈明显，多为弥漫性钝痛。疼痛好发于晨起时，常呈持续性或阵发性加重。引起颅内压增高的任何因素如咳嗽、排便等均可使疼痛加剧，呕吐或过度换气可使头痛减轻。

（2）呕吐：呈喷射性，一般与饮食无关，呕吐前有或无恶心症状，多伴有剧烈头痛、头昏，头痛剧烈时呕吐症状也较重。

（3）视物障碍：表现为一过性黑矇，逐渐发展为视力减退甚至失明。眼底检查可见视盘水肿，眼底静脉扩张、出血，压迫时可表现复视。急性颅内高压可无视盘水肿表现。

（4）意识障碍：主要表现为烦躁、淡漠、迟钝、嗜睡，甚至昏迷。

（5）其他表现：如癫痫、对应肢体感觉运动功能障碍。

（6）特征性的生命体征变化：如血压升高、脉搏慢而洪大、呼吸慢而深，即库欣（Cushing）三主征。严重颅内压升高者脉搏可在每分钟50次以下，呼吸每分钟10次左右，收缩压可达 180mmHg（24kPa）以上，此为脑疝的先兆征象。

（7）脑疝形成：颅内压升高到一定程度，部分脑组织发生移位，挤入硬脑膜的裂隙或枕骨大孔，压迫附近的神经、血管和脑干，产生一系列症状和体征。常见脑疝有两种：①小脑幕切迹疝（颞叶钩回疝），同侧动眼神经麻痹，表现为眼睑下垂、瞳孔扩大、对光反应迟钝或消失，不同程度的意识障碍，生命体征变化，对侧肢体瘫痪和出现病理反射。②枕骨大孔疝（小脑扁桃体疝），后颈部及枕部疼痛，颈项强直，嗜睡，意识障碍，大、小便失禁甚至深昏迷，双侧瞳孔散大，对光反应迟钝或消失，呼吸深慢或突然停止。

3. 颅内高压治疗措施有哪些？

（1）卧床休息，头部抬高 15°～30°，保持呼吸道通畅。

（2）控制输液量，输液总量为 24h 尿量（600～800）ml＋500ml，以输平衡液辅以胶体液为主，可输入少量 5% 葡萄糖注射液。

（3）过度通气：其疗效取决于脑血管对二氧化碳的敏感性。当脑血管麻痹时，过度通气对治疗颅内高压往往难以奏效。吸氧 5～8L/min 治疗，可减轻脑水肿。

（4）脱水治疗：①20% 甘露醇 1～2ml/kg，静脉快速滴注，每天 3～4 次；②呋塞米 20～40mg 静脉注射，每天 1～2 次；③30% 尿素转化糖或尿素山梨醇 200ml 静脉滴注，每天 2～4 次；④20% 人血白蛋白 20～40ml 静脉滴注。

（5）必要时激素治疗：如地塞米松、氢化可的松、泼尼松等。

（6）其他治疗：如应用巴比妥类药物及冬眠疗法等减轻脑部耗氧量。

4. 如何护理放射治疗过程引起的颅高压？

（1）病人应绝对卧床休息，抬高床头 15°～30°。

（2）呕吐者头偏向一侧，以防窒息，并观察记录其次数、呕吐物的颜色与量。

（3）注意观察生命体征、神志、瞳孔及肢体运动改变，如发现头痛剧烈、呕吐频繁、血压升高、脉搏减慢、呼吸深慢、瞳孔不等大、对光反应迟钝，甚至意识不清应及时报告医生处理。

（4）搬运及翻身时，动作要轻柔，防止颈部过屈、过伸及受压。

（5）坐起或大小便时切勿用力过猛，以免颅内压增高及脑疝形成。

（6）凡有急性脑水肿时需要限制液体摄入量，成年人每日入水量一般在 2000ml 以内，静脉补液速度不宜过快，每分钟 20～30 滴。

（7）呕吐频繁及使用利尿脱水药、激素药等时应注意电解质平衡，按医嘱记录出入水量。

（8）保持排便通畅，预防便秘，3d 未排便者可根据医嘱予缓泻药或低压灌肠，禁用高压及大量液体灌肠。

（三）癫痫

【案例简介】

患者，男性，48 岁，因刺激性干咳进行性加重，伴有明显的头晕、头痛就诊，经 CT 引导下行肺穿刺活检确诊为"左肺腺癌脑部转移"，拟行诱导化疗 2 周期后头部转移灶放射治疗。化疗方案为 PP 方案，具体用药：培美曲赛 1000mg 静脉滴注第 1 日，顺铂 130mg 分第 1～3 日静脉滴注，2 周期化疗，过程顺利，评价肺部病灶、头部转移灶，结果为疾病稳定（SD），右侧顶叶转移灶给予射波刀治疗，处方剂量：DT＝20Gy/2F。放疗第 3 次后患者间断出现头痛，给予对症处理症状缓解。放疗第 4 次后出现前额钝痛，伴双眼复视、恶心、呕吐，很快出现意识丧失，牙关紧闭，四肢抽搐、痉挛，全身大汗等症状，查体瞳孔正常，诊断为癫痫发作，即刻遵医嘱予对症处理后症状逐渐好转，完成了放射治疗及后续 3 周期的 PP 方案化疗，效果评价为完全缓解（CR）。

【案例分析】

1. 疾病特点　该患者诊断为"左肺腺癌脑部转移"系肺癌Ⅳ期，予以放射治疗为主的放化疗联合治疗。该患者已并发脑转移并伴有慢性颅内高压症状，行放、化疗联合治疗极易发生急性颅内高压症状、脑疝形成等急症，在治疗过程中积极对症处理，无上述并发症发生。右侧顶叶转移灶行射波刀放射治疗第 4 次后出现癫痫发作，经对症处理后好转。

2. 癫痫发作的症状和体征　前额钝痛，伴双眼复视、恶心、呕吐，很快出现意识丧失，牙关紧闭，四肢抽搐、痉挛，全身大汗等症状，查体瞳孔正常。

3. 发生癫痫的原因　放疗后导致脑组织中神经元部分损伤，神经元数量减少，脑神经细胞异常放电是放疗后癫痫的主要原因。

4. 诱发因素　高热、饮酒、发热、过劳、失眠、饮食不节、光电刺激等可诱发癫痫发作。

【问题解析】

1. 癫痫的分类及临床表现有哪些？

(1) 2010 年国际抗癫痫联盟提出了最新的癫痫发作分类方案，癫痫发作分为部分性/局灶性发作、全面性发作、不能分类的发作。①部分性/局灶性发作：是指发作起始症状及脑电图改变提示"大脑半球某部分神经元首先被激活"的发作。包括单纯部分性发作、复杂部分性发作、继发全面性发作。②全面性发作：是指发作起始症状及脑电图改变提示"双侧大脑半球同时受累"的发作。包括失神、肌阵挛、强直、阵挛、强直-阵挛、失张力发作。③不能分类的发作：由于资料不充足或不完整而不能分类，或在目前分类标准中无法归类的发作（如痉挛性发作）。

(2) 近年新确认的发作类型，包括肌阵挛失神、负性肌阵挛、眼睑肌阵挛、痴笑发作等。其主要临床症状表现如下。

①全面强直-阵挛性发作：以突发意识丧失、全身强直和抽搐为特征，典型的发作过程可分为强直期、阵挛期和发作后期。一次发作持续时间一般<5min，常伴有舌咬伤、尿失禁等，容易造成窒息等伤害。

②失神发作：典型失神表现为突然发生，动作中止，凝视，呼之不应，可有眨眼，但基本不伴有或伴有轻微的运动症状，结束也突然。通常持续 5～20s，罕见超过 1min 者。

③强直发作：表现为发作性全身或者双侧肌肉的强烈持续的收缩，肌肉僵直，使肢体和躯体固定在一定的紧张姿势，如轴性的躯体伸展背屈或者前屈。常持续数秒至数十秒，但是一般不超过 1min。

④肌阵挛发作：是肌肉突发快速短促的收缩，表现为类似于躯体或者肢体电击样抖动，有时可连续数次，多出现于觉醒后。

2. 如何预防癫痫发作？

(1) 放疗过程中，避免饮酒、发热、过劳、失眠、饮食不节、光电刺激等，以免诱发癫痫发作。

(2) 癫痫病史患者不能骤减或停服抗癫痫药，以免引起癫痫持续状态。

(3) 观察颅脑外伤后癫痫的先兆症状，凡出现头痛或头痛加剧、头晕、惊恐、幻觉、局部肢体感觉障碍、抽动、躁动不安等症状，应引起重视及时处理。

(4) 严禁开车、游泳、夜间独自外出等活动，如有发作预兆，应立即卧倒，避免跌伤。

3. 如何护理癫痫发作患者？

（1）对癫痫大发作患者立即平卧，头偏向一侧，保持呼吸道通畅，防止跌倒导致的继发性损伤。

（2）迅速解开衣领腰带，取下义齿，上下牙齿间放入牙垫，防止咬伤舌及颊部。

（3）肢体抽搐时要注意保护大关节，防脱臼和骨折，使用约束带适当保护，均不可强行按压肢体，冬季要保暖，夏季防中暑。

（4）癫痫持续状态是脑外伤患者并发癫痫最严重并发症，可加重脑损伤和其他并发症的发生而致死亡，应紧急处理，迅速控制发作。遵医嘱镇静治疗，首选地西泮 10～20mg，每分钟 4mg 的速度缓慢静脉注射。为防止再次发作，再用 5% 葡萄糖注射液加地西泮 8～10mg/h 静脉滴入，每日总量不超过 120mg。

（5）给予心电监护，加强呼吸，心率及血压、血饱和度监测。

（6）给予持续低流量吸氧，减少脑组织损伤。

（7）必要时行气管切开，人工辅助呼吸。

（8）癫痫急性发作后要指导患者正确服药，向患者讲明服药的意义，做好心理疏导，消除对服药的顾忌，抗癫痫药一旦服用，必须长期规划，不能擅自停药、减药或换药，以免加重病情。如需减药、停药，须经医生诊治后方可进行，服药期间还要观察药物毒性反应。如出现毒性反应，请示医生后再调整用药。

（9）指导患者及其家属，使其了解癫痫相关知识，减轻其心理压力和负担，避免影响其正常生活和治疗。

（10）观察病情变化，如出现神志、瞳孔、生命体征及肢体活动障碍、呼吸脉搏节律减慢和血压升高，提示颅内压升高，应立即给予快速有效的脱水药和利尿药，以防脑疝形成和诱发癫痫发作，另外要准确判断癫痫症状，给予快速处理，防止继发性损伤。

（11）脑部肿瘤放疗过程中降颅内压时，应注意出入量的平衡，准确记录 24h 出入量，防止水、电解质失衡诱发癫痫发作。

（黄玉荣）

第四节　肿瘤生物治疗

一、发热

【案例简介】

患者，女性，81 岁，确诊左肺上叶高分化腺癌 2 个月，因患者高龄，身体状况差，手术切除及化疗耐受不良，未进行其他系统性治疗。2012 年 8 月 1 日行异体 CIK 细胞免疫治疗，回输时出现寒战、低热、疲乏等症状，经对症处理后症状缓解。

【案例分析】

1. 疾病特点　患者老年女性，（左肺上叶）高分化腺癌确诊 2 个月，进行 CIK 细胞免疫治疗，在回输过程中出现寒战、低热、疲乏等症状，经对症处理后症状缓解。

2. 回输发热的临床表现　发热 38℃，间断寒战，疲乏。

3. 发生发热的原因及诱因　患者高龄，体质差，首次异体细胞回输，为异体细胞回输诱发发热反应。

【问题解析】

1. 细胞治疗发热的原因及诱因是什么?

(1) 细胞治疗前采血过程中可能被污染。

(2) 细胞是在体外实验室扩增活化,细胞离心时清洗不彻底,或培养基被污染。

(3) 回输的细胞温度偏低。

(4) 异体血培养,易引起过敏反应。

(5) CIK 细胞分子量大,患者高龄体质差,不易吸收。

(6) 过敏体质。

2. 细胞治疗回输发热有哪些常见临床表现?

细胞治疗回输发热主要的临床表现是体温升高,表现为输入细胞 5～10min 开始出现寒战,主诉发冷,护士给予被服保暖,体温升高。

3. 肿瘤患者细胞治疗的过程和原理是什么?

(1) 过程:①在严格的无菌操作下,抽取患者自体或其亲属异体外周静脉血 20～100ml,立即送至实验室;②在 GMP 标准的洁净实验室进行淋巴细胞分离;③在局部百级、整体万级的洁净实验室进行淋巴细胞扩增活化;④在 GMP 标准的洁净实验室进行细胞回收;⑤将收集好的细胞送至病房回输,常规异体细胞回输前 15～20min 肌内注射苯海拉明、异丙嗪(非那根)等抗过敏药物。

(2) 原理:①利用人体免疫系统能自动识别并清除肿瘤细胞的原理,从外周血中分离免疫细胞(单个核细胞);②在体外进行多种细胞因子处理,扩增并激活具有杀灭肿瘤功能的免疫细胞;③再回输到患者体内,达到抑制或杀灭肿瘤细胞的治疗方法。

4. 细胞治疗前采血的护理措施有哪些?

(1) 采血前护理:评估供血者的精神状况、生命体征、治疗史、静脉充盈的情况;常规检查肝功能、血常规、凝血功能、肿瘤标志物、生活质量、一般情况等;了解供血者理解合作能力,签订知情同意书后进行静脉采血。

(2) 心理护理:由于此疗法是近几年发展起来的新技术,患者接受比较困难。初次接受治疗时,患者紧张焦虑,甚至持有怀疑的态度,为保证顺利进行,针对不同患者给予不同心理指导,向患者解释 CIK 细胞治疗的原理、效果及治疗过程中可能出现不良反应,消除患者的疑虑,以达到最好的心理状态,增强身体康复的信心。

(3) 饮食指导:采血前 1d 供血者宜仅清淡饮食,禁食高脂肪饮食。细胞采集一般在上午进行,采集前可以正常进食、进水,但勿食油腻食物或进食过饱,以免血清中脂肪过多,影响细胞分离效果。

(4) 采血时护理:采血时嘱患者平卧,头偏向未采血一侧,以免产生晕血现象。采血时要严格无菌操作,尽量选择粗、直、弹性好的大血管,保证穿刺一次性成功及采血通畅,消毒范围要>10cm。因采血一般采用 16G 以上较粗的采血针,为减轻患者的疼痛,穿刺速度要快;采血管道保证通畅无阻塞、无压折、无污染;采血过程中注意观察患者的反应,监测血压、脉搏,如心悸、面色苍白、出冷汗、血压下降等,应立即停止采血,给予对症处理。采血过程中常出现"输出压力过低",可嘱患者握拳以加压。

(5) 采血后护理:采血完毕,用无菌棉球附带纱布按压穿刺处 5～10min,嘱患者当日避免重体力劳动,限制活动量及活动速度。穿刺处避免感染。24h 内注意观察穿刺处有无红、肿、渗血等情况，如有异常及时处理。告知患者起床时，动作宜慢，防止直立性低血压的发生，并告知回输的时间（14d 左右）。

5. 细胞治疗回输时的护理措施有哪些？

（1）由于 CIK 细胞是免疫细胞，要求输注必须采用一次性输血器，以过滤细胞碎片，输注过程中，为了防止 CIK 细胞堵塞输血器的管腔或黏附管壁，应轻弹输血器的管壁并保持输注通畅。为了避免浪费，输注前后均用生理盐水冲管，严格执行无菌操作，并保证在 30～60min 输完，避免变质或污染。

（2）不良反应的观察与护理：CIK 细胞是来源于患者自身或亲属的细胞，因此具有很好的安全性。CIK 治疗最常见的不良反应是发热，体温在 37.3～38.5℃，绝大部分在 2～6h 恢复正常。还有部分病例体温较高，超过 39.5℃，持续时间较长，采用物理降温或者解热药后可恢复正常体温，但不需要用激素类药物降温。输注前常规给予异丙嗪 12.5mg 肌内注射，可有效预防发热反应的发生。

6. 细胞治疗回输后的护理措施有哪些？

（1）发热实质上是机体防御疾病、适应内外环境变化的代偿性反应，但长时间的发热会造成较大的消耗，对机体产生不利影响。治疗中由于细胞分子量大，或细胞在离心时清洗不彻底，或液体的温度偏低，或患者是过敏性体质，都可能导致发热。

（2）治疗引起的发热一般症状比较轻微、短暂，呈一过性，持续几小时，表现为面颊潮红、体温升高。本例患者高龄、体质差，回输异体细胞，常规在输细胞前给予苯海拉明 1ml 肌内注射，回输低热后除常规保暖、吸氧及心理护理外未再用其他药物，3h 后体温降至正常。

（3）体温大多在 38℃以下，但也有个别患者体温＞38℃，持续数天并伴有寒战。此时要注意除发热外是否有其他的病情变化，监测体温、呼吸、血压和脉搏等。首先给予对症治疗，如吲哚美辛栓 1 粒纳肛、复方氨基比林 2ml 肌内注射等。如持续高热（体温在 39～40℃）可肌内注射异丙嗪 25～50mg，必要时辅以物理降温。其次，对于体质虚弱的老人和儿童应防止虚脱，多饮水，注意保暖，必要时可静脉补液。

二、迟发性高热

【案例简介】

患者，女性，63 岁，肝癌术后 1 年，腹腔转移 2 个月。2013 年 7 月 22 日行第 2 次异体 CIK 细胞免疫治疗，输液过程顺利，未诉不适，输液结束 1h 后主诉发热、寒战、流涕、疲乏等感冒症状，体温 39.8℃，遵医嘱立即给予吲哚美辛栓 30mg 纳肛，给予持续低流量吸氧 3L/min，嘱卧床休息，1h 后体温 37.2℃，未再诉不适。

【案例分析】

1. 疾病特点　患者，中年女性，肝癌术后 1 年，腹腔转移 2 个月余，进行 CIK 细胞免疫治疗，在第 1 次回输过程中未出现不良反应。在第 2 次回输过程中也未出现不良反应，细胞输液结束 1h 后出现迟发性高热，经对症处理后症状缓解。

2. 细胞回输出现迟发性高热的临床表现　体温 39.8℃，寒战、流涕、疲乏等症状。

3. 细胞回输出现迟发性高热的原因及诱因　患者肝癌术后腹腔转移，体质差，第 2 次异体回输，为异体细胞回输诱发迟发性高热反应。

【问题解析】

1. 细胞治疗回输发热的原因及诱因是什么？

参见本节一、发热【问题解析】1. 相关内容。

2. 细胞治疗回输迟发性高热有哪些常见临床表现？

体温升高，表现为输入细胞后过一段时间开始出现寒战、发热、流涕、疲乏等症状。

3. 肿瘤患者细胞治疗的过程和原理？

参见本节一、发热【问题解析】3. 相关内容。

4. 细胞治疗前采血的护理措施有哪些？

参见本节一、发热【问题解析】4. 相关内容。

5. 细胞治疗回输时的护理措施有哪些？

参见本节一、发热【问题解析】5. 相关内容。

6. 细胞治疗回输后的护理措施有哪些？

参见本节一、发热【问题解析】6. 相关内容。

（邓壮红）

第五节　肿瘤介入放射治疗

一、肝癌放射介入治疗

（一）常见不良反应

【案例简介】

患者，女性，56 岁，右上腹隐痛不适，伴有右腰部放射痛，时有恶心，疼痛呈间歇性发作，逐渐加重，检查发现肝占位。腹部磁共振示肝左右叶交界异常信号肿块伴肝内多发结节和少许腹水。在全身麻醉下行腹腔镜探查，网膜转移结节活检术，术中诊断肝内胆管细胞癌，腹腔内多发转移，失去手术切除意义，行网膜转移结节活检。病理示（网膜转移结节）转移性中、低分化腺癌，结合临床和免疫表型，符合转移性胆管细胞癌。2012 年 11 月 19 日行肝动脉化疗栓塞术，术中用药：氟尿嘧啶注射液（750mg）、亚叶酸钙注射液（0.3g）、注射用奥沙利铂（150mg）、注射用盐酸吡柔比星（50mg）、碘化油注射液（12ml）、盐酸托烷司琼注射液（4mg）。术后患者有肝区胀痛不适。

【案例分析】

1. 疾病特点　中年女性，行肝动脉化疗栓塞术，入院前 4 周出现恶心、腹部间断疼痛症状，自用镇痛药物后可耐受。此次为行"肝癌介入术"入院。

2. 胆管细胞癌肝内及淋巴结转移的症状及体征

（1）肝大：由于原发性肝癌多是在慢性肝炎、肝硬化的基础上发展而来的，因此，部分患者常有慢性肝病及肝硬化体征，如慢性肝病面容、肝掌、蜘蛛痣、腹壁静脉曲张、体质虚弱、男性乳房发育、下肢水肿等。除此之外，肝癌患者还可以出现以下特殊体征：进行性肝大是肝癌最常见的体征，约有 90% 的患者因自行扪及上腹部包块就诊。部分弥漫性肝癌患者肝癌可不肿大。癌肿位于肝右叶近膈面时，可使膈肌上抬，活动受限，肝上界上移，但肿块不易被扪及；癌肿位于右叶下段时，常可直接扪及肿块；肿块位于左叶时，可在剑突下扪及肿块。触诊时肝质地较为坚硬，表面不光滑，有或无结节感，肝边缘较为锐利。少数较大的肿块发生液化坏死时肿块质地变软。

（2）腹水：是中晚期肝癌的常见体征，主要由于慢性肝功能受损使白蛋白合成减少或门脉高压等原因所致。腹水一般为淡黄色，不易查到癌细胞。少数为血性腹水，血性腹水多因癌结节破裂出血所致，是诊断肝破裂的主要依据。若患者同时伴有急性剧痛、血压下降、腹腔抽出不凝血，则肝破裂可确诊。部分血性腹水亦可因肿瘤细胞脱落引起腹腔种植转移所致，此时腹水中易查到癌细胞。若患者腹水同时伴有下肢水肿，则要考虑下腔静脉阻塞及低蛋白血症的可能性。

（3）黄疸：是中晚期肝癌的常见体征，弥漫性肝癌及胆管细胞癌最易出现黄疸。黄疸多因胆管受压或癌肿侵及胆管致胆管阻塞，亦可因肝门转移淋巴结肿大压迫胆管所致。少数病例因肝癌组织向胆管内生长，肿块将胆管堵塞，引起阻塞性黄疸。肝细胞癌侵犯胆管可有以下途径：肿瘤直接浸润进入肝内胆管；癌细胞侵入静脉或淋巴管，逆行侵入肝管；肿瘤细胞沿神经末梢间隙侵入肝管。肿瘤细胞进入肝内胆管后，继续生长阻塞胆总管或是脱落的肿块进入肝外胆管造成填塞。当肿瘤阻塞一侧胆管出现黄疸时，可伴有皮肤瘙痒、粪间歇呈陶土色、食欲缺乏，少数患者可表现为右上腹绞痛、畏寒、发热、黄疸，极个别患者出现重症胆管炎的症状。肝癌伴阻塞性黄疸病例临床并不少见，但其临床表现并无特殊之处，因此临床上误诊率较高，可高达 75％。慢性肝病患者出现阻塞性黄疸时，应考虑肝癌可能。部分患者的黄疸也可因肝功能损害所致，此种黄疸经保肝治疗后，黄疸可得到部分缓解，而癌肿所致的黄疸，保肝治疗消退黄疸无效果。

（4）脾大：肝癌多在肝硬化基础上发生，所以部分患者出现脾大。单纯因肝癌所致的脾大少见，主要是肿瘤转移至脾所致，亦可因癌栓进入脾静脉使之栓塞而导致脾淤血、肿大。

（5）肝区血管杂音：部分巨大肝癌可压迫或扭曲肝总动脉或腹腔动脉，导致肝区出现吹风样血管杂音，它是肝癌的特殊体征。血管杂音的发生率国内报道较低，而国外报道则较高。

【问题解析】

1. 胆管细胞癌发生的原因和诱因是什么？

胆管癌的病因至今尚不十分清楚，已发现与下列因素有关。

（1）胆道慢性炎症、感染因素：长期的慢性炎症刺激是胆管癌发生的基础，因为临床上发现与胆管癌有联系的疾病均可导致胆管慢性炎症。胆汁中某些物质（如胆汁酸的代谢产物）长期对胆道黏膜的刺激，导致上皮不典型增生。

（2）胆管、胆囊结石：20％～57％的胆管癌患者伴有胆结石，因而认为结石的慢性刺激可能是致癌因素。

（3）溃疡性结肠炎。

（4）胆管囊性畸形（先天性胆管扩张症）。

（5）肝吸虫（中华分支睾吸虫）感染：华支睾吸虫感染也被认为与胆管癌的发生有一定联系，虽然华支睾吸虫多寄生于肝内胆管，但也可寄生在肝外胆管，虫体本身及代谢产物对胆管黏膜上皮长期刺激，引起胆管黏膜增生，产生瘤样改变、癌变。

（6）胆道手术史。

（7）放射性二氧化钍：与钍有接触史的患者中，胆管癌的发病年龄较无钍接触史者早 10 年，其平均潜伏期为 35 年（接触钍后），且较多发生在肝内胆管树的末梢。

（8）硬化性胆管炎恶变：原发性硬化性胆管炎（PSC）病人患胆管癌的概率也高于一般人群，PSC 亦与溃疡性结肠炎有关。

（9）*K-ras* 基因突变：近年来分子生物学研究表明，胆管癌 *K-ras* 基因 12 密码子突变率达 77.4%，说明 *K-ras* 基因突变在胆管癌的发生中可能起比较重要的作用。

此外，可能与胰液反流、胆汁淤滞、结石形成、胆管良性肿瘤恶变、肝干细胞的肿瘤样分化有关。均可造成对胆管黏膜的慢性炎症刺激，进而诱发胆管癌。

2. 胆管细胞癌临床表现有哪些？

症状因发生部位不同而异。末梢型胆管癌早期无症状，晚期可有上腹不适、肝大、体重下降等；肝门部胆管癌常以黄疸为初发症状。

3. 如何预防胆管细胞癌？

（1）尽量减少脂肪、特别是动物脂肪摄入量，不吃肥肉、油炸食物，尽可能地以植物油代替动物油。

（2）部分胆囊炎和胆石症的形成与体内胆固醇的含量过高和代谢障碍的确有关，因此要限制鱼子、各种蛋类的蛋黄及各种食肉动物的肝、肾、心、脑等胆固醇含量高的食物。

（3）烹调食品以蒸、煮、炖、烩为佳，切忌大量食用炒、炸、烧、烤、熏、腌制食品。

（4）增加鱼、瘦肉、豆制品、新鲜蔬菜和水果等富含优质蛋白和糖类的食品食用量，以保证热量供应，从而促进肝糖原的形成，保护肝。

（5）多吃西红柿、玉米、胡萝卜等富含维生素 A 的食物，以保持胆囊上皮细胞的功能，防止上皮细胞脱落构成结石核心，从而诱发结石或使结石增大、增多。

（6）若可能，平时可多饮新鲜蔬菜或瓜果汁，如西瓜汁、橘子汁、胡萝卜汁等，并增加饮水、进餐的次数和数量，以增加胆汁的分泌与排泄，减轻炎症反应和胆汁淤积。

（7）少食纤维素含量丰富的食物，以免因消化不良而增加胃肠蠕动，从而引发胆绞痛。

（8）戒烟酒及少食辛辣刺激性食物。

（9）宜进清淡、易消化、少渣、温度适宜、无刺激性、低脂肪的流质或半流质饮食，忌暴饮暴食。

4. 肝动脉化疗栓塞介入术后如何护理？

（1）穿刺部位：行 TACE 治疗时，一般选择右侧股动脉处为穿刺点。术后先用手指按压穿刺部位 10～15min，再改用 1kg 盐袋压迫 4h，穿刺侧右下肢制动 6h，穿刺处加压包扎 6h，压迫力度以既能触既压迫点下方动脉或足背动脉搏动，又能使穿刺点无出血为宜。观察穿刺部位有无压迫过轻致皮下血肿或压迫过度致皮下瘀斑和血栓，双下肢足背动脉搏动、肢端温度、色泽和活动是否一致，以便及时发现下肢血管栓塞。指导患者活动健侧肢体，被动按摩术肢，防止肌肉疲劳和肌肉酸痛，做好生活护理。在解除股动脉穿刺处加压包扎装置时，护士应观察股动脉穿刺处有无出血，如无出血后帮助患者床上活动术肢并翻身，再观察翻身后股动脉穿刺处有无出血，如无出血即可鼓励患者下床活动。

（2）恶心、呕吐的观察及护理：肝动脉灌注化疗栓塞术后，高浓度的化疗药物刺激胃肠道，出现恶心、呕吐，多发生于术后 4～6h，为了减轻呕吐反应，可在术中给予镇吐药物，如术后呕吐严重，可追加镇吐药物。观察呕吐次数，呕吐物的量、颜色、性状等。

（3）疼痛的观察及护理：肝动脉化疗栓塞术后，肝肿瘤血供减少 90% 左右，造成肿瘤缺血坏死，局部组织炎性水肿，肝包膜紧张度增加引起疼痛。术后大多为肝区胀痛，持续 2～4h，严重的疼痛可引起烦躁、焦虑、食欲缺乏、入睡困难等不适，耐受力差的患者疼痛明显，且持续时间相应延长，需做好患者的心理护理，向患者讲解疼痛原因及治疗措施，遵医嘱给予处理并观察疗效。有研究表明，TACE 术后 4h 是给予镇痛药物的较佳时机，可以有效地降低患者术后不适感，提高患者的生活质量；也可教患者采用放松式呼吸法、听音乐等，调整心情，分散注意力，在一定程度上缓解肝区疼痛。

（4）发热的观察与护理：术后 1 周内患者可有不同程度发热，是机体对肿瘤坏死组织重吸收而产生的吸收热，多在 38.5℃ 以下。术后给予抗菌药物预防感染，并补充足够的水分和能量，鼓励多饮水，及时更换衣物，保持皮肤清洁干燥，监测体温变化。如术后 1 周后仍有较长时间发热，且体温超过 39℃，须密切观察体温变化，给予物理降温，必要时采取药物降温，并做好记录和对症处理。

（5）保肝及免疫治疗：TACE 术后，化疗药物栓塞剂的应用，可损害肝功能，应及时应用保肝药物，同时应用提高免疫功能的药物，适时补充人血白蛋白，定期复查肝功能和血常规，防止病情恶化。

（6）饮食护理：由于化疗药物对胃肠道的影响，患者可出现恶心、呕吐、食欲缺乏，对机体恢复造成影响，术后 6h 可进少量流质饮食，逐渐进食高热量、高蛋白质、高维生素和低脂易消化饮食，忌粗糙刺激性食物，戒烟酒，少食多餐，养成良好的生活习惯，提高生活质量。

（7）加强环境管理：为患者创造一个良好的生活空间。病室要安静、整洁、空气流通，地面与空间定时清扫消毒，做好晨晚间护理，适时向患者进行健康宣教，使患者有一个良好心情，以积极心态配合治疗，以提高介入治疗效果。

（二）肝区皮肤损害

【案例简介】

患者，男性，49 岁，肝癌切除术后 2 年余，曾行 2 次 TACE 治疗，为进一步诊治收入院，入院后采用改良 Seldinger 技术穿刺右侧股动脉导入 4F 动脉鞘，然后插入 4F 动脉导管，行选择性腹腔动脉-肝动脉、肠系膜上动脉、右侧膈下动脉造影及介入治疗。将 4F 导管选择性插入至腹腔动脉-肝动脉进行灌注化疗，将 3F 微导管超选择性插至肝段动脉分支、右侧膈下动脉进行化疗栓塞。术后第 2 日，肝区皮肤出现小面积的发红、局部烧灼感。

【案例分析】

1. 疾病特点　中年男性，曾多次行 TACE，行 TACE 后肝区皮肤烧灼感，早期有小面积发红。

2. 发生肝区皮肤损害的原因及诱因

（1）药毒性皮肤损害：常发生于肝动脉狭窄、闭塞或者结扎，肝至少有 26 条潜在侧支通道，较常见的侧支有膈下动脉、肋间动脉、胃左动脉、胰十二指肠下动脉、肾上腺动脉及胸廓内动脉等，胸廓内动脉是营养前胸壁、前纵隔、膈肌等结构的主要血管之一，肝肿瘤术后复发、局部粘连可促使胸廓内动脉侧支建立，因此注入的化疗药物可从该血管流入皮肤组织，并发胸腹壁皮肤损伤，引起药毒性皮肤损害。

（2）缺血性皮肤损害：由于抗癌药物对血管内膜的刺激，导致血管痉挛，从而使该区域皮肤组织缺血缺氧，毛细血管通透性增加，导致缺血性皮肤损伤。

（3）混合性皮肤损害：以上两种病因同时存在。

【问题解析】

1. 肝癌患者 TACE 后肝区皮肤损害的临床表现有哪些？

患者均有肝区皮肤灼热感，观察局部皮肤，早期发现有小面积皮肤发红，并有不同程度的疼痛不适感。

2. 如何评估肝癌患者 TACE 后肝区皮肤损害的程度？

主要依据皮肤损害的面积、颜色和患者的疼痛感进行评估。

3. 肝区皮肤损害如何预防？

（1）了解患者的病史，肝动脉狭窄、闭塞或者结扎的患者容易出现肝区皮肤损害，术后多巡视病房，观察患者肝区皮肤颜色、温度的变化，注意倾听患者的主诉。

（2）严格遵医嘱应用化疗药物。

4. 如何护理肝区皮肤损害？

（1）尽快使用氢化可的松琥珀酸钠 4ml、玻璃酸酶 3000U、普鲁卡因或者利多卡因 4ml 加生理盐水至 20ml，从皮肤损伤边缘向中央进行多针次封闭注射，并用如意金黄散外敷，更换外敷药物之前，先用生理盐水洗净患处，观察局部皮肤颜色、损害面积的变化，无破溃，可用如意金黄散加茶水或香油调和外敷，禁忌用食醋，因食醋对皮肤刺激性强，会加重受损皮肤的疼痛。

（2）心理护理：向患者解释发生肝皮肤损害的原因，让患者充分认识到并发症是可以治愈的，主动介绍成功病例，消除恐惧心理；建立好良好的护患关系，耐心倾听患者的主诉，与患者家属有效沟通，树立战胜疾病的信心。

（3）疼痛护理：评估患者疼痛的程度，三联药物封闭加上芬太尼透皮贴剂的使用，可以有效缓解患者疼痛。

（三）栓塞综合征

【案例简介】

患者，男性，55 岁，原发性肝癌，在局部麻醉下采用 Seldinger 法经右股动脉穿刺插管行肝动脉化疗栓塞术，术中用药：碘化油、表柔比星、丝裂霉素、氟尿嘧啶、亚叶酸钙、注射用奥沙利铂、注射用羟喜树碱、盐酸托烷司琼注射液等。术毕拔管，局部按压 15min，加压包扎。术后出现栓塞综合征：发热、恶心呕吐、疼痛等，遵医嘱给予对症治疗，症状缓解，患者顺利出院。

【案例分析】

1. 疾病特点　中年男性，原发性肝癌患者，行介入治疗。

2. 临床表现　术后出现栓塞综合征，发热、恶心呕吐、疼痛。

【问题解析】

1. 该患者 TACE 后出现栓塞综合征的原因和诱因是什么？

（1）发热：是由于化疗药物所致病变细胞变性、坏死，其毒性代谢产物释放入血而引起的机体反应。

（2）恶心、呕吐：是由于高浓度药物刺激胃肠道引起的应激性反应，化疗药物不良反应。

（3）疼痛：是由于肝动脉栓塞时病变部位的血液供应减少，造成肿瘤缺血、缺氧、坏死，局部组织急性水肿，肝包膜紧张度增加引起。

2. TACE 后出现栓塞综合征有哪些治疗措施？

（1）发热治疗：低热时鼓励患者多饮水，TACE 后患者每日应保持摄水量 3000ml。体温超过 38.5℃，可行温水擦浴，避免乙醇擦浴，以防皮肤出血，酌情给予退热药物；如持续数天高热，应化验血常规及进行血培养，鉴别有无感染，酌情给予抗生素治疗。

（2）恶心呕吐的治疗：呕吐明显时，可暂禁食；加强补液，促进毒物的排出；遵医嘱应用镇吐药物。

（3）疼痛的治疗：轻度疼痛，可暂不处理；中重度疼痛，遵医嘱给予镇痛药物。

3. 患者出现 TACE 后栓塞综合征如何护理？

（1）发热的护理：密切监测生命体征，定时测量体温；遵医嘱应用退热药物；及时更换潮湿衣物，保持皮肤清洁，避免受凉，及时添加衣物；体温过高时，通知医生进行处理。

（2）恶心呕吐的护理：呕吐时，头偏向一侧，以免误吸引起呛咳或窒息；密切观察呕吐物的性状、颜色、量，并做好记录；呕吐后给予温水漱口，擦洗面部，更换洁净被服、床单等；鼓励患者进食清淡、易消化的高蛋白质、高维生素、高糖、低脂饮食，忌油炸、油腻、辛辣等刺激性食物。一般术后 3～4d 胃肠道反应基本消失。对于呕吐严重者，可遵医嘱给予镇吐药物，可暂禁食，静脉补充营养，注意保持水、电解质平衡。

（3）疼痛的护理：做好患者的心理护理，做好解释工作，关心体贴患者，密切观察病情，观察疼痛的位置、性质及程度；多巡视病房，多与患者交谈或采取其他方式分散患者的注意力，以缓解或减轻疼痛；遵医嘱应用镇痛药物，注意观察患者用药后的不良反应。

（郭丽萍）

二、肿瘤超声介入治疗

（一）微波消融治疗肝癌术后发热
【案例简介】

患者，男性，72 岁，主因发现肝右叶实性占位性病变 13d，为进一步诊治收入院。入院后在静脉麻醉下，行超声引导下经皮穿刺肝实性占位病灶穿刺活检及微波消融治疗，过程顺利。术后次日下午开始发热，最高温度 38.9℃，经对症处理，体温恢复正常。

【案例分析】

1. 疾病特点　老年男性，既往无肝炎病史，2013 年 3 月 19 日体检行腹部超声及腹部 CT 检查发现肝右叶实性占位，直径 1.9cm，考虑肝癌可能性大。2013 年 3 月 25 日行腹部磁共振检查提示肝右叶癌，直径 2.2cm×2.1cm，余肝多发囊肿。为行微波消融治疗就诊，收治入院。

2. 发热的原因及诱因　①肝内消融病灶凝固坏死后产生的吸收热；②肝病患者肝功能受损，免疫力降低。

【问题解析】

1. 微波消融治疗肝癌发热的分期及临床表现有哪些？

（1）体温上升期：其特点为产热大于散热。临床表现为：畏寒、皮肤苍白、无汗。体温上升方式有骤升和渐升。

（2）高热持续期：其特点为产热与散热在较高水平上趋于平衡。临床表现为：皮肤潮红而灼热、呼吸和脉搏加快。高热持续时间因疾病及治疗效果而异。

（3）退热期：其特点为散热增加而产热趋于正常。临床表现为：大汗、皮肤温度降低。退热方式有骤退和渐退两种。

2. 发热的临床分级标准如何

以口腔温度为标准，可将发热程度分为以下几级。

（1）低热：体温为 37.3～37.9℃。

（2）中度发热：体温为38～38.9℃。

（3）高热：体温为39～39.9℃。

（4）超高热：体温≥40℃。

3. 常见热型及临床意义有哪些？

热型是指发热时的体温曲线类型，在临床病例的诊断和鉴别诊断中有重要参考意义。

（1）稽留热：是指体温明显升高，持续在39～40℃及以上，24h内体温波动相差不超过1℃，常见于大叶性肺炎、伤寒、斑疹伤寒、流行性脑脊髓膜炎等。

（2）弛张热：24h内体温波动相差超过1℃，但最低点未达正常水平，常见于败血症、风湿热、细菌性肝脓肿等。

（3）间歇热：体温骤然升达高峰，持续数小时，又迅速降至正常水平（骤升骤降），无热期可持续1d至数天，如此高热期与无热期反复交替出现，常见于疟疾、急性肾盂肾炎等。

（4）不规则热：无一定规律，常见于结核病、支气管肺炎、流行性感冒、癌性发热。

4. 发热的护理措施有哪些？

50%～75%患者于治疗后1～2d出现发热，可持续1～3d。

（1）一般发热不需处理，可通过房间通风、多饮水促进降温，根据患者主观感受增减衣物。

（2）当体温超过38.5℃时，可给予物理降温或遵医嘱药物处理。

（3）监测体温变化：按照护理常规要求监测体温变化。高热时及时报告医生，遵医嘱给予处理并记录。

（4）进高热量、高维生素、高蛋白质、低脂、低盐、易消化饮食。

（5）体温超过38.5℃，特别是伴有寒战时，应进行血培养，根据血培养结果给予针对性处理。

（6）体温超过39℃时，给予物理降温，如冰袋物理降温、温水擦浴、乙醇擦浴等。

（二）超声造影过敏

【案例简介】

患者，女性，48岁，卵巢黏液性囊腺瘤术后5年余，多发转移1个月，曾行一周期TC方案化疗，用药为环磷酰胺、卡铂。化疗前行超声造影检查以评估病情。在行超声造影检查时发生过敏反应。

【案例分析】

1. 疾病特点　中年女性，2008年3月行卵巢黏液性囊腺瘤手术。2013年3月22日CT检查示：卵巢肿瘤术后改变；肝右叶顶部低密度灶，转移不除外。为明确肝病灶性质，行肝超声造影检查。

2. 过敏反应的症状表现　颜面及对侧上肢皮肤潮红，球眼膜充血，双上肢肌张力增高，主诉全身发麻。

3. 发生过敏反应的原因及诱因　过敏体质、紧张等。

【问题解析】

1. 超声造影并发过敏反应的原因和诱因是什么？

（1）术前未严格掌握适应证和禁忌证。

（2）术中未严格遵守造影剂的配制及使用原则。

（3）患者体质较弱，为过敏体质。

2. 超声造影并发过敏反应有哪些常见临床表现?

(1) 皮肤过敏反应如瘙痒、荨麻疹及其他皮疹等。

(2) 呼吸道阻塞症状由喉头水肿、气管痉挛、肺水肿等引起。表现为胸闷、心悸、喉口阻塞感、呼吸困难、有濒死感、头晕眼花、脸及四肢麻木等。

(3) 循环障碍症状由微血管广泛扩张所致,表现为烦躁不安、面色苍白、畏寒、冷汗、口唇发绀、心率加快、脉搏微弱、血压下降等。

(4) 中枢神经系统症状由脑组织缺血缺氧所致,表现为意识丧失、昏迷、抽搐、大小便失禁等。

(5) 消化道症状由胃肠道平滑肌痉挛、肠道通透性增加所致,表现为腹痛腹泻、恶心呕吐。

(6) 其他常见症状尚有咳嗽、发热等。

3. 超声造影并发过敏反应如何预防?

(1) 在用药前,充分掌握病情及患者用药史、过敏史等。对过敏性体质者引起足够重视。

(2) 对造影剂的成分、性能、适应证、禁忌证、不良反应等应全面熟练掌握。

(3) 严格遵守造影剂配制流程,遵医嘱准确用药,做到现配现用。

(4) 用药期间注意观察药物不良反应,如有异常,即刻停止用药并给予针对性处理。

(5) 对已发生的药物过敏反应详细记录在病历,注明致敏药物名称及反应类型,以供复诊时参考。

4. 超声造影并发过敏反应有哪些治疗措施?

(1) 全身类过敏反应:①呼叫相关科室急救及复苏人员。②保持呼吸道通畅;③有低血压时,抬高患者下肢;④给予面罩吸氧 (6~10L/min);⑤肌内注射肾上腺素 (1∶1000) 0.5ml (0.5mg),必要时重复应用;⑥快速静脉滴注生理盐水或林格液;⑦应用 H_1 组胺受体阻断药,如苯海拉明 25~50mg 静脉注射。

(2) 支气管痉挛:①面罩吸氧 6~10L/min;②应用呼入式 β_2 受体激动药;③遵医嘱应用肾上腺素:对血压正常者,肌内注射 1∶1000 肾上腺素:0.1~0.3ml (0.1~0.3mg),但冠心病或老年患者剂量偏小;对低血压者,肌内注射 1∶1000 肾上腺素 0.5ml (0.5mg)。

(3) 喉头水肿:①面罩吸氧 6~10L/min;②肌内注射肾上腺素 (1∶1000) 0.5ml (0.5mg),必要时重复应用。

(4) 低血压:①单纯性低血压。a. 抬高患者下肢;b. 给予面罩吸氧 (6~10L/min);c. 生理盐水或林格液快速静脉滴注;d. 若无好转,应用 1∶1000 肾上腺素 0.5ml (0.5mg) 肌内注射,必要时重复应用。②迷走神经反射 (低血压及心动过缓)。a. 抬高患者下肢;b. 给予面罩吸氧 (6~10L/min);c. 生理盐水或林格液快速静脉滴注;d. 阿托品 0.6~1.0mg 静脉注射,必要时 3~5min 后重复使用,成年人最大总量不超过 0.04mg/kg。

(5) 恶心、呕吐:①一过性者予以支持治疗;②严重者需应用止吐药物。

(6) 荨麻疹:①一过性者予以支持治疗并观察;②迁延性患者可予以 H_1 组胺受体阻断药肌内或静脉注射 [此类药物可能引发困倦和 (或) 低血压];③严重者可应用 1∶1000 肾上腺素 0.1~0.3ml (0.1~0.3mg 肌内注射)。

5. 过敏反应如何护理?

(1) 加强巡视,了解病情,注意观察和倾听患者主诉,给予心理安慰,缓解紧张情绪,避免患者因恐惧而加重病情。

(2) 观察患者意识及生命体征。

（3）卧床休息，呕吐时头偏向一侧或抬高床头，避免呕吐引起窒息。

（4）呕吐期间禁食水。

（5）遵医嘱及时应用镇吐及各种抢救药物。

（6）持续低流量吸氧，保持呼吸道通畅。

（三）肝转移癌微波消融术后并发感染

【案例简介】

患者，男性，59岁，主因壶腹部中-低分化腺癌肝转移、肝动脉化疗栓塞术后1个月余入院。既往病史：2010年行"胰十二指肠切除术、胆肠吻合术"，术后病理示壶腹部中-低分化腺癌。2011年腹部CT平扫＋增强检查示：肝内多发低密度影，不除外转移。2011年4月至2011年8月行6周期化疗。2012年6月复查腹部CT检查提示：肝右叶转移瘤，2012年7月行肝癌肝动脉化疗栓塞，一个月后复查腹部CT检查示肝右叶转移瘤与前相仿。2012年8月23日收入院，8月27日行肝右叶肿瘤微波消融术。术后3d出现间断发热、寒战、肝区剧痛，体温最高39.7℃，疼痛评分最高10分。8月31日请高压氧治疗中心会诊，行高压氧治疗1次。给予血培养，9月6日血培养结果提示粪肠球菌阳性，根据药敏试验给予注射用头孢西酮钠、注射用亚胺培南西司他丁钠抗感染治疗，考虑肝脓肿形成，行脓腔穿刺置管引流及药物灌洗术，继续抗感染、支持治疗。白细胞计数 $29.88\times10^9/L$，血小板计数 $18\times10^9/L$，给予调整抗生素，改为注射用盐酸万古霉素＋注射用美罗培南，控制感染，同时给予补充血小板及血浆等对症治疗。9月10日转肝胆外科手术治疗，经治疗痊愈于2012年10月26日出院。

【案例分析】

1. **疾病特点** 确诊壶腹部中至低分化腺癌2年，确诊后即行胰十二指肠切除术、胆肠吻合术，术后完成了6周期的化疗，化疗结束10个月后发现肝转移，微波消融术后出现感染。

2. **感染的症状表现** 发热、寒战，肝区剧痛，血培养提示粪肠球菌阳性，超声及CT提示肝脓肿形成，白细胞计数 $29.88\times10^9/L$，血小板计数 $18\times10^9/L$，体温最高39.7℃，疼痛评分最高10分。

3. **发生感染的原因及诱因** 壶腹癌切除术、胆肠吻合术，多发、大病灶行微波消融治疗，机体免疫功能低下等。

【问题解析】

1. **肝转移癌微波消融术后并发感染的原因和诱因是什么？**

胆肠吻合术后胆道与肠道相通，易出现胆道逆行细菌感染；多发、较大病灶行微波消融术后存在肝脓肿形成可能性；肿瘤晚期，多周期化疗后，机体免疫功能低下等。

2. **肝转移癌微波消融术后并发感染有哪些常见临床表现？**

（1）发热：由于致热原的作用使体温调定点上移而引起的调节性体温升高。

（2）畏寒、乏力、食欲缺乏、寒战、全身不适、精神不振、易疲劳。

（3）肝区疼痛。

（4）电解质紊乱：大量出汗、脱水，食欲缺乏，易引起低钾等电解质紊乱现象。

（5）血常规异常：白细胞升高、中性粒细胞比值升高。

（6）血培养提示：细菌或真菌培养阳性。

3. **肝转移癌微波消融术后并发感染如何及时发现和判断？**

（1）监测血常规变化，特别是白细胞计数及分类，中性粒细胞比值增高，若白细胞不升反降，甚至有中毒颗粒意味着病情危重，有恶化趋势。

（2）血小板计数降低，往往表示感染严重。

（3）进行细菌培养及药敏试验，血培养采血时应在寒战时及应用抗生素之前，多次进行血培养以提高阳性检出率，要分别做需氧菌和厌氧菌培养。

（4）监测生命体征变化，评估疼痛及给予对症处理。

4. 微波消融治疗后发生感染有哪些治疗措施？

（1）抗生素治疗：根据细菌培养和药敏试验选择有效抗生素。

（2）行超声引导下置管引流、冲洗治疗：若有脓肿形成，行脓肿穿刺置管引流术，每日更换引流袋，定期给予抗生素冲洗脓腔。

（3）针对发热、疼痛等给予对症处理措施。

5. 如何护理感染患者？

（1）建立静脉通路，遵医嘱应用抗生素。

（2）严格无菌操作。

（3）观察生命体征。

（4）正确采集标本，监测血常规、体温及疼痛变化。

（5）持续低流量吸氧。

（6）卧床休息，棉被保暖，开窗通风，单间病房，减少人员探视。

（7）加强巡视，严密观察病情变化和倾诉患者主诉，给予心理安慰，缓解紧张情绪，以取得患者配合。

（8）禁食辛辣、油腻食物，给予高热量、高维生素、适量蛋白质、易消化食物。

（9）嘱多饮水，必要时记出入量。

（四）原发性肝癌射频消融术后并发出血

【案例简介】

患者，男性，41 岁，职员，诊断为原发性肝癌。患者乙肝病史 20 余年，2010 年底化验血常规异常，白细胞、血红蛋白、血小板低于正常。2011 年 9 月底患者因消化道出血住院治疗，经非手术治疗后血止，期间行腹部 CT 检查发现肝硬化，开始口服“恩替卡韦”治疗。2012 年 10 月 2 日再次出现消化道出血，分别于 10 月 14 日、10 月 19 日、10 月 26 日、10 月 31 日先后 4 次内镜下行食管静脉曲张硬化治疗，期间于 2012 年 10 月 16 日行腹部 CT 检查示肝硬化、脾大、食管胃底静脉曲张，肝右叶前上段结节，考虑为小肝癌可能性大。后为对肝占位病灶行进一步治疗收入院，根据患者病史及影像学检查，诊断为“原发性肝癌”，患者及家属拒绝行穿刺活检，2012 年 12 月 6 日行肝病灶射频消融治疗。2013 年 2 月 6 日行肝胆脾磁共振检查示肝左外侧段及右叶后上段富血供结节，考虑为新癌灶。2013 年 2 月 21 日及 2 月 25 日行超声引导肝病灶射频消融治疗，过程顺利。2013 年 4 月 6 日复查腹部 MRI 检查示肝右叶前下段新出现多血供小结节（约 7mm），考虑为新癌灶可能性大。为进一步检查及治疗入院。门诊以“原发性肝癌”收入院。

4 月 22 日消融治疗前讨论：患者为乙肝合并肝硬化，肝功能尚可，肝功能 Child-Pugh 分级为 A 级，虽满足局部消融指征，但消融治疗后存在肝功能衰竭可能性；患者食道-胃底静脉曲张明显，具有消融后进一步增高门脉压继发消化道出血风险；患者门脉高压、脾功能亢进明显，白细胞、血小板较低。2013 年 4 月 20 日血化验结果示血红蛋白 89g/L，红细胞计数 2.8×10^{12}/L，白细胞计数 1.33×10^9/L，血小板计数 31×10^9/L，具有消融治疗过程中及治疗后合并出血及继发感染风险，围治疗期予以积极升白细胞和血小板治疗。已向患者及家属明确交代上述风险，征得同意后给予静脉麻醉下射频消融治疗，消融治疗过程中精确定位，合理放置消融电极，保证疗效。该患者肿瘤邻近肠道可能需多次治疗以覆盖肿瘤，热消融后常规凝固针道，减少出血及针道种植转移的风险。

输血记录：患者于 2013 年 4 月 22 日输 A 型辐照去白机采血小板（1U）、输 A 型去白细胞血浆（2.2U），过程顺利，患者无不适症状，复查血常规（2013 年 4 月 23 日）结果示中性粒细胞 0.814，淋巴细胞 0.122，嗜酸性粒细胞 0.005，血小板计数 $49×10^9/L$，拟行肝病灶消融治疗。

超声引导下射频消融治疗记录：患者左侧卧位，彩超引导下精确定位病灶并选择穿刺点及进针方向和角度。肿瘤位于肝Ⅵ段，大小为 0.9cm×0.9cm×0.9cm。穿刺区域皮肤常规消毒铺巾，1‰盐酸利多卡因局部麻醉后切开穿刺点皮肤 2mm。在超声引导下将射频电极植入肝脏肿瘤内。静脉麻醉后开始能量辐射，电极 N 辐射功率为 20W，最大能量达 14kJ，电极 N 作用时间为 20min。测温针置于病灶外左下近肠道处，以实时监测治疗温度保护周边重要脏器免受损伤，最高温度 45.4℃。术中滴斗入注射用凝血酶 1U。超声动态观察肿块区被强回声覆盖时停止消融。切断水冷循环，开始消融，边退针边凝固针道至皮肤表面时停止辐射。治疗过程顺利，麻醉满意，患者无不良反应。监测生命体征正常，观察 30min，安全返回病房。

术后记录：患者于 2013 年 4 月 23 日 23：00 便血 1 次，量约 300ml，为暗红色。查体：心率 65 次/分；呼吸 15 次/分；血压 114/73mmHg；双肺呼吸音清晰，双侧肺未闻及干、湿啰音。心率 65/min，心律齐，各瓣膜听诊区未闻及杂音。腹平坦柔软，无压痛、反跳痛。立即给予禁食、禁水，停二级护理，改一级护理，给予持续心电、血压、呼吸、血氧饱和度监测，注射用生长抑素 6000μg 微量泵持续泵入及吸氧、抑酸、止血、交叉配血等治疗，急查血常规提示血红蛋白测定 80g/L，红细胞计数 $2.5×10^{12}/L$，白细胞计数 $2.0×10^9/L$，中性粒细胞 0.622，血小板计数 $42×10^9/L$。行床旁超声检查，肝治疗区未见积液，胃肠道可见积液，结合患者病史、症状及体征，考虑为上消化道出血，给予对症治疗。24 日 4：00 及 6：20 两次排黑便，量约 400ml。查体：心率 65～79 次/分，呼吸 15～20 次/分、血氧 96%～99%，血压 99～114/60～73mmHg。查体：腹平坦柔软，无压痛、反跳痛。给予注射用凝血酶 1U，继续给予生长抑素组液体泵入治疗，给予输 A 型去白细胞机采血小板（1U），输 A 型去白细胞血浆（1.8U），过程顺利。复查血常规示：中性粒细胞 0.686，白细胞计数 $1.79×10^9/L$，红细胞计数 $2.59×10^{12}/L$，血红蛋白测定 83g/L，血小板计数 $45×10^9/L$。24 日 23：00 再次排血便 1 次，量约 40g，未诉不适。查体正常。复查血常规，患者血红蛋白较前变化不明显，考虑出血停止。给予定期复查血常规，注意血红蛋白变化情况，继续给予禁食、禁水，抑酸、补液等对症治疗，密切观察病情变化。26 日始连续两次粪隐血试验阴性，出血停止。

【案例分析】

1. 疾病特点　患者虽确诊为原发性肝癌的病程较短，但因患者有肾功能不全、脾功能亢进，故无法选择手术及 TACE 治疗，目前治疗目的是延长生命，改善生活质量。患者对自己病情完全了解，已行 4 次原发性肝癌射频消融治疗。此次射频消融术后出现消化道出血。

2. 出血的临床表现　患者乙肝病史，食管－胃底静脉曲张，脾功能亢进，血小板低，存在出血风险；术后出现多次便血，血压、心率变化不明显，无腹膜刺激征，急诊血常规提示血红蛋白 80g/L，红细胞计数 $2.5×10^{12}/L$，血小板计数 $42×10^9/L$，血红蛋白较前次化验降低。行床旁超声检查，肝治疗区未见积液，胃肠道可见积液，结合患者病史、症状及体征，考虑为上消化道出血。

3. 发生出血的原因及诱因　患者为乙肝合并肝硬化，肝功能尚可，肝功能 Child-Pugh 分级为 A 级，虽满足局部消融指征，但消融治疗后存在肝功能衰竭可能性；患者食管－胃底静脉曲张明显，具有消融后进一步增高门脉压继发消化道出血风险；患者门脉高压、脾功能亢进明显，白细胞、血小板、血红蛋白、红细胞计数均低于正常，具有消融治疗过程中及治疗后合并出血及继发感染风险。

【问题解析】

1. 超声引导下射频消融治疗对治疗原发性肝癌有哪些优势？

超声引导下射频消融治疗原发性肝癌安全、微创、远期疗效好、并发症较轻微，而且可多次治疗，为肝癌患者提供了一种微创而有效的局部治疗手段，特别是对高龄、全身状况较差、无手术适应证、多发转移灶以及多次复发的患者是首选的方法之一，能够有效控制肿瘤局部进展、有助于延长患者生存期。

2. 原发性肝癌射频消融术后并发出血的原因和诱因是什么？

患者脾功能亢进，术前血小板低、凝血功能差，曾先后 4 次内镜下行食管静脉曲张硬化治疗，射频消融治疗后门脉血流状况容易改变，门脉压力增高，术前、术后长时间禁食，继发出血风险增大。出血前患者饮食也可能导致出血。发热、非甾类药物容易引起继发性出血，如吲哚美辛栓、新癀片等。

3. 原发性肝癌射频消融术后并发出血有哪些常见临床表现？

（1）发热：由于致热原的作用使体温调定点上移而引起的调节性体温升高。

（2）畏寒、乏力、食欲缺乏、寒战、全身不适、精神不振、易疲劳。

（3）疼痛：消融治疗区及相邻部位的牵涉痛。

（4）电解质紊乱：大量出汗、脱水，食欲下降，易引起低钾等电解质紊乱现象。

（5）感染：血常规异常（白细胞升高、中性粒细胞比值升高）；血培养有阳性结果（细菌或真菌培养阳性）。

（6）肝功能异常。

（7）反应性胸腔积液：观察有无胸闷、憋气等症状，症状明显时可行超声检查，如积液量大或症状明显应穿刺抽液。

（8）周围脏器损伤：消融治疗后密切观察生命体征，及时对症处理，必要时请外科协助诊治。

（9）皮肤灼伤：消融治疗结束退针时有可能出现皮肤灼伤，如出现应及时处理，并应注意局部治疗（可选用康复新液和莫匹罗星软膏）和护理。

（10）消融治疗后可出现多脏器功能衰竭。

（11）出血。

4. 如何及时发现和判断原发性肝癌射频消融术后并发出血？

（1）监测血常规变化：白细胞计数及分类，中性粒细胞比值增高，若白细胞不升反降，甚至有中毒颗粒，意味着病情危重，有恶化趋势。

（2）血小板计数降低，提示出血倾向。

（3）进行细菌培养及药敏试验：血培养采血应在寒战时及应用抗生素之前，多次进行血培养以提高阳性检出率，要分别做需氧菌和厌氧菌培养。

（4）监测生命体征变化，评估疼痛及给予对症处理。

5. 如何护理原发性肝癌射频消融术后出血？

（1）建立静脉输液通道，一般采用双通道或三通道输液。选择血管宜在上肢，以免在上腔静脉损伤时输入液体积存于腹膜后间隙而失去扩容作用。一般采用22G套管针穿刺，一条为补液用药通路，另一条为输血通路。如患者因大量失血出现血管痉挛或塌陷导致穿刺困难时，应果断采取中心静脉插管或静脉切开，必要时加压输液，加压输液时护士必须在旁守候，以免发生意外。

（2）迅速补充血容量，及时输液、止血、输血，恢复组织灌流量；采取休克的中凹位，以利于呼吸，增加回心血量，搬运时取右侧卧位，借助内脏压迫起暂时的止血作用。

（3）交叉配血。

（4）保持呼吸道通畅。低流量吸氧，严密观察呼吸情况，及时清理呼吸道分泌物，当患者咳嗽时帮患者按压穿刺口。

（5）监测生命体征，每30分钟测量1次。

（6）观察有无持续出血征兆。补充血容量后生命体征仍不稳定或需大量输血才能维持血压者，说明有持续活动出血，应及时报告医师。

（7）观察患者有无脸色苍白、皮肤湿冷、烦躁不安等症状。

（8）观察尿量、颜色及性状变化。如尿量减少，呈浓茶色，说明有效循环血量不足，应及时报告医师，给予对症处理。

（9）出血患者予禁食、禁水，注意保暖。

（10）心理护理：多与患者沟通，消除顾虑，使其积极配合治疗及护理。上述护理，可增进护患之间的相互理解和信任，提高病人对治疗和康复的信心。

（张雪花　赵　岚）

三、肿瘤热疗

恶性腹水腹腔局部热疗

【案例简介】

患者，男性，55岁，右肺中叶周围型中-低分化腺癌术后。术后行6周期GP方案化疗，4周期TP方案化疗。2010年5月肺CT提示右肺门增大、纵隔内可见肿大淋巴结，再次行PC方案化疗1周期、培美曲塞单药化疗1周期。2011年3月3日穿刺活检证实右颈部淋巴结转移。2011年3月至5月30日行5周期培美曲塞＋奈达铂＋恩度方案化疗，期间又行肺及纵隔局部放疗。2011年6月开始口服吉非替尼靶向治疗。2012年6月出现右侧胸腔大量积液，给予胸腔穿刺置管引流及IL-2胸腔内注入治疗，胸腔积液缓解。2013年3月院行胸部放疗，放疗后出现腹胀、双下肢水肿伴大量腹水，2013年5月7日行超声引导下肝脏占位穿刺活检术，术后病理示低分化腺癌。2013年5月13日行腹腔局部热疗。

【案例分析】

1. 疾病特点　确诊右肺中叶周围型中-低分化腺癌，术后行多周期放化疗，效果欠佳，右颈部淋巴结转移、大量胸腔积液，对症处理后好转。2013年3月行胸部放疗后出现腹胀、双下肢水肿伴大量腹水。2013年5月7日超声引导下肝穿刺活检术证实肝转移。2013年5月13日行腹腔局部热疗。

2. 出现的腹水症状及体征 腹胀、足部水肿、易疲劳、呼吸短促、消瘦及腹围增加。

3. 发生腹水的原因及诱因

（1）癌肿压迫或癌栓阻塞使门静脉或肝静脉血液循环受阻，血管压力升高。若血管内压力过高，则会引起静脉血管床充血，静水压增高，导致血管内外液体交换失衡，组织液回流受阻，漏入腹腔内形成腹水。

（2）癌肿侵及腹膜或腹腔内种植，可直接损伤腹膜毛细血管，导致毛细血管通透性增加，大量液体和蛋白质进入腹腔形成腹水。若肝癌结节自发破裂出血并破入腹腔也可产生腹水。

（3）低蛋白血症：肝癌患者常伴有不同程度的营养不良和肝功能损害。若血浆白蛋白低至 25～30g/L 时，血渗透压降低，导致血浆外渗而形成腹水。

（4）门静脉压升高可使组织液回流受阻，漏入腹腔形成腹水。主要是因为肝癌患者常合并有门静脉癌栓、肝硬化等可使门静脉压升高的原因所致。

【问题解析】

1. 局部热疗的禁忌证有哪些？

（1）表浅肿瘤：基底细胞癌、锁骨上淋巴结转移癌、恶性黑色素瘤、乳腺癌等。

（2）深部肿瘤：膀胱癌、前列腺癌、胃癌、食道癌、肝癌、肝转移癌、肺癌、肺转移癌、骨转移癌、卵巢癌、各类肉瘤等。

（3）顽固性癌痛。

2. 局部热疗的禁忌证有哪些？

（1）头部肿瘤。

（2）心血管功能代偿不全。

（3）肺功能障碍。

（4）体温 38℃以上。

（5）出血倾向者。

（6）置入心脏起搏器及其他金属人造器官携带者、金属置入者。

（7）孕妇。

（8）心脏病。

（9）恶病质。

3. 局部热疗前需做哪些准备？

（1）血尿便常规、心电图检查或 B 超等影像检查，以排除禁忌证。

（2）CT 检查确定治疗部位，进行标记，以便进行疗效对比。

（3）肺功能检查。

（4）病理检查确定疾病性质。

（5）排空大小便。

（6）洗澡、更换衣物。

（7）去除随身携带的金属性物品。

（8）适量冰袋备用。

（9）准备备用衣服，热疗后给予及时更换。

4. 局部热疗并发症有哪些？如何处理？

（1）皮肤烫伤（发红、水疱等）：局部冷敷，以湿润烧伤膏外涂于水疱处。

（2）皮下硬结：不需特殊处理，观察 4～5d，可自行缓解好转。

（3）恶心、呕吐：暂停治疗，协助患者侧卧位以防窒息发生。

（4）心率增快：给予酒石酸美托洛尔舌下含服。

（5）血压升高：给予硝苯地平缓释片口服。

（6）胸闷、气短：给予持续低流量吸氧。

（7）虚脱或低血容量性休克：给予糖盐水补液等对症处理。

（李瑞新）

第六节　肿瘤饮食与营养治疗

一、肿瘤化疗患者的饮食问题

【案例简介】

患者，69 岁，患者 2013 年 2 月开始吃馒头时出现哽咽感，近期哽咽症状逐渐加重，但尚可食用半流质。遂于 2013 年 3 月行胃镜检查示食管距门齿 30～36cm 处可见环壁黏膜不规则隆起。取活检病理示食管中分化鳞状细胞癌。于 2013 年 4 月开始行第 1 周期化疗，具体用药：注射用紫杉醇（白蛋白结合型）400mg 静脉滴注第 1 日；注射用顺铂（冻干型）120mg 静脉滴注第 1 日。化疗后出现 I 级骨髓抑制，恶心、呕吐反应 2 级，进食困难，给予营养支持。

【案例分析】

1. 疾病特点　确诊食管中分化鳞癌 1 个月余，确诊后遂行一线化疗，化疗后出现 I 度骨髓抑制，恶心、呕吐反应 2 度。

2. 食管癌的症状表现　进食出现哽咽感。

3. 进食困难的原因及诱因　①食道距门齿 30～36cm 处可见环壁黏膜不规则隆起，造成食管狭窄；②化疗不良反应：恶心、呕吐反应。

【问题解析】

1. 癌症患者的化疗饮食原则是什么？

（1）合理饮食：宜进食一些少油或不放油的清淡爽口食物或一些酸性食物，可起到开胃作用。避免进食辛辣、油炸、油腻、腌制、熏制食品。

（2）提倡少量多次饮水、适当喝茶。

（3）保持室内空气清新：避免接触可引起不适的气味如香烟、香水、消毒剂等气味，可在进食前口含冰片或薄荷糖等清凉小食品。

（4）少食多餐，避免过饱：在三餐之外可增加一些体积小、热量高、营养丰富的食品，如巧克力、蛋类制品。多吃富含维生素 C 和维生素 A 的蔬菜和水果，如西红柿、山楂、橙子等。

（5）尽可能坐起来进餐饮水：进餐时试着与他人交谈或做深呼吸，鼓励家属陪伴。

（6）克服恐惧心理：即使有恶心、呕吐也要坚持进食。

2. 化疗后如何增加食欲？

（1）更换食谱，改变烹调方法。

（2）药膳开胃健脾。①山楂肉丁：山楂 100g，猪（或牛）瘦肉 1000g，菜油 250g，以及香菇、姜、葱、胡椒、料酒、味精、白糖各适量。先将瘦肉切成片，油爆过，再用山楂调料等卤透烧干，即可食用。既可开胃又可抗癌。②黄芪山药羹：用黄芪 30g，加水煮 0.5h，去渣，加入山药片 60g，再煮 30min，加白糖（便秘者加蜂蜜）即成。每日早晚各服 1 次。具有益气活血、增加食欲、提高胃肠吸收功能的作用。

（3）多吃维生素含量高的新鲜蔬菜和水果：这类食物不但可以增加抵抗力，而且还可增加食欲。术后初期可吃菜汁和少量易消化的水果，每次量不宜多，应少量多餐。胃肠功能基本恢复后可以吃一些清淡爽口的生拌凉菜和水果，特别是化疗、放疗期，具有明显的开胃作用。

3. 化疗期间饮食注意事项有哪些？

（1）食物应尽量做到多样化，多进食高蛋白质、多维生素、低动物脂肪、易消化的食物及新鲜水果、蔬菜，不进食陈旧变质或刺激性的东西，不饮碳酸饮料等产气食物，少食熏、烤、腌泡、油炸、过咸的食品。主食粗细粮搭配，以保证营养平衡，防止腹胀、腹泻和便秘。

（2）为防止化疗引起的白细胞、血小板等下降，宜多食肉，如动物内脏、蛋黄、瘦肉、鱼、黄鳝、鸡、骨、大枣、龙眼、阿胶等；同时可配合药膳，如党参、黄芪、当归、大枣、花等。

（3）提高免疫功能，可食香菇、蘑菇、猴头菇、木耳等食品。

（4）增加食欲，防治呕吐，可采取更换食谱、改变烹调方法，增加食物的色、香、味；少量多餐，食一些清淡爽口的生拌凉菜；在饮食中可加入一些生姜，以止呕；也可用药膳开胃健脾，如山楂肉丁、黄芪、山药、萝卜、白扁豆、香蕈、陈皮等。

（5）如出现免疫功能下降、白细胞减少、消化道黏膜溃疡、脱发等症状。宜补充高蛋白质食品，如奶类、瘦肉、鱼、动物肝、大枣、赤豆等。河蟹、黄鳝、黑鱼、牛肉等也有助于升高白细胞。

（6）化疗中为了减少便秘症状，应多吃维生素含量丰富的蔬菜、水果及其他一些有助于抗癌的食物，如芦笋、海带、海藻、洋葱、大蒜、蘑菇等；也可用润肠通便的食疗方。

4. 晚期肿瘤患者的营养支持有哪些注意事项？

营养不良是晚期肿瘤患者病情恶化和死亡的主要原因，大多晚期肿瘤患者临床表现为食欲缺乏、厌食、恶心、呕吐、体重减轻、水电解质代谢失调，同时伴有重要器官功能衰退。因此，晚期肿瘤患者营养支持十分重要。

（1）对味觉、嗅觉发生改变，恶心、呕吐的患者，给予高热量、高维生素且清淡易消化的食物，以维持机体的正氮平衡，应少量多餐，避免进食产气食物。对于不能进食者可给予鼻饲或加强静脉营养。避免同时摄入过冷或过热的食物及辛辣、油炸等食物，多食新鲜蔬菜、水果，并鼓励餐前做少量活动。

（2）对口腔黏膜溃疡、张口困难者，饮食应以清淡低脂、无刺激、易咀嚼的软食或半流食为主。

（3）癌症疼痛患者服用镇痛药后易出现便秘等症状，患者宜进食易消化食物，在病情许可的情况下进食高纤维、高维生素的蔬菜和水果，并鼓励患者多饮水，尽量起床活动，对不能起床者要勤翻身，做腹部按摩，减少便秘的现象。

（4）晚期肿瘤患者由于身体软弱无力，加之镇痛药物使肠蠕动减而引起便秘，故应指导患者多食高纤维、高维生素的蔬菜和水果，并鼓励患者多饮水，尽量起床活动，对不能起床者要勤翻身，做腹部按摩，减少便秘，保持排便通畅。

（郭洪霞）

二、胃癌患者的饮食问题

【案例简介】

患者，男性，43岁，胃癌根治术后，左侧肾上腺转移、腹膜后及肠系膜淋巴结转移。患者于2008年及2011年3月无明显诱因出现柏油样便，无恶心、呕吐、腹痛、腹泻及发热等，于当地行胃镜检查示"胃溃疡"，予以对症治疗后缓解。2011年9月患者消瘦明显，2013年8月23日行1周期一线化疗，具体用药：多西他赛（赛诺菲）＋卡培他滨，化疗后恶心、呕吐0级，骨髓抑制1级，脱发2度。2013年10月11日、10月25日行第2～3周期FOLFOX方案二线化疗，具体用药：注射用奥沙利铂＋亚叶酸钙＋氟尿嘧啶，过程顺利，恶心、呕吐0级，骨髓抑制1级。

【案例分析】

1. 疾病特点　胃癌根治术后发现转移，行化疗后出现骨髓抑制、脱发。

2. 进食困难的原因及诱因　①胃癌术后胃的容积及消化能力受到明显影响；②化疗后脱发特别是女病人，有很大的心理压力。

【问题解析】

1. 胃癌患者的饮食原则是什么？

（1）少量多餐：胃癌切除术后胃的容量比原来的小了几倍，所以每次少量进食，只能增加餐数，才能增加食量，进食后躺下休息15min左右，避免进食较多的甜流汁或汤水。

（2）饮食以流食、半流食为主：流质饮食以米汤、蛋汤、菜汤为宜，应避免肠胀气的食物如牛奶、豆浆及甜的液体，半流食饮食为细软、易消化、易咀嚼、含纤维少而营养较高呈半流质状的食物，如各类米粥、肉末粥、鱼米粥、豆腐脑、馄饨、面片汤、碎面条、菜泥、果泥等。

（3）食物温度：食物过热容易烫伤口腔、胃肠黏膜，特别易伤及刚愈合的吻合口，甚至造成吻合口瘘等严重并发症，而食物过冷易刺激肠蠕动，导致腹泻，使营养物质流失，所以适宜的食物温度非常重要。

（4）食物烹调应少盐，忌辛辣、粗硬及刺激性强的食物：因为这些食物会对消化道产生刺激，可诱发恶心、呕吐等症状。患者还应注意戒酒，因为乙醇可造成胃黏膜损害，甚至引起腐烂、溃疡出血。

2. 胃癌患者化疗后的饮食注意事项有哪些？

（1）胃癌患者化疗后饮食：以清淡为主，少量多餐，从清流、流食开始，逐渐过渡，添加食物种类，营养要均衡，戒烟酒，禁食刺激性食物和油炸食品。

（2）增加白细胞药膳。①原料：花生米、大枣各30g，龙眼肉10g，粳米50g；②制作：将花生米、大枣、龙眼肉、粳米，加水约500ml，同煮粥；③用法：每日1～2次。

（3）适用于脱发患者药膳。①原料：核桃仁200g，芝麻100g，粳米100g；②制作：将核桃仁及芝麻各研末备用，粳米加水煮粥，再加入核桃仁、芝麻各30g，即可食用；③用法：每日1～2次。

（郭丽萍）

三、肠癌患者的饮食问题

【案例简介】

患者，女性，46 岁，升结肠中-低分化腺癌术后 11 个月，发现肝转移 9 个月，双侧附件转移 2 个月。患者行腹腔右半结肠切除术，术后病理显示升结肠溃疡型中-低分化腺癌，已行 5 周期化疗，用药为：西妥昔单抗＋奥沙利铂＋卡培他滨。因患者化疗期间恶心、乏力、手足综合征等不良反应无法耐受更改方案，用药为：西妥昔单抗＋替吉奥口服化疗，消化道反应 1 度，肝功能损伤 1 度，后给予西妥昔单抗维持 6 次。

【案例分析】

1. 疾病特点　升结肠中-低分化腺癌术后肝转移，行化疗后出现恶心、乏力，肝功损伤。

2. 进食困难的原因及诱因　化疗药物不良反应（恶心、呕吐反应）。

【问题解析】

1. 肠癌患者的饮食原则是什么？

（1）减少高脂肪的摄入：改变以肉类及高蛋白质食物为主的饮食习惯。研究证明，高脂肪膳食会促进肠道肿瘤的发生。动物来源的饱和脂肪酸与结肠癌发病的关系最为密切，植物油与结肠癌发病无关，而富含不饱和脂肪酸的鱼油，则具有预防结肠癌发生的作用。建议少吃高脂肪性食物，特别是要控制动物性脂肪的摄入，少吃或不吃富含饱和脂肪酸和胆固醇的食物，包括猪油、牛油、肥肉、动物内脏、鱼子等；不吃或少吃油炸食品，适量食用不饱和脂肪酸的食物，如橄榄油、金枪鱼等。

（2）每日补充膳食纤维 35g 以上：膳食中应注意多吃些膳食纤维丰富的蔬菜，如芹菜、白菜、萝卜等以及魔芋、大豆及其制品，新鲜水果、海藻类。膳食纤维丰富的蔬菜可刺激肠蠕动，增加排便次数，从粪便中带走致癌有毒物质。

（3）应清淡饮食，大肠癌病人禁忌生冷、辛辣等刺激性食物。辣椒、胡椒等食物对消化道有明显刺激作用，容易引起腹泻，应尽量少吃。油炸、烧烤食物中含有苯并芘等致癌物质，也属于饮食禁忌之一。

（4）饮用大量新鲜液体：特别是水，有助于保持粪便松软，利于排便。理论上，每日应摄取 2～3L 的水分，且应减少茶、咖啡、可乐等咖啡因饮品的摄入，含咖啡因饮品会促使喝下的液体迅速穿过体液环境，而不是在肠中循环，只有饮用无咖啡因的饮品才有助于保持粪便松软并帮助排泄物输送。

（5）少吃红肉：红肉是对一些畜肉的总称，包括羊肉、猪肉以及经过加工的这类食品，如火腿、咸肉等。世界卫生组织所属的国际癌症研究机构也呼吁人们少吃红肉，多吃鱼类。最好每周红肉摄取量不超过 500g，同时尽量少吃烟熏、加工肉品如香肠、火腿、熏肉等。

2. 肠癌患者化疗后的饮食注意事项有哪些？

（1）肠癌患者化疗后一定要注意日常饮食习惯，减少动物脂肪的摄入，补充膳食纤维、各种维生素及微量元素，戒烟酒及生冷刺激性食物。

（2）开胃抗癌药膳。①原料：山楂 20g，猪（或牛）瘦肉 200g，菜油 50g 及香菇、姜、葱、胡椒、料酒、味精、白糖各适量；②制作：先将瘦肉切成片，油爆过，在用山楂和调料等卤透烧干，即可食用。③用法：每周 1～2 次。

（3）健脾益气、补肾生血药膳。①原料，人参6g，黄芪30g，鸡肉150g。②制作：鸡肉切细丝，人参、黄芪加水500ml，煮30min左右，取水煮鸡丝约20min，即好。③用法：每2~3日服1次，佐餐或单独服用均可。

（郭丽萍）

四、胰腺癌患者的饮食问题

（一）胰腺癌化疗患者的饮食

【案例简介】

患者，男性，57岁，胰腺导管腺癌术后。患者于2010年5月无明显诱因出现腹痛、腹胀，伴恶心、食欲缺乏，行胃镜、肠镜等检查未发现明显异常，查腹部CT提示胰尾病变，考虑胰腺癌，于8月5日行硬膜外麻醉下胰尾切除＋脾切除＋腹腔淋巴结清扫术。术后半年发现胆管转移，遂行10周期化疗，用药为：氟尿嘧啶＋亚叶酸钙＋吉西他滨，期间患者出现恶心、呕吐、腹泻及轻度口腔溃疡。目前患者精神状态欠佳，体力下降，食欲一般，睡眠欠佳，体重减轻，排便、排尿正常。

【案例分析】

1. 疾病特点　胰腺癌术后胆管转移，化疗后出现恶心、呕吐、腹泻，口腔溃疡。

2. 进食困难的原因及诱因　①化疗药物不良反应：恶心、呕吐反应；②口腔溃疡。

【问题解析】

1. 胰腺癌患者的饮食原则是什么？

（1）就餐有规律，一日3餐至5餐，禁食零食，否则会引起胰腺持续分泌胰液，加重胰腺负担。

（2）膳食合理：注意糖类、脂肪和蛋白质的比例，要以糖类为主，脂肪和蛋白质适量，食用易消化的蛋白质，如瘦肉、鸡蛋和鱼，要采用合理的烹调方法，以煮、炖、熬、蒸、熘等方法，不要用油炸、煎、爆炒等方法，防止胰腺过度分泌。

（3）多食蔬菜水果：研究表明，每天食用一定数量和种类的水果、蔬菜可以降低患胰腺癌的风险。水果是维生素C和其他抗氧化剂（如类胡萝卜素、酚类、类黄酮）以及其他具有潜在生物活性的植物化学物质的来源，多吃新鲜的绿色蔬菜比煮熟的效果更佳。研究发现，多吃富含叶酸、硒、镍的食物可降低胰腺癌发生的风险，富含叶酸的食物有蔬菜、水果和动物肝；富含硒的食物有葵花子、鸡蛋以及金枪鱼和沙丁鱼等；富含镍的食物有芦笋、蘑菇、梨、扁豆和茶叶等。

（4）明显消瘦的患者，给予要素饮食，必要时行小肠造口术，通过造瘘口给予匀浆膳。为了提高营养吸收度，从低浓度开始，逐步过渡到20%浓度，注意滴速不要过快，温度不宜过低，42℃较为适宜，速度过快或温度过低均可引起腹泻或恶心、呕吐。

（5）少吃烟熏肉食：英国癌症杂志刊登瑞典一项研究发现，每天吃1根香肠或2片咸肉会使患胰腺癌的风险增加20%。

（6）限制红肉摄入：研究发现，增加红肉的摄入会增加患胰腺癌的风险，红肉含血红铁素，游离铁离子可产生自由基，高温烹调时，红肉可产生杂环胺和多环芳烃，世界癌症基金会发表指南，建议大众每周红肉和加工肉食摄入量限制在500g以下。

（7）必要时给予静脉营养。

2. 胰腺癌患者化疗后的饮食注意事项有哪些?

(1) 胰腺癌化疗后患者应少食多餐,逐渐加量并减少进餐次数,进食以易消化的食物为主,在保证营养充足的基础上,适当控制动物脂肪和蛋白质的摄入量,多食用谷物根茎淀粉类,如米饭、面食、燕麦片、马铃薯、红薯、玉米等,以未精制或加工的天然食材为佳,鱼、海鲜及黄豆制品可常食用。

(2) 药膳:黑豆、山楂、大青叶各 30g;将黑豆、山楂、大青叶一同放入锅中,加水煎汤,去渣取汁代茶饮。

(二) 胰腺癌手术患者的饮食

【案例简介】

患者,男性,45 岁,患者于 1 个月前无明显诱因出现上腹部疼痛不适,伴头晕、乏力。皮肤巩膜中度黄染,有长期大量饮酒吸烟史、慢性胰腺炎病史,一般情况较差。此后症状加重,于当地就诊为胰头占位,2013 年 11 月 16 日收入院,2013 年 11 月 20 日在全身麻醉下行胰十二指肠切除术。术后遵医嘱给予持续胃肠减压,禁食、禁水。2013 年 11 月 25 日遵医嘱禁食,护士给予饮食指导,可少量饮水,患者无明显腹胀、腹痛等不适主诉;2013 年 11 月 26 日遵医嘱给予清流,2013 年 11 月 28 日,遵医嘱给予流食。

【案例分析】

1. 疾病特点 慢性胰腺炎病史、不良生活习惯(长期大量饮酒吸烟史)。

2. 临床表现 上腹部疼痛不适,伴头晕、乏力。

【问题解析】

1. 胰腺肿瘤手术前应做哪些饮食准备?

(1) 术前注意饮食可以提高患者的体质,也可以通过饮食减少一些手术风险。

(2) 胰腺肿瘤手术前饮食要清淡,配合营养治疗,做好饮食调补,给予足够的热量、蛋白质、维生素等。

(3) 手术前 1 日中午应进食宜消化的软食(稀粥、面片、面条),不吃肉类和青菜,晚餐吃米粥。晚 22:00 禁食、禁水,以防因麻醉或手术过程中所致的呕吐而引起窒息或吸入性肺炎。

2. 胰腺肿瘤手术后的饮食原则是什么?

(1) 胰腺肿瘤术后饮食需要根据患者的具体情况来确定,手术后 5~7d 禁食、禁水,通过周围静脉营养和中心静脉营养来维持机体的生理需要。

(2) 当排气拔除胃管后,可适当地喝少量温开水观察有无腹痛、腹胀等不适症状。

(3) 喝水无不适主诉后可吃些无油、全清流食物如米汤。

(4) 清流逐步适应后进食流食,流质饮食以蛋汤、菜汤、藕粉为宜。

(5) 应避免诱使肠胀气的食物,如牛奶、豆浆、红薯等,可适当吃些新鲜水果或蔬菜汁等,刺激胃肠道,根据病情逐步过渡为低脂半流或低脂普食。

(6) 饮食以清淡、易消化吸收为宜,如馒头、发糕、面条、小馄饨、鸡蛋羹、瘦肉、鸡肉(去骨)、鱼(去刺)、黄瓜、西红柿、油菜、菠菜等。少量多餐,禁烟禁酒,禁食辛辣、油腻、硬、干等刺激性的食物,愉快进餐,避免暴饮、暴食。

(7) 食物禁忌:忌食生冷、过热、粗硬的食物,忌用辛辣刺激性强的调味品,如胡椒、芥末等,严禁饮浓茶、咖啡等刺激性饮料。

(8) 血糖的监测:胰腺肿瘤手术后患者应定期监测血糖、尿糖,必要时遵医嘱给予药物治疗和饮食控制。

3. 胰腺肿瘤手术出院后饮食上需要注意些什么？

（1）自我饮食护理：胃肠功能需要 3~6 个月方能完全恢复，饮食宜少食多餐，予以高蛋白质、高热量、低脂肪饮食，多吃易消化的食物，禁烟禁酒。早期避免进食奶制品、豆制品等易产气食物，避免腹胀。忌食或少食腌制食品，多食新鲜蔬菜、水果，钠盐每日控制在 6g，进食后休息 30min，方可运动，严禁暴饮、暴食。

（2）血糖的监测：胰腺肿瘤手术后患者如住院期间血糖未控制在正常范围，出院后仍应定期监测血糖、尿糖，必要时遵医嘱给予药物治疗和饮食控制。

（3）食物宜新鲜，多吃新鲜蔬菜及水果，给予优质蛋白质，可选用的食物有鸡蛋、牛奶、豆制品、瘦肉等。忌吃腌制、烟熏、油腻等食品，不吃辛辣刺激食品。

（4）注意保持排便通畅，防止便秘，防止高脂肪餐，避免腹泻。

（郭丽萍　李继东）

五、肝癌患者的饮食问题

（一）肝癌介入治疗患者的饮食

【案例简介】

患者，男性，42 岁，确诊肝癌切除术后 1 个月肝转移癌。患者 2012 年 10 月查体发现原发性肝癌。遂于 2012 年 11 月 25 日行左半肝切除术。术后病理示肝细胞癌。于 2013 年 1 月 2 日行介入治疗，具体用药：注射用盐酸表柔比星、注射用丝裂霉素、注射用奥沙利铂。介入术后胆红素升高，疼痛，恶心、呕吐明显，不思进食，给予营养支持。

【案例分析】

1. 疾病特点　确诊肝癌切除术后 1 个月发现转移灶，后遂行介入治疗，术后患者不思进食，恶心、呕吐，疼痛。

2. 不思进食的原因及诱因　①化疗药物不良反应：恶心、呕吐反应；②介入术后疼痛导致患者不思进食。

【问题解析】

1. 肝癌患者的饮食应注意哪些事项？

（1）平衡饮食：肝癌病人消耗较大，必须保证有足够的营养。衡量病人的营养状况的好坏，最简单的方法就是能否维持体重。而要使体重能维持正常的水平，最好的办法就是要保持平衡膳食，要求病人应多食新鲜蔬菜，而且一半应是绿叶蔬菜。

（2）肝癌患者食欲差，进食量少，如果没有足够量的平衡膳食，必须提高膳食的热量和进食易于消化吸收的脂肪、甜食，如蜂蜜、蔗糖以及植物油、奶油等。肝癌病人应多吃富含蛋白质的食物，尤其是优质蛋白质，如瘦肉、蛋类、豆类、奶类等，以防止白蛋白减少。但是在肝癌晚期，肝功能差时，要控制蛋白质的摄入，以免过多进食蛋白质诱发肝性脑病。伴门静脉高压表现者，宜选择细软、无刺激性的流质或半流质饮食。

（3）肝癌患者的体质都属于酸性体质，而酸性环境破坏人体器官，使营养不能充分吸收。要保证有足够的营养，需摄入碱性食物使酸性体质扭转过来，达到弱碱性，要求患者多食新鲜蔬菜，少吃鸡、鸭、鱼、肉等酸性食物，维生素 A、维生素 C、维生素 E、维生素 K 等都有一定的辅助抗肿瘤作用，如小白菜、油菜、菠菜、香菜、青蒜、雪里蕻、韭菜、草莓、山楂、猕猴桃这些蔬菜和水果中，同样富含大量的维生素 A 和维生素 C，可以供给肝癌患者食用。饮用上应严格限制钠的摄取量，不食用各种酱菜、腐乳等含盐多的食品，要定时、定量、少量多餐以减少胃肠道的负担。

（4）科学家发现，硒、镁、铜、铁等矿物质具有抗癌作用。肝癌患者应多吃含有抗癌作用微量元素的食物，如大蒜、香菇、芦笋、玉米、海藻、海带、紫菜、蛤、海鱼、蛋黄、糙米、豆类、全麦面、坚果、南瓜、大白菜、大头菜、人参、枸杞子、山药、灵芝等。

（5）不暴食、不偏食，禁饮酒及进食辛辣刺激性食物、霉变食物特别是霉变的花生及玉米，避免食用熏、腌、酱制品及高脂肪食物，注意水果的补充，少食含盐高的食物。

（6）禁食过硬食物及多渣食物，应以软食为主，以防止食管静脉曲张引起出血。因为原发性肝癌患者易出现门静脉癌栓，引起门脉高压、食管及胃底静脉曲张，一旦饮食不当，可引发病人出现上消化道出血，危及生命。

（7）肝疾病的患者在日常生活中应注意保持平静的心态、开阔的视野。肝疾病容易产生肝气，应适时适当地调整自己的状态，积极配合医师治疗。俗话说："怒伤肝"，所以，肝癌患者在日常生活中应该注意避免情绪的过分波动。

2. 肝癌介入术后患者的饮食原则是什么？

（1）进食易消化食物，如酸梅汤、鲜橘汁、果汁、姜糖水、面条汤、新鲜小米粥等，以助消化而止痛，进食切勿过凉、过热、过饱。进食高蛋白质、高维生素、高热量、易消化的流质或半流质饮食。

（2）宜食开胃降逆的清淡食物，如杏仁露、藕粉、玉米糊、金橘饼、山楂糕等易于消化的食物，忌食重油肥腻。

（3）肝病患者多因伤及气血而致全身乏力、四肢酸软、食欲缺乏、盗汗，应以益气养血为主。可食用鲫鱼汤、乌鸡汤、人参茶、桂圆、银耳、甲鱼，忌食坚硬生冷食物。

（4）尽量避免术后食用产气食品。

（5）药膳饮食：用鲜姜汁和蜂蜜按 2∶3 比例调匀，每天饭前服用，可减轻恶心症状。

（二）肝癌手术治疗患者的饮食

【案例简介】

患者，男性，44 岁，患者于 4 个月前进食后出现上腹部腹胀，偶有右上腹胀痛，恶心、干呕。于当地就诊，行超声及 CT 检查发现肝内巨大占位，考虑肝癌、肝硬化，于 2013 年 10 月 29 日收入院。患者既往有长期饮酒吸烟史，乙型病毒性肝炎、肝硬化病史。2013 年 11 月 2 日在全身麻醉下行右半肝切除术，术后遵医嘱给予持续胃肠减压，禁食、禁水，2013 年 11 月 8 日遵医嘱拔除胃管给予流食，患者无明显腹胀、腹痛等症状，2013 年 11 月 9 日遵医嘱给予半流食。

【案例分析】

1. 疾病特点　乙肝病毒感染、肝硬化病史，既往有长期饮酒吸烟史。肝癌为肝内巨大占位，行右半肝切除术。

2. 临床表现　上腹胀痛，恶心、干呕。

【问题解析】

1. 哪些不当的饮食可以诱发肝癌的发生？

（1）黄曲霉毒素：玉米、花生等发霉后即产生黄曲霉素，它经消化道吸收后迅速达到肝，它可损害肝，造成肝细胞变性坏死，继而增生癌变。

（2）亚硝胺：它是一类强烈的化学致癌物质，能在不少动物中造成肝癌，诱发率达85%～90%；

（3）其他饮用死水、呆水（塘水或沟水）人群的肝癌发病率较高。

另外，寄生虫、营养、饮酒和遗传等与肝癌的发生也有一定关系。

2. 肝癌患者在不同阶段的饮食注意事项有哪些？

（1）肝癌早期患者有食欲缺乏、恶心、肝区疼痛、腹胀、乏力的症状。是因为肝肿瘤的发生使肝细胞分泌的胆汁明显减少或胆汁排泄障碍，致使肠道内脂肪不能正常吸收。这时，易消化的低脂肪饮食不仅可以缓解患者的恶心、呕吐、腹胀等症状，还可以缓解肝区疼痛，减轻肠道负担，对疾病的康复有益。

（2）肝癌患者因肝解毒功能下降，宜多食用保肝食物，如甲鱼、香菇、刀豆等。

（3）肝癌患者如果出现腹水应限制盐的摄入量，出现黄疸应禁油腻食物，宜食用鲤鱼、泥鳅、甘薯、茭白、荸荠、金橘等。

（4）肝癌患者凝血功能较差，应多食用有补血、止血作用的食物，或适当增加含维生素K和维生素C的食物，如乌梅、沙棘等。

（5）肝癌患者一定要保证足够的营养摄入，一般以高蛋白质、高糖、高维生素及低脂肪饮食为主，如瘦肉、鸡蛋及酸奶、鲜果汁、鲜菜汁等。特别是新鲜蔬菜和水果，每餐都要有，以保持大便通畅。

（6）中、晚期肝癌患者可有上消化道出血、鼻出血、牙龈出血、皮下瘀斑等出血症状。有上消化道出血的患者在止血后才可以进食，饮食中一定要注意：①食物中少粗纤维或无粗纤维，避免机械刺激出血的伤口；②食物不能过冷、过热，避免刺激胃黏膜血管的变化发生再出血；③给予富含蛋白质并容易消化的食物，可以喝富含维生素的鲜果汁、鲜菜汁；④要少食多餐，以减少胃肠道的负担。

3. 肝癌患者手术后饮食应注意什么？

（1）肝肿瘤患者手术后消化道正常消化吸收功能受到影响，会产生厌食、恶心、食欲缺乏等症状。有时食欲尚可，但却不易消化，所以一定要从最简单的饮食开始。在给予静脉营养的同时，可先给予半量清流食，以后再用全量清流食，以米汤、菜汁、萝卜肉汤为主。若无并发症时，5d左右可给予少渣半量半流质饮食，以后逐渐增加饮食的质和量至低脂普食。

（2）肝肿瘤患者术后给予化疗时，会有许多症状，也就是常出现的化疗反应（食欲缺乏、恶心、呕吐、白细胞降低、脱发等），要根据患者的具体情况，逐渐调整饮食，要配以清淡、少油的流质饮食。要讲究烹调方法，食物要细软，易吞咽，并易消化吸收，应注意维生素、矿物质和微量元素的补充，必要时可用水果充饥。

4. 肝癌患者在日常饮食方面应该注意哪些事项？

（1）平衡饮食：肿瘤患者消耗较大，必须保证有足够的营养。衡量患者的营养状况的好坏，最简单的方法就是能否维持体重。而要使体重能维持正常的水平，最好的办法就是要保持平衡膳食，要求患者还应多食新鲜蔬菜，而且一半应是绿叶蔬菜。

（2）脂肪与蛋白质：高脂肪饮食会影响和加重病情，而低脂肪饮食可以减轻肝肿瘤患者恶心、呕吐、腹胀等症状。肝肿瘤患者食欲差，进食量少，如果没有足够量的平衡膳食，必须提高膳食的热量和进食易于消化吸收的粗脂肪，肝肿瘤患者应多吃富含植物蛋白质的食物，尤其是优质植物蛋白质。

（3）维生素：维生素A、维生素C、维生素E、维生素K等都有一定的辅助抗肿瘤作用。

维生素 C 主要存在于新鲜蔬菜、水果中，胡萝卜素进入人体后可转化为维生素 A。所以肝肿瘤患者应多含维生素多的蔬菜和水果。

（4）无机盐：即矿物质。营养学家把无机盐分为两类：常量元素，如钙、钠、钾等；微量元素，如硒、锌、碘等。科学家发现，硒、铁等矿物质具有抗肿瘤作用。

（5）肝肿瘤患者多有食欲减退、恶心、腹胀等消化不良的症状，故应进食易消化食物。

（郭丽萍　李继东）

六、肠内营养常见问题

【案例简介】

患者，男性，60 岁，食管鳞癌、多发淋巴结转移。于 2012 年 8 月至 10 月在当地医院行 2 周期"洛铂＋力扑素"化疗，化疗后骨髓抑制 1 级，恶心呕吐 1 级，肝功受损 1 级，脱发 2 级。遂于本院更换化疗方案为"GP＋尼妥珠单抗"，化疗后患者白细胞抑制 2 度，血小板抑制 2 度，于 2013 年 1 月行第 7 周期单药卡培他滨化疗，后因患者胃肠道反应较重，服药 6d 后自行停药，未再规律服药。局部肿瘤增大堵塞食管，故不能正常进食，静脉营养效果不佳，给予经鼻置肠内营养管，进行肠内营养，期间出现肠内营养管堵塞。

【案例分析】

1. **疾病特点**　确诊食管癌约 8 个月，多次化疗后因患者胃肠道反应较重自行停药，局部肿瘤增大堵塞食管，故不能正常进食，静脉营养效果不佳，给予经鼻置肠内营养管，给予营养支持。

2. **发生肠内营养管堵塞的原因分析**　①药物或营养液黏附管壁，管道冲洗量不足；②鼻肠管打折、营养液阻塞；③肠内营养液种类选择不合适；④酸性药物可使营养液中的蛋白质凝固。

【问题解析】

1. **肠内营养置管常见并发症有哪些？**

鼻肠管一般长度为 145cm，外径为 3.25mm，内径为 2.43mm，由于其具有细、长的结构特点，在肠内营养时，黏稠度高的营养液如 TPF-T 长时间持续输注易导致营养液附壁于管腔内壁，使管腔变窄。所以，鼻肠管最常见临床并发症就是导管堵塞，其次有腹胀、腹泻、恶心呕吐等。

2. **肠内营养管堵塞的常见临床表现有哪些？**

在营养液灌注过程中发生营养管不通畅、食物不易灌注，回抽无液体，若再以灌注注射器轻轻反抽测试，仍有阻力，或注入 20ml 温开水，流速仍不顺畅，则为管饲堵塞。

3. **肠内营养管堵塞的常见原因有哪些？**

（1）鼻肠管打折：分为外露段扭曲打折和肠内段反折。由于病人活动、鼻肠管固定不牢固及长期营养液滴注等原因，鼻肠管的位置可能有所改变或脱出可能误入口腔或扭曲、移位而阻塞。如输注不畅时，在排除导管外露段受阻的因素后，用注射器试行向外低负压抽吸，同时摄 X 线片明确导管位置。有时会因为肠内段反折而堵塞。

（2）营养液堵塞：空肠内营养不同于经胃的肠内营养，对营养液的配方、浓度、渗透压要求较高。与鼻肠管的材料、导管内径细、置管时间长、营养液黏稠、营养液滴注后未及时冲洗或冲洗量不足、经鼻肠管给药未碾碎等有关。因此预防堵塞要注意以下几点：①根据管径粗细，选择合适浓度的营养液。②滴注速度不宜过慢。临床实践表明连续滴注营养液吸收效果较间隙性输注好，病人胃肠道不适反应少，营养支持效果快，第 1 次滴注营养液时，应缓慢滴注使肠道有一个适应的过程。开始滴注时速度较慢，更容易发生堵管。此外，营养液的输注速度还与肠道的制作材料有关，硅胶管壁聚氨酯管输注时流速慢。③药物与营养液配伍不当。药物碾碎与胶囊打开均可能影响肠道的 pH，造成药物的吸收困难。食物残渣和粉碎不全的药片碎块黏附于管腔内；或药物与膳食的不相容造成混合液凝固。一般来说酸性药片与含整蛋白的膳食一起输注更容易引起凝固。④蛋白质凝固。进行肠内营养时，鼻饲液的温度以 37~40℃为宜。但不适当的加热方法及配制时间过久可以使蛋白质凝固变质导致堵塞。适当的温度也可以有效预防患者产生腹泻、腹胀及腹痛等。

4. 如何对导管堵塞进行预防性护理？

(1) 妥善固定鼻肠管，如鼻饲为空肠管则应按时换药。

(2) 术前向病人宣教留置鼻肠管带给病人的好处，告知鼻肠管很细，会有轻微不适，但可以耐受，术后应配合医生和护士保留好鼻肠管，不要随意拔出。

(3) 鼻肠管和胃管分别给予妥善固定：观察鼻肠管的深浅度，在鼻肠管出鼻孔处做标记。要求每日定时检查管饲的位置情况，每日至少检查 6 次，测量外露部分的长度，做好记录，同时回抽液体，监测 pH，以确保其在肠道内。固定在鼻翼上的胶布应每日更换。

(4) 鼻肠管体外游离端要固定好，确保在输注时留有一定的长度，保证患者有一定的活动空间，告知患者在活动时注意避免管道被牵拉脱落出来。

(5) 及时冲管可有效预防营养液沉淀，定时用温开水冲管是最简单和有效的预防方法。一般在营养液注入前后各冲洗 20ml，将灌注泵设置为每 4 小时冲管 1 次。若导管已停止使用，但未拔出者则应至少每天冲洗 1 次。

(6) 肠内营养管的输注器应每 24 小时更换 1 次。

5. 如何处理鼻肠管堵塞？

(1) 一旦堵管，尽快处理，提高再通率，只要及时冲管一般都可以解决。不能疏通时，不要用强力冲管，否则易导致导管破裂。

(2) 如若发生堵管，可用温开水行压力冲洗，也可与负压抽吸交替进行，同时用手反复捏挤体外部分管道。

(3) 以 50℃左右的热水用注射器加压脉冲式的冲洗营养管，利用营养管预热扩张及热水对营养素的溶解作用。

(4) 碳酸氢钠、尿激酶溶液冲洗，有助于管内蛋白和纤维凝块的溶解，国外有将胰酶在碳酸氢钠溶液中溶解后冲管处理导管堵塞，同时通过临床实践证明这种方法是可行的。

(5) 若是打折，打折部分常见于鼻腔和胃内，可用导丝将导管伸直，或在透视下将导管拉直。胃内打结需在透视下用导丝试行解开，如不成功应拔出。

(6) 导管再通成功后一定要增加营养管的冲洗次数，避免发生再次堵塞。

（郭洪霞）

第2章 肿瘤急危重并发症的常见护理问题

第一节 呼吸系统并发症

一、咯血

【案例简介】

患者，男性，65岁，于2013年4月14日咳嗽后出现咯血，量不详，无发热、胸痛，无恶心、呕吐、腹痛、腹泻，在当地住院治疗，住院期间于4月15日和4月28日分别发生两次大咯血，每次量约800ml，期间曾发生血压降至40/20mmHg、SpO_2降至72%，经气管插管、输血、补液等对症治疗后，行支气管动脉栓塞术，咯血明显减少，但仍有痰中带血，5月16日行肺CT检查示左上肺、纵隔内淋巴结病变，考虑肺癌。患者自诉近1个月内，体重减轻约15kg，入院后进一步检查确诊肺癌，行抗癌治疗。

【案例分析】

1. 疾病特点　老年男性，既往吸烟史30余年，平均每日40支，反复多次大咯血，经检查诊断肺癌，咯血与肿瘤侵犯血管有关。

2. 咯血的症状表现　反复多次大咯血，经气管插管、呼吸机辅助呼吸、垂体后叶素止血等急救及对症治疗后，大咯血停止，仍有痰中带血。

【问题解析】

1. 咯血常见的原因有哪些？

（1）肺炎：肺炎以细菌感染多见，常急性起病，出现寒战、高热、咳嗽、咳痰，可伴有恶心、呕吐、食欲缺乏、全身肌肉关节疼痛。急性期常有肺实变体征。血液检查白细胞＞$10.0×10^9/L$，胸部X线片多见片状高密度影。

（2）结核：多发生于青壮年，影像学检查病变多在肺上叶尖端或下叶背段，密度不均，消散缓慢，且可形成空洞或肺内播散。多有全身中毒症状，如午后低热、盗汗、疲乏无力、体重减轻等，痰中可找到结核分枝杆菌，一般抗生素治疗无效。

（3）肺癌：是胸部常见的恶性肿瘤。临床症状包括由原发肿瘤引起的症状如体重下降、发热、咳嗽、咳痰，多为刺激性干咳，痰中可见血丝，继发感染时痰量增加。亦可以咯血为首发症状，痰中可发现瘤细胞。

2. 咯血量如何分级？

根据患者咯血量的多少，将其分为少量咯血、中等量咯血和大量咯血。通常认为24h内咯血量＜100ml者为少量咯血，100～500ml者为中等量咯血，＞500ml或1次咯血量＞100ml者为大量咯血。

3. 咯血有哪些临床表现？

（1）咯血前会有喉痒、胸闷的症状。

（2）可有咳嗽、咳痰、胸痛。

(3) 发生窒息时，可有发绀、烦躁、抽搐、昏迷。

(4) 肺部可闻及啰音。

(5) 反复大量咯血可并发循环障碍甚至休克的症状。

4. 如何护理咯血患者？

(1) 评估患者咯血的原因和诱因，床旁备急救药品及器材，可预见性床旁备负压吸引器，遵医嘱提前查血型、血清四项、交叉配血等，剧烈咳嗽时可遵医嘱适当应用镇咳药。

(2) 加强心理护理，安慰患者，消除其紧张、焦虑情绪。

(3) 密切监测患者的心率、血压、呼吸、氧饱和度等生命体征。

(4) 适量活动，咯血患者尽可能卧床休息，大咯血时要求绝对卧床。

(5) 一旦发生咯血时，立即头偏向一侧，避免发生误吸，嘱患者不要屏气，鼓励患者将血咯出，对牙关紧闭的患者可用开口器、舌钳将舌拉出，畅通呼吸道，并用负压吸引器随时清除呼吸道内积血。

(6) 迅速建立静脉通路，遵医嘱应用止血药物、升压药物。

(7) 持续吸氧，改善血氧状态。

(8) 密切观察咯血的颜色、性状及量，及时补充血容量防止休克。

(9) 如发现意识丧志、呼吸停止立即行气管插管，建立人工气道，清除呼吸道的积血，必要时应用呼吸机辅助呼吸，纠正由于窒息造成的缺氧及酸中毒。

(10) 应用呼吸机时严密观察呼吸机运行状态及指标，保持有效辅助呼吸，避免呼吸机并发症的发生。

(11) 密切观察患者意识、生命体征的变化。

(12) 准确记录 24h 出入量。

（李瑞新）

二、肺栓塞

【案例简介】

患者，男性，58 岁，患者无明显诱因出现咳嗽、咯血，伴低热不适，胸部 X 线片示右肺占位。CT 引导下肺结节穿刺术病理示右肺中分化腺癌；行 2 周期 PP 方案（培美曲塞＋顺铂）化疗；无明显诱因出现右下肢持续性胀痛，给予局部理疗，症状无明显改善，后出现发热，体温波动于 37.5℃左右，行下肢血管彩超检查提示右侧腘静脉、胫后静脉近心端血栓形成，左侧小腿近心端浅静脉曲张，给予低分子肝素皮下注射，每次 4100U，每日两次，下肢胀痛较前好转。应用低分子肝素 10d 后无明显诱因出现咳嗽，咳少量白色黏液痰；同时出现胸闷、轻度喘息、无胸痛、咯血，行胸部 CT 检查提示右上叶肺动脉栓塞、左肺下叶炎症。给予吸氧、抗感染（头孢哌酮舒巴坦）、低分子肝素、华法林抗凝等药物治疗后患者病情缓解出院。

【案例分析】

1. 疾病特点　老年男性，诊断明确为右肺腺癌，发生右下肢深静脉血栓脱落并发肺栓塞，症状明显，表现为无诱因出现咳嗽、胸闷、轻度喘息、无胸痛、咯血，胸部 CT 检查提示右上叶肺动脉栓塞。

2. 肺栓塞的临床表现　患者无明显诱因出现咳嗽，咳少量白色黏液痰，同时出现胸闷、轻度喘息等不适。

3. 该病例发生肺栓塞的原因及诱因 右侧腘静脉、胫后静脉近心段血栓形成，左侧小腿近心端浅静脉曲张，局部理疗和应用溶栓药后栓子脱落。

【问题解析】

1. 肺栓塞常见诱因有哪些？

肺栓塞的发生和多种疾病有关，首位病因为深静脉血栓（DVT），其次为肿瘤、慢性心肺疾病、手术等。

2. 肺栓塞的常见临床表现有哪些？

肺栓塞的临床表现具有多样性，急性肺栓塞最常见的症状有不明原因的急性呼吸困难、胸痛和咳嗽，亦可有咯血、惊恐、晕厥等，少数表现为心绞痛发作；严重者表现为休克和心搏骤停。

3. 如何及时发现和判断肺栓塞？

（1）加强专科知识的学习，掌握肺癌并发下肢静脉血栓可能出现的急症。

（2）加强巡视，主动与患者沟通，倾听患者主诉。

（3）掌握肺栓塞的早期临床表现，发现不明原因的急性呼吸困难、胸痛和咳嗽及时报告医生并处理。

4. 肺栓塞一般治疗都有哪些？

（1）绝对卧床休息，鼻导管或面罩吸氧，低氧严重者予以机械通气。

（2）胸痛剧烈时予吗啡 5～10mg 皮下注射。

（3）合并休克者给予多巴胺、多巴酚丁胺等血管活性药物并积极纠正心律失常。

（4）溶栓治疗：溶栓的时间窗为肺栓塞发生 14d 内，有溶栓适应证者应积极溶栓治疗。

（5）抗凝血治疗：所有急性肺栓塞患者均应予以抗凝血治疗。

5. 肺栓塞的临床护理和观察要点有哪些？

（1）每 15～30 分钟监测 1 次生命体征变化。

（2）绝对卧床休息，若有明显的呼吸困难可协助患者取半卧位，减少搬动，给予高流量（4～6L/min）吸氧，若有肺水肿可加压给氧，并在湿化瓶中加入 20%～30% 乙醇以降低肺泡表面张力，从而改善通气功能。

（3）肺栓塞患者最易发生低氧血症，应注意观察呼吸节律、心率、心律、血压、面部口唇颜色变化，对机械通气的患者要注意呼吸波形及相关参数的变化，及时反映给医生并做出相应的调整。

6. 溶栓和抗凝血治疗期间需要注意哪些问题？

（1）绝对卧床休息，防止栓子脱落而发生再次肺栓塞的危险。不要做下肢屈曲用力的动作，特别是溶栓过程中栓子外层逐渐被溶解，易脱落附着血管，活动后造成栓子脱落而发生再次肺栓塞的危险。

（2）严密观察溶栓治疗并发症，出血是溶栓治疗的主要并发症。治疗前需要监测凝血酶原时间及活动度，溶栓治疗后每 4 小时监测 1 次，动态观察凝血功能的变化。

（3）做好生活护理，避免创伤和出血。刷牙时应用软毛牙刷，衣服应柔软舒适，避免粗糙紧束的衣服。出现皮肤瘙痒时减少抓挠，定期修剪指甲，保证指甲平齐。保持排便通畅，预防便秘发生。

（4）禁食高脂饮食和富含维生素 K 的食物，如卷心菜、菜花、莴苣、绿萝卜、洋葱、鱼肉等可以干扰抗凝药物（如华法林）的药效。因此，在口服抗凝药物期间应减少食用富含维生素 K 的食物和蔬菜。

（李瑞新）

第二节　消化系统并发症

一、消化道出血

（一）胃癌并发消化道出血

【案例简介】

患者，56 岁，胃癌术后肿瘤复发，肝、肺多发转移，行 6 周期奥沙利铂注射液＋表柔比星＋卡培他滨（EOX）化疗，化疗结束 3 个月后就诊，主诉进食后腹胀，3 天无排便，有少量排气，出现肠梗阻症状。入院当日行腹部 B 超检查，发现有少量腹水，遵医嘱给予胃肠减压、营养支持治疗，并在 B 超引导下置腹腔引流管放腹水治疗；入院两周后在巡视病房时发现胃液中有少量淡红色引流液，疑似胃出血，患者无恶心、头晕等不适症状，与医生联系后给予对症处理，2h 后患者胃内引流出鲜红色血性液体约 500ml，给予积极救治，患者出血症状及时缓解。

【案例分析】

1. 疾病特点　确诊胃癌，确诊后即行胃大部切除术，术后完成了 6 个周期的化疗，化疗结束 4 个月后发现肝、肺转移并出现肠梗阻，行胃肠减压。2 周后出现消化道出血症状，经及时发现、及时对症处理，出血停止。

2. 消化道出血的临床表现　先是胃管内少量淡红色引流液，而后出现鲜红色引流液。

3. 发生消化道出血的原因及诱因　胃癌局部复发、化疗后、肿瘤肝转移、肠梗阻、胃肠减压等。

【问题解析】

1. 晚期胃癌术后复发转移消化道出血的原因和诱因是什么？

（1）消化道出血多是由肿瘤坏死破溃或腐蚀血管、肿瘤侵及周围器官及血液循环异常或全身疾病所引起。

（2）放化疗后骨髓抑制、血小板减少、导致凝血功能障碍也是引起胃癌患者消化道出血的原因之一。

（3）局部癌灶生长迅速，血供不足，癌组织缺血坏死、脱落，其供血血管也会相应破裂出血。

（4）肿瘤肝转移后肝功能异常，造成凝血功能异常。

（5）肠梗阻后长期禁食，胃酸分泌损害肠黏膜，造成应激性溃疡并发出血。

（6）胃肠减压治疗因长期负压吸引对胃黏膜的伤害造成出血。

（7）胃癌晚期营养差造成细胞合成功能不足也是胃癌慢性出血的诱因。

2. 胃癌术后出血有哪些常见临床表现？

（1）胃癌术后出血的临床表现取决于出血的性质、部位、失血量及速度，与患者的年龄、肿瘤的进展、心肾功能等全身情况有关。

（2）呕血、黑粪：是消化道出血的特征性临床表现，如出血量少或出血速度慢、血液在胃内潴留，因胃酸作用变成酸性血红蛋白而呈咖啡色；如出血速度快而出血量多，呕血的颜色呈鲜红色。小量出血则表现为粪隐血试验阳性。

（3）失血性周围循环衰竭：失血量大、出血速度快、出血不止可致急性周围循环衰竭，临床上可出现头晕、乏力、心悸、冷汗或晕厥、皮肤灰白、湿冷、体表静脉瘪陷、脉搏细弱、心率加快、血压下降，甚至休克，同时进一步可出现精神萎靡、烦躁不安，甚至反应迟钝、意识模糊。老年人、晚期肿瘤各器官储备功能低下，即使出血量不大，也可引起多器官功能衰竭。

3. 如何及时发现和判断晚期胃癌出血？

（1）掌握患者病情进展情况，出血前有慢性、周期性、节律性上腹疼痛或不适病史。

（2）加强与患者沟通，倾听其主诉。

（3）观察有无胃出血的主要临床症状：恶心、呕血及头晕、心慌、脉速、面色苍白、大汗、血压下降等周围循环衰竭症状。

（4）注意观察胃管引流液的颜色、性状及量。

4. 如何护理胃癌大出血？

（1）加强巡视，了解患者病情，注意倾听患者主诉，给予心理安慰，缓解紧张情绪，防止患者因恐惧而加重病情。

（2）观察患者意识及生命体征。

（3）卧床休息，呕血时头偏向一侧或抬高床头，避免呕吐引起窒息。

（4）准确记录出血量、性状及颜色。

（5）遵医嘱应用止血及各种抢救药物。

（6）遵医嘱持续低流量吸氧，保持呼吸道通畅。

（7）注意观察尿量，必要时监测中心静脉压。

（8）出血期间禁食水。

（9）胃管护理：固定导管，保持引流通畅，定期进行胃管冲洗，准确记录引流液量、颜色及性状。

5. 胃癌大出血有哪些治疗措施？

（1）急性期给予禁食水。

（2）静脉应用止血药物。

（3）出血较少可应用局部止血药，也可用肾上腺素稀释液胃管注入，方法为：100ml 冰生理盐水内加肾上腺素 8mg，经胃管注入胃内，夹闭胃管 15～30min 抽出，可以反复应用，直至抽出清亮胃液为止。如出血量超过 100ml/h，可行急诊手术止血。

（4）给予抑酸药物，如奥美拉唑注射液，疑似溃疡性出血者可泵入高浓度奥美拉唑注射液、奥曲肽等药物。

（5）急查血常规，了解血红蛋白变化，必要时静脉输血治疗。

（二）直肠癌癌性破溃出血

【案例简介】

患者，女性，55 岁，直肠癌术后 2 年余，局部复发术后 1 年余，曾行 10 周期奥沙利铂注射液＋氟尿嘧啶注射液＋亚叶酸钙（FOLFOX4）治疗。2011 年 8 月 10 日局部复发行腹会阴联合直肠癌根治术，术后行 9 周期西妥昔单抗＋雷替曲塞、4 周期贝伐珠单抗＋奥沙利铂治疗。此次主因发热、肛门部菜花样肿物较前增大并伴有出血，会阴部肿胀明显入院。当日入院行盆腔 CT 检查，发现盆腔内巨大肿块，考虑肿瘤复发伴骶骨破溃。患者贫血明显，血红蛋白 58g/L，给予输注红细胞，静脉输入抗感染药物，留置尿管，及时给予肛门破溃处换药，并给予病灶处介入栓塞、激光凝固治疗，治疗后会阴肿瘤表面凝固坏死，无明显出血。

【案例分析】

1. 疾病特点　直肠癌术后 2 年余，术后行 10 周期（FOLFOX4）化疗及 1 周期放疗。局部复发术后 1 年余，再次行 9 周期西妥昔单抗＋雷替曲塞、4 周期贝伐珠单抗＋奥沙利铂化疗，肛门肿物缩小不明显，且反复出血，间断发热，生活质量下降。

2. 癌性破溃出血的症状表现　患者直肠癌术后复发，肛门肿物破溃出血，且伴有发热、消瘦、乏力，贫血貌。

3. 发生癌性破溃出血的原因及诱因

（1）直肠癌术后局部复发，会阴部肿块增长迅速、肿瘤坏死破溃、侵蚀血管造成出血。

（2）多周期放、化疗后骨髓造血功能受损、血小板减少，凝血机制障碍。

（3）直肠癌局部癌灶生长迅速、供血不足，造成局部癌组织缺血、坏死、脱落，其供血血管也相应破裂出血。

（4）长期化疗后影响肝功能，造成血液循环异常或凝血机制异常。

（5）应用贝伐珠单抗治疗，有出血风险。

（6）直肠癌晚期消瘦、身体虚弱，细胞合成不足而造成出血。

【问题解析】

1. 晚期直肠癌术后复发局部肿瘤癌性破溃出血的诱因是什么？

（1）多是由肿瘤坏死破溃或腐蚀血管、肿瘤侵及邻近器官及血液循环异常或全身疾疾所引起。

（2）局部癌灶由于生长迅速、供血不足，造成局部癌组织缺血坏死、脱落，其供血血管也会相应破裂出血。

（3）多次化疗后影响肝功能，造成血液循环异常或凝血机制异常。

2. 晚期直肠癌术后临床表现有哪些？

（1）肿瘤呈菜花样生长，表面有渗出甚至伴有出血，或表面有溃疡及恶臭血性分泌物。

（2）肿瘤膨胀生长、破溃或感染等使末梢神经或神经干受刺激或压迫，可出现局部刺痛、跳痛、烧灼样痛、隐痛或放射痛，夜间更为明显。

（3）表浅肿块生长，相应可见扩张或增大增粗的静脉。

3. 如何处理癌性破溃出血？

（1）报告医生，加强破溃处换药，防止感染，严格无菌操作。

（2）遵医嘱静脉应用止血药物或局部应用云南白药。

（3）癌灶渗出液多时应用银离子敷料、藻酸盐等敷料覆盖吸收渗出。

（4）根据血化验结果，适当应用抗生素治疗。

（5）出血量大、血红蛋白低于正常值时，给予输注红细胞。

（6）病灶破溃、坏死组织入血引起感染时，可应用美罗培南加用奥硝唑治疗，并给予庆大霉素局部外涂。

（7）激光凝固治疗，可使肿瘤病灶收敛明显。

（8）介入栓塞治疗，通过栓塞周围小静脉达到止血的目的。

4. 如何护理癌性破溃出血？

（1）加强巡视，了解病情，注意观察。

（2）倾听患者主诉，给予心理安慰，缓解紧张情绪，防止患者因恐惧而加重病情。

（3）注意观察患者体温变化，观察毒素吸收入血发生败血症的症状、体征。

（4）观察贫血症状、体征。

（5）观察破溃处分泌物的颜色、性状、量。

（6）严格无菌操作，防止交叉感染。

（7）遵医嘱及时应用止血药物。

（8）加强通风，必要时空气消毒，保持室内空气清新。

（9）及时换药，根据创面情况选择适当的敷料。

（10）破溃创面凝固坏死时，可以表面涂抹金霉素软膏，覆盖凡士林纱布。

（郭洪霞　杨　多　林　琳）

二、肠梗阻

（一）胃癌并发不完全肠梗阻

【案例简介】

患者，男性，62 岁，2013 年 2 月初无明显诱因出现腹胀，3 月开始出现间断咳嗽、恶心、呕吐，进食后呕吐加剧，近 2 个月体重下降近 10kg，确诊胃低分化腺癌 1 个月余，为进一步检查及治疗入院。入院当日行腹部 CT 立位片可见气-液平面，大量腹水，有少量排便，无排气，存在不全梗阻，给予禁食水、抑酸、营养支持、抗感染治疗；肺部 CT 提示双侧胸腔大量积液，行超声引导下穿刺置管引流术放胸腔积液治疗。给予 1 周期注射用曲妥珠单抗 280mg 靶向治疗，联合加氟尿嘧啶 3g 静脉泵入 48h 及顺铂 40mg 胸腔注入。近日来腹胀明显，呕吐量逐渐增加，遵医嘱给予留置胃管持续胃肠减压，继续加强营养支持，监测水电解质平衡。

【案例分析】

1. **疾病特点**　患者确诊胃低分化腺癌 1 个月余，行 1 周期全身化疗联合腔隙化疗及靶向治疗，不完全性肠梗阻，腹膜转移，腹腔、双侧胸腔大量积液。

2. **胃癌并发不完全性肠梗阻的症状表现**　腹胀、呕吐，呕吐物为胃液，有少量排便，无腹痛、排气，腹胀明显。

3. **胃癌并发不完全肠梗阻的原因及诱因**　胃癌肿瘤增大或转移压迫。

【问题解析】

1. 不完全性肠梗阻的原因及诱因是什么？

（1）癌性病因：最常见合并肠梗阻的癌症为腹腔及盆腔的肿瘤。主要包括肠道肿瘤异常增生阻塞肠道；肠外肿瘤扩散、转移造成肠道压迫；肿瘤细胞浸润肠道的肌肉和神经，造成肠道蠕动障碍引起动力性肠梗阻；伴有腹水的肿瘤病人会因影响血液循环导致肠道血流增加，肠系膜、肠壁血管充血、水肿，引起肠梗阻。

（2）非癌性病因：抗肿瘤治疗也会导致肠梗阻的发生。如放射治疗时，放射线本身会引起肠道壁肥厚或损伤而导致肠梗阻，部分病人放疗后会引起迟发型肠道纤维化，尤其在小肠部位，会导致肠梗阻；手术治疗：术后病人因肠粘连、肠道狭窄及腹内疝等所致的肠梗阻。

2. 不完全性肠梗阻的症状表现有哪些?

(1) 呕吐:肠梗阻早期即可发生呕吐,但呕吐发生的时间、频率视梗阻部位而定。胃梗阻引起的呕吐物为胃液和含未消化的食物残渣。

(2) 腹痛:对机械性肠梗阻者,梗阻部位强烈蠕动,常表现为阵发性绞痛。该患者为不完全性肠梗阻,故腹痛症状不明显。

(3) 腹胀:一般在梗阻发生一段时间后才开始出现,其程度与梗阻部位有关。该患者腹胀明显,与不完全性肠梗阻及腹水双重作用有关。

(4) 排便、排气减少或停止:梗阻初期或不完全性梗阻时,可有少量的排气和排便,随着梗阻的加重,排气、排便停止。

(5) 腹部体征:腹部 CT 立位片可见气-液平面,大量腹水,移动性浊音(+);可闻及肠鸣音亢进。

3. 如何及时发现和判断晚期胃癌并发梗阻?

(1) 加强巡视,主动与患者沟通,倾听其主诉。

(2) 分析有无消化道出血及梗阻的危险因素。

(3) 观察有无胃癌并发梗阻的主要临床症状:呕吐物为胃液和含未消化的食物残渣,是否伴有腹痛、腹胀及排气、排便情况。

(4) 及时发现病情变化,及时报告医生做进一步的检查。

4. 胃癌并发不完全性肠梗阻的治疗方法有哪些?

治疗原则是纠正梗阻所致的全身生理功能紊乱和解除肠梗阻。

(1) 纠正水、电解质和酸碱平衡失调:严格记录 24h 出入量,可根据病人的呕吐情况、脱水体征、每小时尿量及尿比重,血钠、钾、氯及二氧化碳结合力、血肌酐和血细胞比容、中心静脉压的测定结果,及时纠正水、电解质及酸碱代谢的失衡。

(2) 胃肠减压:通过胃肠减压可引流出胃肠道内的气体和滞留的液体,解除肠膨胀,减少呕吐,在一定程度上改善梗阻以上肠管的淤血、水肿和血液循环障碍,另外避免因误吸引起的吸入性肺炎发生。

(3) 控制感染和毒血症:积极采取以抗革兰阴性杆菌为重点的广谱抗生素静脉滴注治疗。

(4) 必要时手术治疗,目的在于解除梗阻,但需严格掌握手术指征。

5. 如何护理胃癌并发肠梗阻患者?

(1) 加强心理护理:多关心体贴患者,耐心做好解释安慰工作,以消除患者的焦虑、恐惧等心理。

(2) 严密观察病情变化:准确评估患者腹痛、呕吐、腹胀、排便、排气情况。

(3) 饮食护理:肠梗阻病人应禁食水;当梗阻缓解,病人出现排气、排便,腹痛、腹胀消失后可进流质饮食,但忌摄取产气的甜食、牛奶、豆浆等食物。

(4) 体位:生命体征平稳者可给予半坐卧位,以减轻腹胀。

(5) 胃肠减压的护理:保持胃管通畅,避免导管受压、扭曲,每天用生理盐水 10~20ml 冲洗胃管,观察胃内容物的颜色、性状,并准确记录 24h 引流总量,定期更换引流瓶或引流袋。如短时间内引流出鲜红色液体,每小时超过 200ml 者,提示有活动性出血,应停止吸引,立即报告医师及时处理。

(6) 呕吐护理:呕吐时嘱患者坐起或头偏向一侧,保持口腔清洁,及时清除口腔呕吐物,以免误吸引起吸入性肺炎或窒息,观察呕吐物的颜色、性状和量,发现异常及时报告医师。

（7）药物治疗护理：肠梗阻期间禁止使用泻药，泻药不仅可加重腹痛，甚至可能导致肠穿孔，遵医嘱使用解痉药，并注意观察药物的疗效及不良反应。

（二）直肠癌并发肠梗阻

【案例简介】

患者，男性，69 岁，直肠癌肝转移术后 2 年 6 个月余，发现肝新发病灶 1 年 7 个月余，肺转移 5 个月，行 12 周期注射用奥沙利铂＋注射用亚叶酸钙＋氟尿嘧啶方案及 2 周期卡培他滨片口服化疗，之后行肝动脉化疗栓塞术及两次肿瘤微波消融治疗 10 个月后来我院就诊，主诉腹痛、腹胀、恶心，排便排气减少 3 天，行腹部 X 线片检查可见液面，结合病史诊断肠梗阻。遵医嘱给予禁食、禁水，营养支持，抑酸治疗，同时给予持续胃肠减压，间断灌肠治疗后，患者症状消失。

【案例分析】

1. 疾病特点　确诊直肠癌肝转移术后 2 年 6 个月余，先后出现肝、肺转移，行多疗程奥沙利铂＋注射用左亚叶酸钙＋氟尿嘧啶注射液及 2 周期卡培他滨片口服化疗，病情稳定，转移灶行肝动脉化疗栓塞术及肿瘤微波消融治疗，10 个月后出现肠梗阻症状来我院就诊，给予禁食水、营养支持、抑酸治疗，同时给予胃肠减压、间断灌肠治疗后，患者梗阻症状消失。

2. 肠梗阻的症状表现　患者晚期直肠癌复发、腹痛、腹胀、恶心，排便、排气减少。

3. 发生肠梗阻的原因及诱因　化疗后胃肠功能紊乱，直肠癌复发。

【问题解析】

1. 直肠癌肝、肺转移并发肠梗阻的诱因是什么？

引起肠梗阻的常见原因可分为机械性和非机械性两种。

（1）机械性肠梗阻：是指肠道被阻塞，其原因可由于肠管病变、肠管外压迫和肠管内异物阻塞 3 种情况。细分起来，肠管本身病变可以是先天的（如闭锁、狭窄、发育不全）、炎症性（如克罗恩病、细菌性和放射性小肠炎）、肿瘤（原发或转移、恶性或良性）、肠套叠等；肠管外压迫可以是疝（内疝、外疝）、粘连、先天性条索、扭转、肿块压迫（如肿瘤、脓肿、血肿、变异血管）；肠内异物阻塞可以是食入异物、胆石、粪石或粪便、钡剂、寄生虫。

（2）非机械性肠梗阻：一类是神经肌肉紊乱，包括肠麻痹性肠梗阻、肠段神经节缺如（如巨结肠症）；另一类是血管闭塞如动脉或静脉闭塞。该患者肠梗阻的原因与化疗及肿瘤复发压迫有关。

2. 直肠癌肠梗阻常见的临床表现有哪些？

直肠癌肠梗阻最主要的临床症状是腹痛、呕吐、腹胀、停止排便排气四大症状。

（1）腹痛：机械性肠梗阻因肠蠕动增强，常有阵发性腹绞痛。腹痛发作时病人常自感腹内有气体窜行，可见到或扪及肠型，闻及肠鸣音；如果是不完全性肠梗阻，当气体通过梗阻后，疼痛骤然减轻或消失；肠扭转和肠套叠时，因肠系膜过度受牵拉，疼痛呈持续性并阵发性加重；到病程晚期由于梗阻以上肠管过度扩张、收缩乏力，疼痛的程度和频率都减轻；当出现肠麻痹后，腹痛转变为持续性胀痛。

（2）呕吐：呕吐的频度、呕吐量及呕吐物性状随梗阻部位的高低而有所不同。低位梗阻，呕吐较晚，次数也较少，低位梗阻由于细菌繁殖作用，呕吐物具有粪臭味。

（3）腹胀：梗阻时因肠管扩张而引起腹胀，腹胀程度因梗阻是否完全及梗阻部位而异。

完全性梗阻，部位越低，腹胀越明显。直肠癌复发时完全性梗阻，由于肠管贮存功能可不出现腹胀，出现早而频繁的呕吐，造成水、电解质和酸碱平衡紊乱。

（4）排气排便停止：肠梗阻因为肠内容物运送受阻，不能排出体外，故肛门停止排气排便。但必须注意，梗阻部位远端的肠内容物仍可由蠕动下送。因此，直肠癌复发肠梗阻可很早就出现排气、排便停止症状。

3. 如何及时发现和判断晚期直肠癌的肠梗阻？

（1）加强专科知识学习，了解患者病情进展情况。

（2）了解相关并发症，发现问题及时报告及时处理。

（3）加强与患者沟通，倾听其主诉。

（4）了解肠梗阻的主要临床症状：腹痛、呕吐、腹胀、停止排便排气。

（5）注意观察患者的排便、排气情况。

4. 直肠癌肠梗阻的处理措施有哪些？

（1）禁食、禁水。

（2）留置胃管并行持续胃肠减压，观察引流液性状、量及颜色，保持半坐卧位。

（3）监测生命体征及神志的变化。

（4）密切观察病情变化，腹痛、腹胀、呕吐及排气排便情况。

（5）根据尿量、中心静脉压的变化补液，纠正水、电解质紊乱和酸碱失衡，应用抑酸药，必要时输血。

（6）防止感染和中毒，应用抗生素。

（7）记录 24h 出入量。

（8）其他，如中医、中药及针灸。

（9）必要时手术治疗。

5. 如何护理直肠癌肠梗阻？

（1）责任护士加强巡视，密切观察病情变化。

（2）耐心倾听患者主诉并给予心理安慰，缓解紧张情绪，降低患者恐惧心理。

（3）卧床休息，头偏向一侧或抬高床头，避免呕吐引起窒息。

（4）禁食、水，准确记录呕吐物及胃液的量和颜色。

（5）遵医嘱及时给予灌肠等处理。

（6）注意观察尿量，必要时监测中心静脉压。

（7）观察排便及排气情况，必要时检测肠鸣音恢复情况。

（8）口腔护理、保持口腔卫生，防止因禁食发生口腔感染。

（9）胃肠减压者胃管护理：妥善固定，防止扭曲、折叠；定期进行胃管冲洗，保持引流通畅；观察胃液的量及颜色、性状并记录，定期更换负压引流瓶。

（郭洪霞　林　琳）

三、肝破裂出血

【案例简介】

患者，男性，55 岁，肝癌术后晚期肿瘤复发，肝、肺多发转移，行多次化疗和放疗，为进一步就诊，收入院。患者在病房活动时，突然主诉肝区剧烈疼痛，在给患者测生命体征的同时发现患者神志淡漠，脉搏细速，皮肤湿冷，血压下降，出冷汗。立即通知医生，查体发现患者腹膜刺激征阳性，行腹部 B 超检查提示腹腔内有大量血液。化验血结果显示红细胞、血红蛋白、血细胞比容等数值明显下降，给予急诊行介入治疗，过程顺利，转危为安。

【案例分析】

1. 疾病特点　肝癌病史 3 年，行多次化疗及放疗，放疗后发现肝、肺多发转移，经积极对症处理，患者病情未进一步恶化。

2. 肝破裂出血的症状表现　先是出现肝区疼痛，尔后出现失血性休克的表现，有典型的腹膜刺激征。

3. 发生肝破裂出血的原因及诱因　肿瘤增大、活动时挤压肝等。

【问题解析】

1. 晚期肝癌肝破裂出血的原因和诱因是什么？

（1）癌肿位置表浅，肝包膜脆而薄弱，轻度外力冲击极易导致破裂出血。

（2）肿瘤生长迅速，瘤体供血不足发生破裂、出血、坏死，中心液化急剧增大导致外包膜破裂出血。

（3）肿瘤直接侵袭血管，出血。

（4）肿瘤破溃或液化后合并感染，出血。

（5）肝功能不良致凝血功能障碍加重出血危险。

（6）急性腹内压增加的因素，如咳嗽、呕吐等均可致肿瘤破裂出血。

2. 肝癌破裂出血有哪些常见临床表现？

（1）腹痛：右上腹持续性剧痛，向右肩或右肩胛放射。

（2）腹膜刺激征阳性，腹部压痛明显伴有腹肌紧张和反跳痛，以右上腹为明显。

（3）并发出血性休克，如皮肤黏膜苍白、脉搏增快、血压下降等。

3. 如何及时发现和判断晚期肝癌肝破裂出血？

（1）加强与患者沟通，倾听其主诉。

（2）分析有无引起肝破裂的因素。

（3）观察有无肝破裂出血的主要临床症状：肝区疼痛、脉速、面色苍白、四肢湿冷、大汗、血压下降、有无腹膜刺激征等。

（4）加强巡视，及时发现患者病情变化。

4. 肝破裂出血治疗措施有哪些？

（1）患者卧床休息，最好取右侧或仰卧中凹位。

（2）建立多条静脉通道，遵医嘱应用止血药物。

（3）准备介入治疗或手术治疗，做介入治疗前快速备皮、准备药物、做健康指导和心理疏导。手术治疗原则：彻底清创、止血，清除胆汁溢漏和建立通畅引流。术式有缝合术、肝动脉结扎术、肝切除术、肝切除并血管修补术。

（4）防治休克及应用抗生素抗感染治疗。

（5）术后严密观察病情并给予营养支持及保肝、对症治疗。

5. 如何护理肝破裂出血？

（1）加强巡视，了解患者病情，注意观察和倾听患者主诉。

（2）密切观察患者意识状态及生命体征变化。

（3）疼痛护理：评估患者疼痛的性质和程度，在诊断明确的前提下可遵医嘱给予镇痛药物治疗，并注意观察用药后的效果和不良反应。

（4）心理护理，积极给予安慰和鼓励，减轻患者恐惧、焦虑心情。

（5）建立 2 条静脉通道，遵医嘱及时准确应用止血药物并做好手术抢救准备。

（6）记录出入量，必要时监测中心静脉压。

（7）饮食护理，根据出血治疗不同阶段选择合理饮食，介入治疗后或手术后鼓励患者进食清淡、易消化、高热量、高蛋白质、低脂肪、高维生素饮食，避免进食刺激性食物，观察患者进食后消化情况，逐渐增加饮食量。

（郭丽萍）

第三节　其他并发症

一、上腔静脉压迫综合征

【案例简介】

患者，男性，57 岁，2013 年 1 月无明显诱因出现咳嗽、咳黄白色黏痰，气促、胸骨后疼痛，恶心、乏力、食欲缺乏、消瘦，于当地医院就诊给予抗感染治疗，症状未见好转，于 2013 年 3 月 20 日就诊我院。胸部 CT 检查考虑上纵隔恶性肿瘤，行 CT 引导下纵隔肿物穿刺活检术，病理（常规）检查提示小细胞肺癌。患者目前主诉头晕、头涨、嗜睡，入睡后鼾声大，咳嗽、咳黄白色痰，活动后心慌气短、乏力，颜面部肿胀，胸骨后疼痛。查体：颜面部充血肿胀，颈静脉怒张，双上肢水肿，杵状指，左锁骨上窝可触及 2cm×4cm 肿块，右颈部及右锁骨上窝可触及 3cm×4cm 及 2cm×4cm 肿块。嘱病人低盐饮食，卧床休息，取头高脚低位；遵医嘱给予吸氧、脱水、镇咳化痰治疗，并根据病理结果行依托泊苷注射液＋注射用卡铂静脉化疗。因上腔静脉压迫综合征，选择下肢静脉输液，于化疗后第 3 日上腔静脉综合征症状较前明显好转。

【案例分析】

1. 疾病特点　患者中年男性，主因咳嗽、咳黄白色黏痰，气促、胸骨后疼痛，恶心、乏力、食欲缺乏、消瘦就诊，胸部 CT 考虑上纵隔恶性肿瘤，行 CT 引导下纵隔肿物穿刺活检术，病理（常规）检查提示小细胞肺癌。

2. 上腔静脉综合征的症状及体征表现　颜面部充血肿胀，颈静脉怒张，上肢水肿，杵状指；主诉头晕、头涨、嗜睡、入睡后鼾声大，咳嗽、咳黄白色痰，活动后心慌气短、乏力。

3. 发生上腔静脉综合征的原因及诱因　该患者为右上肺小细胞肺癌，易发生肺内、肺外如锁骨上、纵隔等转移压迫右侧颈静脉、头臂静脉及上腔静脉或使其血管内癌栓形成，右侧头臂干及锁骨下动脉被包绕，气管受压向左侧移位压迫上腔静脉等。

【问题解析】

1. 什么是上腔静脉综合征（SVCS）？

（1）上腔静脉位于中纵隔，由两支无名静脉汇合而成，长 6～8cm，接受来自头颈、上肢和上胸部的血液进入右心房。上腔静脉为一薄壁、低压的大静脉，周围为相对较硬的组织，如胸骨、气管、右侧支气管、主动脉、肺动脉、肺门和气管旁淋巴结。这些部位的病变都有可能压迫上腔静脉导致 SVCS。在少见的情况下，纵隔的其他结构如食管、脊柱的病变也可引起 SVCS。奇静脉在上腔静脉进入右心房前 2cm 处由后方心包反折处汇入。上腔静脉上部受压后最主要的侧支血流可以通过奇静脉进入心房。其他侧支还有内乳静脉、侧胸静脉、脊柱旁静脉和食管静脉网。

（2）在上腔静脉部分或完全受阻后，随着静脉压力的增加逐渐引起侧支循环、浅表静脉扩张、面部淤血、结膜水肿、颅内压升高导致的头痛、视物模糊和意识障碍。

（3）上腔静脉也可因非肿瘤引起压迫或血管内栓塞。上腔静脉长期受压后往往会伴有静脉内血栓形成，这样的病人在治疗后很难达到完全缓解。

（4）上腔静脉综合征（SVCS）为肿瘤急症。据文献报道，70％小细胞肺癌所致的 SVCS 症状经过化疗可明显缓解，大部分在治疗后 3～4d 症状缓解，也有部分病例在治疗后一天得到缓解。但上腔静脉综合征者的总生存率较差，据报道只有 10％～20％的病人生存超过 2 年。

2. 上腔静脉压迫综合征病因有哪些？

（1）上腔静脉外因素：胸腔手术后纵隔局部血肿或升主动脉瘤等压迫上腔静脉。

（2）心包填塞：大量心包积液或胸腔手术后、心包出血、心肌梗死后，假性室壁瘤压迫右心房，引起上腔静脉回流不畅。

（3）纵隔炎症：慢性纵隔炎或慢性纵隔淋巴结炎、纵隔脓肿、特发性纵隔纤维化等。

（4）胸腔肿瘤：支气管肺癌最常见，其他有上纵隔的肿瘤、胸腺癌、胸内甲状腺肿、畸胎瘤、食管癌、恶性淋巴瘤、纵隔原发性恶性肿瘤，纵隔恶性肿瘤如转移性肺癌、纵隔淋巴结转移性肿瘤等。

3. 如何及时发现和判断上腔静脉压迫综合征？

（1）加强巡视，主动与患者沟通，耐心倾听患者主诉。主诉头晕、头涨，嗜睡，入睡后鼾声大，咳嗽、活动后心慌气短、乏力等症状及时报告医生。

（2）掌握上腔静脉压迫综合征的体征表现。发现肺癌患者颜面部充血肿胀、颈静脉怒张、上肢水肿等上腔静脉压迫综合征的临床表现时要及时报告医生。

4. 上腔静脉压迫综合征一般治疗都有哪些？

（1）鼻导管持续低流量吸氧。

（2）给予低盐低脂富含纤维素饮食，可少量多餐。

（3）适量补液，必要时应用利尿药脱水治疗。

（4）记录 24h 出入量，保持出入量平衡，防止水、电解质及酸碱失衡。

（5）遵医嘱行化疗或放射治疗。

5. 哪些方法可以帮助缓解上腔静脉综合征症状？

（1）限制水的摄入，每日输液不超过 1000ml ＋基础失水量和尿量。

（2）进食低盐低脂富含纤维素饮食，以防水钠潴留加重循环负荷和并发症发生。

（3）绝对卧床休息，避免剧烈活动，最好取半坐卧位以利于上肢静脉血液回流，减轻水肿。

（4）避免上肢输液，禁止使用上肢静脉输注化疗药物，以免加重 SVCS 症状及导致静脉炎或化疗液体外渗。此外，SVCS 症状明显的患者，此时不宜选择经外周静脉插管的中心静脉导管（PICC），以免造成送管不到位、血栓形成等并发症，可在化疗后，SVCS 症状缓解再行 PICC 置管术。

（5）保持排便通畅，必要时应用缓泻药预防便秘。

（郭　梅）

二、急性肿瘤溶解综合征

【案例简介】

患者，男性，41 岁，慢性肝炎病史 13 年，确诊肝硬化伴少量腹水 2 个月，因肝区不适查体发现肝右叶占位，大小为 6.5cm×5.7cm、3.5cm×3.0cm，化验 AFP 8700ng/L，于 2010 年 4 月入院，给予超声介入微波消融术，术后超声造影及磁共振显示，肿瘤完全性坏死，AFP 下降至 174ng/L。2012 年 6 月再次行肝肿瘤微波消融术，术后经皮穿刺肝门静脉超声介入注入化疗药，化疗后第 2 天，患者突然出现发热、恶心、呕吐、手足抽搐、少尿、水肿、心悸胸闷、全身不适，血生化结果提示高钾、低钙，对症治疗处理后症状缓解。

【案例分析】

1. 疾病特点　患者肝炎病史 13 年，超声介入微波消融术后效果明显，再次行肝肿瘤微波消融术及门静脉放化疗后出现肿瘤溶解综合征（ATLS），经对症处理后好转。

2. 肿瘤溶解综合征的临床表现　发热、恶心、呕吐、手足抽搐、少尿、水肿、心悸胸闷、全身不适。

3. 发生肿瘤溶解综合征的原因及诱因

（1）化疗药介入治疗：化疗是导致 ATLS 的主要诱发因素；化疗后 24～72h，肿瘤细胞快速溶解使细胞内容物进入血液循环，此时进入血液循环的细胞内容物超出了肝的代谢能力、肾的清除能力及破坏了血液缓冲机制，引起一系列代谢紊乱。

（2）患者化疗前血尿酸水平高、有脱水表现等也易发生 ATLS。

【问题解析】

1. 什么是肿瘤溶解综合征？

肿瘤溶解综合征是恶性肿瘤患者在进行细胞毒性药物治疗时，由于肿瘤细胞大量溶解破坏，其细胞内容物快速释放入血液，导致代谢异常、电解质紊乱而发生的一组综合征。主要表现为高尿酸血症、高钾血症、高磷酸血症、低钙血症及急性肾衰竭。

2. 如何预防急性肿瘤溶解综合征？

（1）预防尿酸盐沉积：化疗前及化疗后 2d，口服别嘌醇 500mg/（m² · d）［化疗期间 200mg/（m² · d）］，以防止尿酸产物过量积聚。

（2）适当水化治疗：化疗前 1d、化疗期间及化疗后 2d 内，每日给予糖盐 2000～2500ml/m² 水化，使每日尿量保持在 3000～4000ml，必要时可配合甘露醇及利尿药等。

（3）必要时碱化尿液：在碱性环境下不易引起尿酸沉积，因此要注意碱化尿液使其 pH≥7。具体措施：化疗前 1d 即开始给予碳酸氢钠 3～8g/d 静脉注射或碱性合剂 20～30ml，每日 3 次，尿酸正常时应停用。

（4）密切监测肾功能：根据病情严密监测尿酸、血钙、血磷及其他肾功能指标。若尿中尿酸与肌酐之比>1，对高尿酸血症的诊断其有特异性；如在尿中查到尿酸结晶，则更有助于高尿酸血症的诊断。

3. 如何及时发现和判断上腔静脉压迫综合征?

(1) 掌握患者的病情及治疗。

(2) 加强巡视,主动与患者沟通,倾听患者主诉。

(3) 及时发现肿瘤溶解综合征的症状:发热、恶心、呕吐、手足抽搐,少尿、水肿、心悸胸闷、全身不适等应及时报告医生并积极处理。

(4) 对高危肿瘤患者化疗时积极关注生化结果,给予及时有效处理。

4. 急性肿瘤溶解综合征的治疗措施有哪些?

(1) 大量补液进行水化治疗。大量静脉输液(水化)可降低尿酸。

(2) 必要时予利尿治疗,但要防止利尿过度造成血容量变化。

(3) 严密监测病情变化,每 3～4 小时监测电解质和心电图变化。

(4) 碱化尿液以降低血尿酸,化疗期间给予别嘌醇 200mg/(m^2·d),也可静脉输入 4% 的碳酸氢钠注射液。

(5) 各种代谢紊乱的对症治疗:①高尿酸血症,化疗期间给予别嘌醇 200mg/(m^2·d);②高磷血症,在利尿的基础上应用氢氧化铝凝胶;③高钾血症,5% 碳酸氢钠 60～100ml 静脉注射,必要时可 15～30min 重复 1 次,必要时血液透析。

(6) 积极治疗各种并发症,防止心脏和关节等器官的损伤。

5. 肿瘤溶解综合征的护理措施包括哪些?

(1) 高钾血症的护理:持续给予心电监护,严密观察生命体征及意识改变;注意观察高血钾的临床表现,如全身无力、手足麻木、面色苍白、肌肉酸痛、心律失常等。每 4～6 小时复查电解质,监测血钾动态变化。为了确保血钾监测结果的准确性,留取血钾标本时须注意避免在输液侧肢体抽取血样标本,采血时保证采血针及试管的干燥,选用 7 号以上针头,避免止血带结扎时间过长及对采血肢体进行较多的拍打、屈伸运动。血标本抽出后,取下针头,避免震荡,立即送检,减少人为因素造成的溶血。

(2) 高尿酸血症的护理:准确记录 24h 出入量并观察患者的尿量、尿色、尿比重;每班评估患者全身水肿情况;化疗开始后 7d 内每日化验检查肾功能;避免治疗、护理过程中加重电解质紊乱和引起肾功能不全的因素。

(3) 高磷血症和低钙血症的护理:密切观察患者尿液情况,如出现尿液浑浊或结晶,及时报告医生;出现抽搐时立即让患者平卧、头偏向一侧,以保持呼吸道通畅,立即吸氧,必要时给予吸痰或齿间放置压舌板防止舌咬伤;密切观察患者意识、瞳孔及生命体征的变化,严密观察有无低血压及心律失常等;保护好抽搐关节和皮肤,避免强行按压肢体,注意安全,避免坠床,必要时加用床档,加强安全管理。

(4) 加强饮食管理:ATLS 患者应给予低钾、低嘌呤、低磷、优质蛋白饮食,限制食用菠菜、橘子、香蕉等高钾食物。鱼类、动物内脏、坚果等食物含磷和嘌呤较高,进食时应水煮后弃水再加调料食用或不食用,进食蛋类食物时应弃去蛋黄;肾功能不全的患者给予低盐、优质蛋白饮食,同时供给足够的热量,避免因组织蛋白分解而加重肾负担。

(黄玉荣)

第3章 肿瘤专科护理技术中的常见问题

第一节 PICC置管问题

一、多次置管

【案例简介】

患者，女性，73岁，部队退休干部，甲状腺癌10年，伴多发骨转移淋巴结转移8年。自2003年3月开始，已行多周期治疗：注射用博来霉素化疗，唑来磷酸钠对症治疗，赫赛汀辅助靶向治疗，后期因治疗效果不明显，病情呈缓慢进展性发展，2012年6月停止治疗。2012年10月因体重1个月内下降13kg，为行PICC置管进行胃肠外营养治疗入院。患者主诉生活基本不能自理，在治疗的近10年中因化疗均使用PICC通道进行输液，曾在左右臂交叉置管4次，其中3次为超声仪引导下PICC置管，平均留置时间为8~13个月，为再次行超声引导下PICC置入院。置管前评估患者一般情况差，消瘦明显，查体双上肢无可见或可触摸的外周静脉，超声探查见上臂静脉管径细，内膜增厚、粗糙，存在置管失败可能。

【案例分析】

1. 疾病特点 患者老年女性，确诊甲状腺癌10年半，多发骨转移淋巴结转移8年，行多周期化疗及辅助治疗后效果不理想，全身静脉化疗及辅助治疗期长，双上臂浅表静脉血管损伤很严重。目前的治疗需置入PICC导管输液以改善生存质量。

2. 一般情况 患者消瘦，短时间内体重下降明显，进食少，外周血液循环差。2003年5月左肘窝下2cm贵要静脉置入PICC导管并留置10个月，2005年超声引导下左上臂8cm处置入PICC导管并留置12个月，2007年超声引导下右上臂9cm处置入PICC导管并留置8个月，2010年超声引导下右上臂9cm处置入PICC导管并留置13个月。此次入院查体，经目测触摸、超声探查见上臂静脉管径细，内膜增厚、粗糙，存在置管失败可能。

3. PICC置管困难的原因及诱因

(1) 上臂静脉损伤严重：该患者病程长达10年，且经历了多年全身静脉化疗，静脉损伤严重，导致再次置管困难；另外该患者曾行4次PICC置管，长期留置导管对血管壁产生机械摩擦，造成血管内皮损伤，至血管壁硬化，弹性下降或消失，导致置入PICC导管困难。

(2) 穿刺困难大：患者消瘦，皮下脂肪层缺乏，血管周围支撑组织松弛，体表探查固定难度大，超声引导下置管时探头稳定性不易控制，再次置入PICC导管难度增大。

【问题解析】

1. 什么是PICC?

经外周静脉插入的中心静脉导管，其导管尖端位于上腔静脉下1/3段或上腔静脉和右心房连接处，用于为患者提供中期至长期的静脉治疗，提供中长期静脉输液通道，减少反复静脉穿刺带来的痛苦，以保护患者外周血管。

2. 如何评估 PICC 置管困难的程度? 如何处理?

(1) 评估 PICC 置管困难的程度通常用目测法, 即请具有 PICC 置管资质的专职人员目测评估或在超声引导直视下评估双上臂血管的情况, 也可以凭解剖学知识结合临床经验触摸血管情况。

(2) 但本例患者肘部血管条件差, 无法实施盲穿置管。超声影像下显示右肱静脉是唯一可能置入 PICC 的静脉, 但其管径细、弹性差、不充盈, 内径和 4F 的 PICC 导管管径相差无几, 血管内膜粗糙, 且肱静脉与肱动脉部分重叠且并行, 皮下脂肪薄, 所以探头的放置及进针的角度都难以把握。

(3) 该病例的处理经验: 首先对评估的情况如实跟患者及家属沟通, 取得患者的合作, 并签署知情同意书, 医生开医嘱后方可执行。其次操作者由 1 名心理素质良好、穿刺技术好、经验丰富、遇事能沉着冷静应对、取得 PICC 专业资格证的护士操作。有文献报道, 操作者良好的心理状态是提高 PICC 穿刺成功的关键, 不良心理状态是导致 PICC 穿刺失败的主要原因之一。再次构建穿刺方案。本例患者消瘦明显, 肌肉松弛, 固定探头和穿刺困难。①要求助手戴无菌手套将消毒好的术肢稍抬高 10°左右。②助手将自己的手掌垫在患者术肢下方, 根据操作者的需要随时垫高或降低穿刺部位, 配合操作者固定探头和选择穿刺部位。本例患者肱静脉与肱动脉零距离并行, 助手将搏动的动脉固定好, 这样减少因动脉的搏动影响静脉的穿刺。做好充分的准备工作后, 操作者屏住呼吸精准地进行穿刺, 一次穿刺成功。③成功穿刺后送导丝、松止血带, 在送导管前再次扎止血带在腋下位置, 使穿刺处至腋下位置的血管充盈利于送管, 送管大约 10cm 左右松止血带, 使导管由腋下静脉进入到锁骨下静脉至上腔静脉, 术后摄 X 线片定位, 位置正常。因超声下显示血管内经和 4F 的 PICC 导管管径相差无几, 置管早期沿血管走向外贴康惠尔增强型透明贴, 预防静脉炎, 所以本例患者使用 PICC 导管直至治疗结束, 无并发症发生。

(4) 本例患者能成功置入第 5 根 PICC 导管, 主要特点: 第一, 患者密切配合; 第二, 操作者有高超的超声引导下的穿刺水平; 第三, 助手配合好。

(邓壮红)

二、右锁骨骨折、左颈内淋巴结肿大患者置管

【案例简介】

患者, 女性, 45 岁, 结肠癌 2 年伴多发骨转移、淋巴结转移半年。2013 年 1 月行规范治疗: 方案为 XELOX, 注射用奥沙利铂 250mg 静脉滴注第 1 天 (d1); 卡培他滨片: 早 1.5g 口服、晚 2.0g 口服第 1~14 天 (d1~14)。化疗过程中各项生命体征平稳, 未出现明显恶心、呕吐症状, 无明显手足发麻症状, 2013 年 2 月门诊以结肠癌第 2 次化疗收入院。患者入院主诉生活自理, 2012 年右锁骨骨折术后体内置入钢板, 右上肢活动受限, 第一次化疗途径为左侧锁骨下 CVC 导管, 化疗期间患者未出现明显的不良反应, 5d 后带管出院, 第 6 日主诉置管处疼痛且高热 39℃, 急诊超声示锁骨下静脉血流通畅, 距穿刺处 2cm 处有 1.5cm×1cm 长约 3cm 血栓, 后经门诊退热溶栓后拔除 CVC 导管。此次入院化疗, 计划经左臂超声引导下置入 PICC 导管。PICC 置管护士会诊, 评估患者一般情况尚可, 右锁骨骨折无法配合置管且患者拒绝右侧置管, 目测左臂静脉可以进行穿刺术, 因左锁骨下静脉血栓史, 左侧颈内淋巴结肿大约为 2cm×2cm×2cm, 会导致送管困难。此次入院血常规及凝血功能正常, 需置管后进一步

治疗肿瘤。

【案例分析】

1. 疾病特点　患者中年女性，确诊结肠癌 2 年，伴多发骨转移、淋巴结转移 6 个月，既往右锁骨骨折史，体内钢板固定，右胳膊活动受限，左侧经锁骨下 20d 前曾行 CVC 置管术且血栓形成，溶栓后拔除 CVC 导管。左侧颈内淋巴结肿约为 2cm×2cm×2cm。

2. 一般情况　患者中年女性，结肠癌 2 年，伴多发骨转移、淋巴结转移半年，生活基本自理，主动配合置管。

3. PICC 置管困难的原因及诱因　该患者近期右锁骨骨折病史，体内钢板固定，曾行左锁骨下静脉 CVC 置管且静脉血栓形成史，左侧颈内淋巴结肿大小为 2cm×2cm×2cm。行 PICC 置管位置选择受限，穿刺难度大，送管至上腔静脉存在多种困难。

【问题解析】

1. 什么是 PICC?

经外周静脉插入的中心静脉导管，其导管尖端位于上腔静脉下 1/3 段或上腔静脉和右心房连接处，用于为患者提供中期至长期的静脉输液治疗通道，减少反复静脉穿刺带来的痛苦，保护患者外周血管。

2. 如何评估 PICC 置管困难的程度?

评估 PICC 置管困难的程度通常用目测法，即请取得 PICC 置管资质的专职人员仔细目测评估或在超声引导直视下评估上臂血管的情况。患者左侧上臂血管条件可以置入 PICC 导管，但左侧锁骨下静脉 CVC 置管后血栓史，且左侧颈内淋巴结肿大，难以评估导管到达锁骨下静脉后能否到达上腔静脉。

3. 如何处理 PICC 的置管困难?

(1) 对评估的情况如实跟患者及家属沟通，取得患者的合作，并签署知情同意书。

(2) 构建好穿刺方案，做好充分术前准备；选择助手，配合操作者操作。操作者动作轻柔，送导管至锁骨下静脉时遇有阻力，不能用暴力送管，可退出导管 10cm，助手协助患者变换体位，嘱患者缓慢半坐位，再轻柔缓慢送管；同时嘱患者头转向术侧，下颌抵住锁骨以防止导管误入颈静脉。调整体位后顺利将导管送至预留长度，超声检查颈静脉内未见导管影，固定导管。术后经 X 线检查示导管尖端位于上腔静脉下 1/3 段，位置正常，置管成功。

(邓牡红)

三、艾滋病患者置管

【案例简介】

患者，女性，32 岁，主因发现胸腔积液、腹水，全身淋巴结肿大，低热，考虑为淋巴瘤为进一步检查治疗收入院。入院后检查确诊为艾滋病晚期同时伴有宫颈恶性肿瘤，经 2 个月余治疗，病情逐渐发展，持续高热，全血象下降，眼睑下垂，四肢瘫痪。外周血管经多次反复穿刺损伤严重，给予 PICC 置管，经 2 次穿刺后成功置入 PICC 导管。

【案例分析】

1. 疾病特点　患者年轻女性，确诊并治疗艾滋病 2 个月余。艾滋病又称获得性免疫缺陷综合征，是由人类免疫缺陷病毒（HIV）引起，HIV 破坏人的免疫系统，使免疫功能部分或完全丧失，丧失抵抗各种疾病的能力，一般在发病后 2~3 年死亡。艾滋病患者是一群特殊患者，其抵抗能力低下，轻微的感染就可能导致患者出现生命危险，因此在 PICC 置管时无菌操作极其重要。另外，血液是艾滋病的主要传播途径之一，在操作的过程中操作者要多次接触到患者的血液，所以操作者有心理压力，担心针刺伤感染艾滋病。

2. 一般情况　患者年轻女性，艾滋病并出现大量胸腔积液、腹水，全身淋巴结肿大，持续高热，全血象下降，眼睑下垂，四肢瘫痪。治疗 2 个月后外周血管经多次反复穿刺损伤严重。

3. 置入 PICC 困难的原因及诱因

（1）该患者为艾滋病患者，是一种特殊的疾病，人类免疫缺陷病毒破坏人的免疫系统，使免疫功能部分或完全丧失，易受各种病原微生物的侵袭，即使在正常情况下对人非致病的细菌都有可能对患者造成致命的危险，置入 PICC 导管这种损伤性操作不仅对艾滋病患者带来痛苦及感染的危险，而且给操作者带来很高的职业风险，针刺伤的危害已经受到整个社会的重视，而针刺伤后的血液是感染艾滋病的主要传播途径之一。在操作中应严格无菌操作及规范操作，预防针刺伤，保持患者及操作者的生命。

（2）患者持续治疗 2 个月，平均每日行外周静脉采血及输液 2 次，外周血管经多次反复穿刺损伤严重，想再次建立外周静脉通道进行治疗，但极其困难。

【问题解析】

1. 什么是 PICC 导管？

经外周静脉插入的中心静脉导管，其导管尖端位于上腔静脉下 1/3 段或上腔静脉和右心房连接处，用于为患者提供中长期静脉输液通道，减少反复静脉穿刺带来的痛苦，以保护患者外周血管。

2. 如何评估 PICC 置管困难的程度？

（1）评估 PICC 置管困难的程度通常用目测法，即请取得 PICC 置管资质的专职人员仔细目测评估或在超声引导直视下评估上臂血管情况，也可以凭解剖学知识，结合多年的临床经验评估血管情况。

（2）本例患者的主要困难：①患者是艾滋病患者，是一种传染病，而血液传播是艾滋病传播的 3 大主要途径之一，其中对医护人员来说针刺伤是主要的感染途径。所以在操作过程中要求保证穿刺成功率，而且操作过程中要绝对避免针刺伤，避免传染危险。②患者外周血管损伤严重，置管存在困难。

3. 如何处理 PICC 置管困难？

（1）对评估的情况如实跟患者及家属沟通，取得患者的合作，并签署知情同意书。

（2）操作者由 1 名心理素质良好，穿刺技术好，经验丰富，遇事能沉着冷静应对，取得 PICC 专业资格证的护士操作。有文献报道，操作者良好的心理状态是提高 PICC 穿刺成功的关键。

（3）构建穿刺方案，做好充分的术前准备。因患者病种特殊，无菌原则极其重要。术者应穿着隔离衣、手术裤，戴手术帽、口罩、护目镜，穿鞋套，并戴 2 副无菌手套，在整个操作过程中，动作轻柔防止针刺伤，防止穿刺血液喷溅传染操作者。本例患者第一次穿刺失败，松止血带，让助手戴无菌手套协助按压穿刺点 20min 后，更换静脉重新穿刺成功。术后经 X 线检查示导管尖端位于上腔静脉下 1/3 段，位置正常，置管成功。

（4）助手也应着穿隔离衣、手术裤，戴手术帽、口罩、护目镜，穿鞋套，并戴无菌手套。为保护患者及操作者，对操作过程中产生的被患者血液污染的敷料及其他物品应收集集中、专门处理。

4. 本例传染病患者能成功置入 PICC 导管的经验有哪些?

主要有三点:第一,患者能很好地配合,依从性好;第二,操作者高超超声引导下的穿刺水平及良好的心理素质及体力;第三,助手能很好地协助患者摆体位。

(邓壮红)

四、重度烧伤患者置管

【案例简介】

患者,男性,50 岁,2012 年 2 月因确诊胃癌肝转移需静脉化疗收入院。入院后评估患者一般状况尚可,身高 170cm,体重 71mg,营养中等,脸部曾行植皮术。患者因 3 年前胸背部及双上肢烧伤,双上肢烧伤面积达 80%,治愈后双上肢常规静脉穿刺处瘢痕严重,双上肢建立静脉通道困难。给予行 PICC 置管术。超声评估患者双上肢血管条件,肘以上 12cm、皮下 1.5cm 处静脉符合置管要求,在超声引导下给予右上臂贵要静脉穿刺,经瘢痕穿刺 2 次后置管成功。

【案例分析】

1. 疾病特点 患者中年男性,确诊胃癌肝转移,需行全身静脉化疗。因有 3 年烧伤史,以躯干及双上肢为主外周静脉穿刺困难,给予行 PICC 置管术。超声评估双上肢血管,肘以上内侧靠腋下 12cm、皮下 1.5cm 处静脉可行 PICC 置管,置管及后期维护的难度大。

2. 一般情况 中年男性,确诊胃癌肝转移,一般情况尚可,营养中等。既往有烧伤史。双上肢大量瘢痕,浅表静脉血管烧伤挛缩畸形。

3. PICC 置管困难的原因及诱因 该患者为中年男性,胃癌肝转移,治疗时间长,需携带 PICC 导管半年以上。因其烧伤后可行穿刺的部位靠近腋下,对患者的体位要求较高,需患者将穿刺的右肢尽量外展 120°以上,且尽可能外旋。对操作时术者体位、经验要求高,其次烧伤后皮肤瘢痕增加穿刺难度。

【问题解析】

1. 什么是 PICC 导管?

经外周静脉插入的中心静脉导管,其导管尖端位于上腔静脉下 1/3 段或上腔静脉和右心房连接处,用于为患者提供中期至长期的静脉输液通道,减少反复静脉穿刺带来的痛苦,以保护患者外周血管。

2. 如何评估 PICC 置管困难程度?

(1) 评估 PICC 置管困难程度通常用目测法,即请取得 PICC 置管资质的专职人员仔细目测评估或在超声引导下评估双上肢血管情况,也可依据解剖学知识结合多年临床经验评估血管情况。此病例目测全是烧伤后的重度瘢痕,双上肢无任何可穿刺静脉,无法直接建立静脉通道。

(2) 本例患者主要的困难如下:①穿刺困难。患者肘以下静脉因烧伤致皮肤血管挛缩畸形,基本无可穿刺静脉,肘以上内侧靠腋下 12cm 处、皮下 1.5cm 处超声可行 PICC 置管静脉。所以在操作过程中要求患者将穿刺的右肢尽量外展 120°以上,且尽可能外旋,这样有利于操作者操作。也有文献报道,特殊患者术肢外展 120°能提高置管成功率。操作者也应调整体位顺应血管走向，操作者体力消耗增加。②维护困难。患者双肢大量瘢痕存在，因穿刺再次损伤，穿刺后伤口愈合缓慢，且瘢痕皮肤长期贴透明敷料有可能会引起过敏溃烂，维护存在一定困难。

3. 如何处理 PICC 置管困难？

（1）对评估的情况如实与患者及家属沟通，取得患者的合作，培训患者置管术中配合动作，争取最大限度配合，并签署知情同意书。

（2）操作者由心理素质良好、体力好、穿刺技术高超、经验丰富、遇事沉着冷静应对、取得 PICC 专业资格证的护士担当。

（3）设计穿刺方案，做好充分的术前准备。因患者体位特殊，对操作助手做好培训。

（4）置管中配合：患者将术肢外展 120°以上并外旋。操作者顺应血管走向，在超声引导下行右上臂贵要静脉穿刺，因瘢痕皮肤穿刺时患者疼痛感明显且穿刺困难，第一次穿刺失败，松止血带，让助手戴无菌手套协助按压穿刺点 10min 后经第 2 次穿刺后成功，置入 PICC 导管。置管耗时长，患者疼痛感明显。术后经 X 线检查示导管尖端位于上腔静脉下 1/3 段，位置正常，置管成功。

（5）置管后护理：难点是穿刺点伤口愈合困难，为促进穿刺处尽快止血及愈合，应用具有消炎止血及促进伤口愈合的功能型伤口敷料外敷穿刺处，再用弹力绷带加压包扎止血，24h 后换药。一周后再次维护时发现敷料范围内皮肤发红，且主诉敷料处瘙痒，给予止痒膏处理并更换透明敷料后明显好转。留置导管半年时间内导管状态良好，直至治疗结束拔管，未见严重并发症发生。

（邓牡红）

五、经下肢静脉置管

【案例简介】

患者，男性，42 岁，2010 年 3 月确诊结肠癌半年后广泛转移，曾行多周期化疗及靶向治疗，2011 年 10 月患者再次入院治疗时衰竭明显，主诉憋喘，呼吸 30 次/分，左颈部肿胀，左右上肢臂围比基础臂围肿胀 3cm，且有轻度疼痛。追溯病情，10d 前在院外行左颈内静脉置管术，因患者憋喘给予拔除后未诉不适。入院后超声显示左颈内、左上肢血栓形成，左颈内静脉狭窄 100%，左锁骨下静脉、腋下静脉、左贵要静脉狭窄 70%～100%；同时右颈内静脉、右锁骨下静脉、右下静脉、右贵要静脉上臂段狭窄 70%～90%。确诊深静脉血栓后，即组织相关医疗及护理专家会诊，制订下一步治疗处理方案：抗凝、扩血管；改善微循环，隔日查出凝血时间，每周复查 B 超。建议从下肢置入巴德 4F 三向瓣膜式 PICC 导管进一步治疗。即行床旁超声引导下股静脉置入 4F 三向瓣膜式 PICC 导管，过程顺利，留置导管 2 个月余，至治疗结束未见下肢静脉血栓形成。

【案例分析】

1. 疾病特点 患者青年男性，肿瘤晚期，结肠癌广泛转移 1 年半，曾行多周期化疗及靶向治疗，衰竭明显，主诉憋喘，病情进行性加重。因肿瘤晚期处于高凝状态，引起血栓形成。有文献报道，导管置入后，体表创面被血浆、组织蛋白包裹，纤维蛋白在导管内面沉积。细菌可以附着在其上，并迅速被生物膜包裹，免受机体吞噬，由此形成血栓。

2. 一般情况 青年男性，肿瘤晚期，一般情况差，憋喘明显，血栓形成史。无上肢静脉置管适应证。

3. 该病例 PICC 置管困难的原因及诱因　该患者为青年男性，肿瘤晚期，多次化疗及靶向治疗，患者处于高凝状态，10d 前左颈内大静脉置管术，后深静脉血栓形成。PICC 置管禁忌证存在。根据 2011 版静脉输液指南：抗感染型 CVC 留置 1 个月，且形成血栓的概率比 PICC 导管高。该患者不适合留置 CVC。而从下肢置入 PICC 导管，缺少经验，但从患者急需要建立静脉输液通道考虑，给予股静脉置入 PICC 导管。

【问题解析】

1. 什么是 PICC 导管?

经外周静脉插入的中心静脉导管，其导管尖端位于上腔静脉下 1/3 处或上腔静脉和右心房连接处，用于为患者提供中长期静脉输液通道，减少反复静脉穿刺带来的痛苦，以保护患者外周血管。

2. 如何评估 PICC 置管困难的程度?

(1) 评估 PICC 置管困难的程度通常用目测法，常规选择肘部或上臂静脉进行置管。本例患者因上肢静脉血栓形成，即请取得 PICC 置管资质的专职人员评估下肢血管的情况，并凭解剖学知识及多年的临床经验触摸血管情况，评估股静脉管径，静脉瓣少，位置固定，血管走行直，穿刺成功率高，可以经股静脉置管。

(2) 本例患者主要的困难如下：①穿刺困难。由于股静脉在股动脉的内侧上行，超声引导下显示动静脉紧密伴行，对术者穿刺技术及心理素质要求高。另外，股静脉的体表解剖特点，其距离会阴部较近，容易被汗水、排泄物污染，易造成导管感染，故穿刺时应尽量远离会阴部，以利于后期维护。②置管长度测量困难。因股静脉在股动脉的内侧上行，经腹股沟韧带的深面，移行为髂外静脉。髂外静脉再向上延伸至同侧的髂总静脉，髂总静脉由此斜向内上方，与同侧的同名静脉合成下腔静脉。髂总静脉汇合处在腹前壁的体表投影位于脐中心略偏下方，根据参考文献可知，髂总静脉体表投影距离脐中心 (15.2±3.4) mm。故置管长度可选择从穿刺点量至腹股沟至脐的距离。由于下腔静脉分支有肝静脉和肾静脉，应尽量使穿刺点远离脏器官，这样能避免导管游移到各器官中。此种长度确定方法能确保 PICC 的尖端在下腔静脉起始段内，而不容易进入肝静脉和肾静脉。根据此方法，准确测量置管长度，本例患者预留置 PICC 导管长度为 30cm。③维护困难。护理时应保持股静脉穿刺处皮肤清洁干燥，维护时严格无菌操作，消毒范围为穿刺点上下 15cm。另外留置导管期间位置较特殊要注意保护患者隐私，且保证输液管路固定好，防止牵拉脱管。

3. 如何处理 PICC 置管困难?

(1) 对评估的情况如实跟患者及家属沟通，取得患者的合作，且培训患者练习体位。患者仰卧位，术肢屈曲、外展外旋并放于术床上，并签署知情同意书。

(2) 操作者心理素质良好、穿刺技术高超、经验丰富、遇事沉着冷静、取得 PICC 专业资格证。

(3) 设计穿刺方案，做好充分的术前准备。因患者体位特殊，对助手进行培训沟通。

(4) 置管中配合：患者将穿刺右下肢尽量外展 45° 并稍外旋。操作者在超声引导下明确静脉进行穿刺操作，顺应血管向脐中心走向，经穿刺针送导丝，随后局麻扩皮，送血管鞘，拔导丝，送入 PICC 导管 30cm，过程顺利。术后经 X 线摄片确认导管尖端位于第 5 腰椎处，在下腔静脉内。

(5) 置管后护理：穿刺点置管后 24h 进行维护，穿刺点见少量渗血渗液，以后每周维护 1次，因距离会阴部较近，易被汗水、排泄物污染，易造成导管感染，护理时应保持股静脉穿刺处皮肤清洁干燥，严格无菌操作，消毒范围为穿刺点上下 15cm。保证输液管路固定好，防止牵拉脱管。

（邓牡红）

第二节　CVC 维护常见问题

【案例简介】

患者，男性，44 岁，主因直肠癌为行手术治疗于 2012 年 12 月 3 日收入我院。完善各项术前检查，有外科手术指征，择期进行手术，2012 年 12 月 6 日行腹腔镜下直肠癌切除术。术中行右颈内静脉导管置入术，术后第 3 日患者主诉颈部皮肤瘙痒，观察贴膜下皮肤出现大量水疱、渗液并有脓性分泌物。

【案例分析】

1. 疾病特点　患者青年男性，直肠癌行手术切除，术中行右颈内静脉导管置入术，过程顺利。

2. 一般情况　青年男性，直肠癌术后，现一般情况好，术中右颈内静脉置入 CVC 导管。

3. 出现皮肤过敏及感染的原因及诱因

（1）该患者为青年男性，直肠癌术后 3d，因穿刺处贴膜透气性差，或患者对粘胶及贴膜材质过敏引起水疱，术后患者免疫力低下。

（2）颈内静脉穿刺处皮肤较薄，碘酊及乙醇消毒对皮肤刺激，导致皮肤损伤。

（3）颈内静脉穿刺处活动幅度较大，皮肤和贴膜之间牵拉、摩擦导致皮肤损伤出现水疱。

（4）未严格落实无菌原则。

【问题解析】

1. 什么是 CVC 导管？

中心静脉置管（central venous catheter，CVC）是经过皮肤直接自颈内静脉、锁骨下静脉或股静脉等进行穿刺，沿血管走向直至腔静脉的插管。中心静脉因其管径粗、血流速度快、血流量大、插入导管长度相对较短、穿刺成功率高，不受输液液体浓度及 pH 的限制、输入液体很快被血液稀释，而不引起对血管壁的刺激及血管并发症少等优点，已被广泛用于输入静脉高营养、化疗药物、大量输血、补液及中心静脉压测定。

2. 如何评估导管维护中的问题？

（1）评估患者全身状况，有无发热等。

（2）评估 CVC 导管有无损伤、留置时间。

（3）穿刺点皮肤有无红肿、压痛、硬结、皮肤温度升高、分泌物等。

（4）贴膜有无潮湿、污染、松动等，应定时检查更换贴膜时间。

（5）外露长度是否正确。

3. 如何处理困难 CVC 置管？

（1）对评估的情况如实跟患者及家属沟通，取得患者的合作。

（2）严格无菌操作。

（3）该患者主诉贴膜处痒痛并出现脓性分泌物情况时轻柔无张力去除贴膜，以防皮肤撕裂，造成第二次创伤。

（4）固定导管，防导管脱出。

（5）去除贴膜后水疱破裂出现淡黄色渗液，用无菌干棉签清除渗液及脓性分泌物。

（6）将脓性分泌物做细菌培养及药敏并根据结果遵医嘱应用抗生素。评估脓性分泌物变化。无菌纱布覆盖穿刺部位，每日更换敷料。为预防患者皮肤过敏，消毒液待干后再贴贴膜，以后常规每3天导管维护1次，并应用抗过敏的透气贴膜。

（7）静脉输液治疗指南指出不建议采取定期更换CVC导管的方法，来降低导管相关性血流感染的发生。

第三节　输液港维护常见问题

一、输液港移位阻塞

【案例简介】

患者，女性，36岁，左乳腺癌改良根治术＋腋下前哨淋巴结清扫术10个月余，经PICC通道行8周期AC方案（表柔比星、环磷酰胺）化疗结束并拔除导管。为进行进一步检查治疗于2013年2月10日入院，完善各项检查发现患者右侧乳腺及右腋下淋巴结并肺转移，左上肢淋巴已水肿，医生建议行锁骨下静脉置入输液港进行下一步治疗，患者及家属签字同意。第2日在手术室局部麻醉下行输液港置入术，置入巴德三向瓣膜式8F输液港，过程顺利，术后经X线检查示导管尖端位于上腔静脉下1/3处，位置正常，输液港置入成功。第1日、第2日经输液港抽回血通畅，经输液港静脉输液通畅，第3日经输液港进行静脉化疗，过程顺利未诉不适，1周后正常维护后出院。20d后再次入院化疗，进行输液港穿刺时出现输液不畅合并抽回血困难，考虑导管阻塞。

【案例分析】

1. 疾病特点　青年女性，乳腺癌多处转移，曾行PICC置管及多次化疗，病情进展后行皮下输液港置入术，第1个疗程经输液港穿刺静脉化疗，过程顺利。

2. 输液港置入的症状　患者行皮下置入式输液港后，第1个疗程过程顺利，未诉不适，治疗间歇20d后，再次入院治疗时发现输液港阻塞，患者主诉感觉无异常。

3. 输液港阻塞的原因及诱因　①常见的原因为导管内血凝块堵塞或颗粒物质导致导管阻塞；②导管维护不规范导致血凝块堵塞导管；③导管移位。

【问题解析】

1. 什么是置入式静脉输液港？

置入式静脉输液港（implantable venous access port）又称置入式中心静脉导管系统（central venous port access system，CVPAS），简称输液港，是一种可以完全置入体内的闭合静脉输液系统，可用于长期输注高浓度化疗药物、完全肠外营养液、血制品以及血样的采集等。应用无损伤针经皮肤刺入封闭的注射座，形成输液通路，因其操作简单、损伤小、维护简单，间隔时间长、方便患者自由活动，而优于外周静脉导管。

2. 如何评估输液港维护中的问题？

（1）评估患者全身状况，有无发热等。

（2）评估输液港注射座皮肤有无红肿、压痛、硬结、皮温升高、分泌物等。

（3）评估穿刺过程是否顺利，导管功能是否良好，导管是否通畅。

3. 如何处理输液港堵塞？

（1）首先对评估的情况如实跟患者及家属沟通，取得患者的合作。

（2）追问病史，该患者在治疗间歇期回家休息 20d 后经常咳嗽，医生考虑咳嗽导致压力增大导致瓣膜打开，血液反流到导管导致导管堵塞。立即去放射科摄 X 线片定位，发现导管尖端折返进入到了颈内静脉，即请介入导管室医生在介入下经股静脉上行将输液港导管尖端复位至上腔静脉下 1/3 处，再行注射座穿刺；考虑血凝堵塞，为使堵塞导管再通，使用负压注射技术，尿激酶的浓度为 5000U/ml，约 15min 后抽回血通畅，给予经输液港静脉化疗。

（3）在治疗第 4 天后护士又一次发现抽回血不畅，多次变换体位无改变，且患者主诉右侧颈部疼痛、咳嗽，摄 X 线片定位，提示导管尖端再次折返进入颈内静脉，医生与患者及家属沟通，患者拒绝再处理，强烈要求撤出输液港，经患者签字，医生在手术室将置入式输液港取出，局部缝合。连续 3d，每日给伤口换药，未见渗血渗液，以后每 3 天伤口换药，连续3 次，伤口愈合，患者未诉不适。

（4）考虑患者病情及实际血管情况，医生经股静脉建立静脉通道予继续治疗，直至治疗结束。

（5）总结经验：对肿瘤晚期又有顽固性咳嗽的患者使用输液港应慎重。

（邓壮红）

二、导管夹闭综合征致输液港导管断裂

【案例简介】

患者，女性，60 岁，右乳腺癌根治术后 3 年，右锁骨下静脉输液港置入 2 年，为进一步治疗于 2012 年 9 月收入院，入院后一般情况尚可，未诉不适。第 2 日，护士在进行输液港穿刺后未见回血，推注生理盐水 2ml 患者主诉右锁骨上窝处发凉，推注过程无阻力，护士停止推注后患者感觉恢复正常，立即行 X 线检查示导管在距离注射座 11cm 处断裂，且断裂部分已经漂移至右心房，考虑为导管夹闭综合征致输液港导管断裂。立即请介入放射科医生经股静脉采用鹅颈抓捕器取出断裂到右心房的导管，并请外科医生在局麻下切开胸壁将输液港注射座取出。

【案例分析】

1. 疾病特点　中年女性，乳腺癌根治术后 3 年，右锁骨下静脉输液港置入 2 年，入院后患者一般情况尚可，曾经输液港进行多次化疗，过程顺利。

2. 输液港断裂的症状　患者行皮下置入式输液港后，已经使用 2 年，每次使用及维护时，患者均无异常感觉。此次使用输液港距离上次维护约 20d，入院后维护时护士抽回血困难，患者右锁骨上窝处局部发凉，无其他不适主诉。

3. 导管夹闭综合征致输液港导管断裂的原因及诱因　①导管断裂原因：常见的原因为导管的损伤，损伤是造成导管断裂的直接原因。造成损伤有多种因素，其中解剖因素分析即为"夹闭综合征"是指导管经第 1 肋骨和锁骨之间的间隙进入锁骨静脉时，受第 1 肋骨和锁骨挤压而产生狭窄或夹闭影响输液，严重时可造成导管损伤或断裂。其主要的临床表现是抽血困难、输液时有阻力，应根据临床表现和胸部 X 线片进行判断，若发现严重狭窄、损伤，甚至断裂应立即通知医生给予拔管处理。②导管断裂诱因：近期术肢长时间负重史。

【问题解析】

1. 什么是置入式静脉输液港?

参见本节一、相关问题。

2. 如何评估输液港维护中的问题?

参见本节一、相关问题。

3. 如何处理输液港断裂?

(1) 首先对评估的情况如实跟患者及家属沟通,取得患者的合作。

(2) 对维护过程中有异常的患者应立即行X线检查,查看导管尖端位置。

(3) 该患者的输液港在X线显影示导管离注射座11cm处断裂,且断裂部分已经漂移至右心房。考虑为导管夹闭综合征致输液港导管断裂,立即请介入放射科医生经股静脉采用鹅颈抓捕器取出右心房的导管,并请外科医生在局麻下切开胸壁将输液港注射座取出。

(邓牡红)

第四节　造口常见问题

一、造口旁疝

【案例简介】

患者,男性,64岁,直肠癌术后,主因5个月前无明显诱因出现排便带血,门诊以直肠癌收入院。入院后在全麻下行直肠癌前切除术+乙状结肠造口术,术后顺利恢复出院。出院6周后门诊复查时发现患者造口侧腹部明显突出、隆起,左右侧腹部侧面观不对称,患者主诉自我护理造口时,造口袋粘贴困难,且经常腹胀,粪便排出少。

【案例分析】

1. 疾病特点　该患者在乙状结肠造口术后第6周门诊复查,年龄大,体重增加未给予控制,腹胀明显、粪便排出不畅。给予更换一件式造口袋,佩戴造口腹带。

2. 造口旁疝的症状表现　多数无明显临床表现,可因疝囊牵拉扩张腹壁引起不同程度的疼痛不适感,造口旁可见囊状突起,特点是卧隐立现。

3. 术后造口旁疝的原因及诱因　①与患者有关因素,如肥胖、老年、营养不良、恶性疾病、应用激素;②与手术有关因素,造口位置在腹直肌旁;③手术后因素,术后腹胀、体重增加、放射治疗,过早劳动。

【问题解析】

1. 术后如何及时发现和判断造口旁疝?

术后及时发现造口旁疝并不困难,在患者的造口旁,初起时通常可还纳,表现为"卧隐立现"。如内容物为肠管可闻及肠鸣音,通过B超、CT可确诊。由于疝囊扩张牵拉腹壁可造成患者不同程度的腹壁疼痛不适。较早的造口旁疝可发生于术后6~8周。

2. 如何护理术后造口旁疝?

造口旁疝可致肠功能不全,影响患者生活,并造成患者心理负担,术后早期教育非常重要。嘱病人术后6~8周避免提重物、用力排便、咳嗽、打喷嚏等增加腹压的活动;减体重、减轻腹压,咳嗽时用手按压造口部位,使腹压减轻,向患者解释原因,给予心理辅导;指导患者了解肠梗阻的症状和体征，以便及早发现解决；协助病人重新选择造口用品，如用较软的底盘，指导病人换袋技巧，如患者看不见可以用镜子辅助；结肠灌洗者应停止；情况较轻者，可佩戴腹带扶托，缓解局部不适症状，严重者，需手术治疗。

（杨　多）

二、造口黏膜水肿

【案例简介】

患者，男性，61 岁，直肠癌，全身麻醉下行经腹会阴联合直肠癌根治术，永久性乙状结肠造口术，术后第 2 天出现造口黏膜轻度水肿，至第 4 天水肿加重。经高渗盐水局部湿敷，遵医嘱静脉补充人血白蛋白及活血药物后，造口测量板测量示造口黏膜水肿缓解，恢复顺利，于术后第 21 天出院。

【案例分析】

1. 疾病特点　该患者因年龄因素侧支循环建立较晚，血液黏稠度较高，血流缓慢，易于发生造口黏膜水肿。造口术后第 2 天出现肠造口黏膜肿大，呈淡红色、半透明，出现造口黏膜水肿。经给予高渗盐水湿敷，静脉补充人血白蛋白、活血药物，3d 后造口黏膜水肿缓解。

2. 症状表现　造口肿大，淡红色、半透明，质地结实。

3. 造口黏膜水肿的原因及诱因　①手术初期水肿：皮肤切口小、腹带紧，腹壁未按层次吻合、支撑棒压力大、浆膜炎；②手术创伤、刺激等所致；③造口长期水肿：低蛋白血症、狭窄、脱垂、感染、缺血所致。

【问题解析】

1. 肠造口黏膜水肿的特点有哪些？

多出现在手术后的第 2～5 日，造口轻度水肿无须处理，一般 1 周后会自行消退。如造口黏膜水肿加重，则需查找原因对症处理。

2. 如何及时发现和判断造口黏膜水肿？

术后早期护士应评估并记录造口黏膜颜色。术后初期，造口会有轻微的中等程度的水肿，造口黏膜颜色鲜红，这是正常现象。随着时间推移，造口将逐渐缩小，色变淡。如出现造口黏膜持续肿大，色淡红或灰白色、呈半透明状，质地结实，则可判断造口黏膜水肿。

3. 如何护理造口黏膜水肿？

(1) 初期水肿无特殊处理，加强观察并记录。

(2) 如水肿无变化，可用高渗盐水湿敷，每日 2 次。一般 3d 左右水肿可逐渐消失。

(3) 保护造口黏膜，应定时使用造口测量板测定造口大小，并记录其形状，选择适合病人的护理用品。

(4) 使用一件式透明造口袋，方便医护人员观察。

(5) 伴有低蛋白者，遵医嘱补充人血白蛋白，纠正低蛋白血症。

(6) 伴有造口狭窄者转诊外科处置。

（杨　多）

三、造口缺血坏死

【案例简介】

患者，28 岁，直肠癌，全身麻醉下行经腹会阴联合切除术、乙状结肠造口术。术后 1～2d 造口肠黏膜色泽呈淡灰色，无光泽。通过透光试验，玻璃试管插造口中手电筒照射，观察到肠黏膜颜色红润，缺血部位位于皮肤，使用透明造口袋，每日加强观察，扩肛。1 周后坏死组织局限，予以清除后，局部肉芽组织替代创面愈合，给予预防性应用凸面底盘，术后恢复顺利出院。

【案例分析】

1. 疾病特点　该患者在全身麻醉下行经腹会阴联合切除术，乙状结肠造口为端式造口，造口的血供不足是引起该患者造口缺血坏死的主要原因。

2. 症状表现　首发症状黏膜苍白和水肿，得不到缓解后出现肠黏膜无光泽，呈暗红色，分泌物恶臭，造口周围腹壁皮肤红肿疼痛。

3. 造口缺血坏死的原因及诱因　①手术损伤肠边缘动脉；②腹壁开口小或缝合过紧；③因梗阻引起肠肿胀导致肠壁缺氧；④提出肠管时牵拉力过大、扭曲及压迫肠系膜血管。

【问题解析】

1. 肠造口术后造口缺血坏死的特点有哪些？

造口部位缺血坏死是造口早期严重并发症，在肠造口并发症中，其发生率占 2%～17%。发生原因主要是供应造口部位肠血液循环受影响，结肠造口因结肠终末血管侧支循环少，供血范围仅为 1～2cm，极易产生缺血，造成肠坏死。

2. 如何及时发现和判断肠造口术后造口缺血坏死？

造口部位肠坏死发生较早，因此在术后 1～2d 肠段形态即有变化。正常造口处肠段黏膜呈粉红色，有光泽，富有弹性，当造口缺血坏死时，色泽呈淡灰色或黑色，失去光泽。如有上述现象出现必须警惕是否肠坏死。坏死范围的分界线在腹壁层，一般可以用针刺实验区别是静脉淤血肿胀还是供肠动脉血供不足缺血所致。还可应用直径小的玻璃试管放入造口内，在光线照明下观察肠黏膜色泽，最好应用儿科直肠镜，观察较为方便准确。

3. 如何护理造口术后缺血坏死？

(1) 每日检查造口情况，及时评估缺血程度，使用透明袋便于观察。

(2) 造口部分坏死可等待坏死组织脱落，观察肠道功能恢复情况；完全坏死应尽快手术。

(3) 常见后遗症：造口平齐皮肤、回缩、感染，造口狭窄。预防性应用凸面底盘，扩肛提拉肠管。

（杨　多）

四、造口粪水样皮炎

【案例简介】

患者，女，23 岁，主因间断性下腹痛、血便 10 年，加重 3 个月，门诊以家族性腺瘤息肉病收入科。入科后在全身麻醉下行腹腔镜辅助全结肠切除＋回肠造口术，术后第 4 天出现造口周围皮肤发红，轻微肿胀。患者主诉疼痛，痒感明显。即给予造口皮肤保护粉均匀撒布于病灶创面上，无菌棉签均匀涂抹，待吸收后，皮肤保护膜顺时针方向涂抹造口周围皮肤，待干后再以水胶体透明贴进行外层覆盖，覆盖后粘贴造口底盘。

【案例分析】

1. 造口周围发生皮炎的特点　造口部位皮炎是最常见的并发症，轻则红肿，重则糜烂。造口护理不佳是形成皮炎的主要原因，粪水经常从造口底盘的边缘 8～10 点的位置渗漏出来，造口底盘裁剪的开口超过造口的范围 2cm，排泄物直接刺激皮肤引起的。

2. 术后出现粪水性皮炎的症状表现　造口周围皮肤发红、水肿、疼痛，表面糜烂，渗液。

3. 术后出现粪水性皮炎的原因及诱因　①造口袋使用方法不当，造口底盘粘贴不佳；②造口底盘开口裁剪过大，排泄物不能有效收集；③造口周围皮肤皱褶；④造口凹陷。

【问题解析】

1. 术后发生粪水样皮炎的特点？

造口术后各时间段，各种肠造口术后均可发生，病程短 2～9d。造口周围皮肤明显发红糜烂，患者自觉造口周围瘙痒疼痛明显，严重影响患者的舒适度。

2. 术后如何避免和减少粪水样皮炎的发生？

(1) 撕除造口底盘步骤及注意事项：撕除造口底盘时，不可强硬撕下，必须一只手固定造口底盘边缘皮肤，另一只手慢慢将造口底盘撕除。若不易撕除时可用湿纱布湿润造口底盘边缘后再撕除，也可用婴儿油或矿物油使其与胶质溶合，撕除时不易损伤皮肤。

(2) 正确清洁造口周围皮肤：使用生理盐水或温水纱布将肠造口黏膜上的排泄物先擦洗干净，用湿纱布覆盖肠造口开口处，再用生理盐水纱布将肠造口边缘缝线清洗干净，最后清洁周围皮肤，并用纱布擦干，再粘贴造口用具。

(3) 肠造口皮肤评估技巧：利用自然光或手电筒照亮观察肠造口周围皮肤，检查是否有红疹、破皮、溃烂或感染等；观察造口排泄物的颜色、性状、次数、量和气味来判断皮肤受损是否因排泄物所致。

3. 术后发生粪水性皮炎治疗措施有哪些？

生理盐水清洗造口周围皮肤，待干后，造口皮肤保护粉均匀撒布于病灶创面上，待吸收后，以皮肤保护膜顺时针方向涂抹造口周围皮肤，待干后再以水胶体透明贴进行外层覆盖后粘贴造口底盘。

（杨　多）

五、造口皮肤黏膜分离

【案例简介】

患者，男性，82 岁，直肠癌，全身麻醉下行腹腔镜辅助下直肠癌根治术＋乙状结肠造口术，术后带有乙状结肠造口。术后第 7 天护士进行造口护理时发现患者肠造口黏膜与皮肤 6～9 点钟位置愈合不良，出现造口黏膜与皮肤分离。经评估肠造口黏膜缝合处与皮肤分离较浅，给予生理盐水局部清洗、藻酸盐敷料填塞，透明敷料覆盖，每日更换造口袋及敷料，1 周后肠造口黏膜与皮肤愈合。

【案例分析】

1. 疾病特点　该患者老年，男性，身体肥胖，患有糖尿病，全身营养差，白蛋白低，波动在 16.5～24.7g/L。肠蠕动功能恢复慢，腹胀症状明显。皮肤黏膜分离范围发生于造口

6～9点钟位置，于手术后7d发生。

2. 症状表现　肠造口黏膜与腹壁皮肤的缝合处分离。

3. 皮肤黏膜分离的原因及诱因　①肠造口黏膜缝线脱落，组织愈合不良；②营养状况差，白蛋白低；③糖尿病；④术前放化疗；⑤术后肠蠕动恢复慢，腹胀明显。

【问题解析】

1. 术后造口皮肤黏膜分离的特点有哪些？

造口皮肤黏膜分离多见于老年患者，行结直肠癌根治乙状结肠造口术后且伴有不同程度肠梗阻及营养不良，特点为好发于6～9点钟的位置。分离为红色组织或黄色组织，深浅不一，出现时间多发生在术后4～7d。

2. 如何及时发现和判断术后造口皮肤黏膜分离？

(1) 评估全身情况：注意有无皮肤黏膜分离的高危因素，如肥胖、糖尿病、全身营养状况、胃肠功能的恢复情况等。

(2) 观察造口情况：术后定期做好造口护理，观察有无肠造口黏膜缝线脱落、局部感染、组织愈合不良等情况的发生；观察排便排气情况，认真听取患者的主诉，注意有无腹胀、肠梗阻的发生。

3. 如何护理皮肤黏膜分离？

湿性愈合理论和新型造口产品的运用，有效地解决了皮肤黏膜分离造口的护理难题。

(1) 使用无刺激性的生理盐水，彻底清洗、擦干。

(2) 填塞海藻类敷料或亲水性敷料粉剂，强大的吸湿功能可将病灶部位的分泌物吸出，从而使创面保持相对干燥的状态。

(3) 防漏膏、亲水性保护覆盖分离处，起到隔离功效，能够有效减少摩擦，为创面提供愈合条件。

(4) 贴凸面底盘的肠造口收集袋，避免粪便污染，促进伤口愈合。

(5) 可疑渗漏及时更换造口袋及切口敷料。

(6) 手术二期缝合。

（杨　多）

第五节　引流管护理常见问题

【案例简介】

患者，女性，45岁，主因1个月前体检腹部超声发现右肝占位，无明显不适。后于当地医院行腹部CT检查示肝右叶占位性病变，不典型海绵状血管瘤、肝腺瘤。于2013年11月6日行腹部MRI检查示肝右叶下段占位并多发卫星灶，超声检查示肝右叶肝癌并周围转移、脂肪肝（轻度）、宫颈囊肿（多发）。为行进一步诊断治疗收入院，于25日行腹腔镜下右半肝切除术，术后留置胃管、尿管、腹腔引流管。

【案例分析】

1. 该病例疾病特点　患者为肝右叶肝癌并周围转移在全身麻醉下行腹腔镜右半肝切除术。

2. 该病例术后放置引流管的目的　为观察切口渗出、引流口的引流渗漏及促进腹腔引流液的排出等情况在手术室关腹前无菌操作下放置腹腔引流管1根。

3. 该病例术后放置胃管的目的 全身麻醉术前禁食水患者给予经鼻留置胃管，持续胃肠减压，可减轻胃肠道负担，引出胃液，防止出现溃疡出血、腹胀等消化道症状。

4. 该病例术后放置尿管的目的 全身麻醉术前给予患者在无菌操作下留置尿管，可防止患者麻醉后出现尿潴留等泌尿系统并发症的发生。

【问题解析】

1. 为什么要留置各种引流管？

各引流管的留置可引流腹腔、胸腔、消化道、胆管及体腔的各种积液，有助于疾病的诊断、治疗和病情观察。尤其手术之后放置的引流管被外科医生称为"留在患者体内的眼睛"，可见留置各种引流管的重要性。腹腔引流管将腹腔内的残留液和继续产生的渗液通过引流管排出体外，以减轻腹腔感染和防止术后发生腹腔脓肿。

2. 腹部术后患者常留置哪些引流管？

腹部手术后患者身上常携带各种目的不同、形状各异的引流管，如留置胃管、腹腔引流管、PTBD 管、腹腔双套管、T 形管、尿管等。

3. 患者手术结束返回病房时护士应观察哪些内容？

（1）检查患者身上有无携带引流管，何种引流管，并连接上相应的引流装置，如胃肠减压瓶、尿引流袋等；做好相应的护理标识，并在患者床头放置相应的警示标识牌，检查引流装置有无破损，并将其妥善固定于床旁。

（2）严密观察患者的生命体征及引流液的量、颜色、性状。

（3）观察各条静脉通路是否通畅及全身皮肤情况。

（4）如为术后神志不清或躁动不安的患者应告知家属并签署约束具知情同意书。遵医嘱应用约束具将双手约束固定，防止引流管被拔出。

4. 如何观察和护理各引流管？

（1）引流管要妥善固定，床上翻身活动时，引流管远端保留适宜长度，防止扭曲、打折、脱落。

（2）保持有效充分引流，随时检查引流管是否通畅，避免受压、折叠、扭曲，每 1~2 小时挤捏引流管 1 次，防止血块阻塞。

（3）鼓励保持适量活动，变换体位、卧位时，要采取患侧卧位以利于引流，引流袋（瓶）的固定位置不能高于腋中线；下床活动时引流袋（瓶）应低于腹部切口高度，以防引流液倒流，引起逆行感染。

（4）注意观察并记录引流液的量、颜色、性状等，若突然出现不明原因的寒战、高热或短时间内引流出大量血性引流液及血压下降、脉搏细速等情况时，应考虑出血，必须及时报告医生，采取措施，并观察颜色、性状等改变，仔细检查引流管是否阻塞、脱落等。

（5）留置胃肠减压，要保持口腔清洁。遵医嘱给予雾化吸入，稀释痰液，便于咳出，同时可起到抗感染作用。术后应持续或间断给予负压吸引，间断冲洗胃管，防止堵塞。如经胃管注入药物后应夹闭胃管 1~2h 再连接胃肠减压瓶。

（6）防止引流管处感染，这是并发伤口感染的常见原因，直接影响到伤口愈合，应保持引流管处的皮肤干燥，若被渗出液浸湿，应及时更换敷料。

（7）护士每班次倾倒引流液，每 24 小时准确计算引流量 1 次，并记录引流液颜色及性状。

（8）血性引流袋（瓶）每 24 小时更换 1 次，其他引流袋（瓶）若无特殊情况及要求每 72

小时更换 1 次，更换过程中严格无菌操作。

（9）随时观察伤口敷料有无渗血渗液，如有渗出，及时告知医生给予更换。

（10）引流过程中，告知患者自我护理引流管的相关知识。

（11）做好心理护理。患者外科术后因病情需要常会放置多根引流管，患者容易产生思想顾虑，向患者及家属说明留置引流管的目的和保持引流管通畅的重要性，并交代相关注意事项，避免患者变换体位或下床活动时将引流管脱出，减轻患者及家属的心理压力，以取得患者积极配合。

5. 各引流管放置的时间及何时拔管？

（1）胃肠减压：一般非胃肠道手术后胃管在术后 24h 或排气、胃肠功能恢复后可拔出。如胃肠道手术则需要根据手术方式具体而定，一般 5～7d。

（2）腹腔引流管：该患者或普通腹部手术后引流管，如引流液性质无异常、患者体温正常、引流量每 24h 少于 30ml，连续 3d 后即可拔除引流管。

（3）特殊引流管的拔除一般由手术或治疗医生根据病情决定，以手术或治疗方式、引流量、引流液性质决定引流管放置时间，如 T 管一般放置 1～6 个月，胰十二指肠切除术后胰液引流管一般术后 1 个月，或无引流液时给予拔除。

（李继东）

第4章 肿瘤科医嘱执行中的常见问题

第一节 常规医嘱

一、等级护理医嘱

【案例简介】

患者，男性，84岁，左肾透明细胞癌术后6年余，多发骨转移4年余，食欲缺乏15d，喘憋1d入院。患者目前嗜睡状态，双足轻度水肿，生活不能自理，KPS评分30分。给予一级护理，陪伴1人，禁食、禁水，静脉营养支持治疗，持续心电监护，持续低流量吸氧，留置尿管。

【案例分析】

1. 疾病特点　老年男性，左肾透明细胞癌术后6年余，多发骨转移4年余，食欲缺乏15d，喘憋1d。

2. 临床表现　处于嗜睡状态，禁食、水，给予静脉营养支持治疗；双足轻度水肿，足跟部给予皮肤保护膜保护，留置尿管。

3. 处理　给予持续心电监护，持续低流量吸氧；生活不能自理，KPS评分为30分，给予一级护理，陪伴1人。

【问题解析】

1. 什么是一级护理？

一级护理适用于重症或大手术后需要严格卧床休息的患者。护士要负责做好患者的各种生活护理，必要时制订护理计划；重视患者的身心整体护理，并做好相应的护理记录；密切观察病情变化，每小时巡视1次患者，并注意观察治疗效果；认真做好晨间护理，根据病情定时协助患者更换体位，按要求帮助患者擦澡、洗头、更衣及必要的床上活动等，预防并发症。

2. 什么是KPS评分？针对该患者KPS评分，护士在护理操作中应注意什么？

（1）KPS是依据患者能否正常活动、病情、生活自理程度，把患者的健康状况视为总分100分，10分为1个等级。得分越高，健康状况越好，越能忍受治疗给身体带来的不良反应，因而也就可能接受彻底的治疗；得分越低，健康状况越差，若低于60分，许多有效的抗肿瘤治疗就无法实施。

（2）该患者KPS评分30分，生活完全不能自理。作为责任护士，应做好患者的生活护理，给患者创造舒适的环境，提高生活质量。首先做好晨晚间生活护理，定时给患者洗头、擦浴、剪指甲，保证患者的舒适。其次做好各种风险评估，落实好防范措施，保证患者安全。

3. 对于一级护理的患者，护士应评估哪些内容？

评估患者疼痛、跌倒/坠床、压疮、导管滑脱风险程度、营养评分，肿瘤患者还应评估心理情况。

4. 对阳性体征患者应采取哪些护理措施？

（1）患者无痛，压疮评分 13 分，有坠床的风险，营养评分 1 分，导管滑脱评分 8 分。患者入院嗜睡，未进行心理评估。

（2）措施：①床头悬挂防压疮、防跌倒/坠床、防导管滑脱警示牌，向患者及家属讲解护理措施。②患者为易发生压疮危险人群，须采取预防压疮的措施，其中包括定时翻身（每1~2小时 1 次），翻身时动作轻柔，避免拖拽，防止皮肤擦伤，翻身时注意观察受压部位，如异常及时处理。病情不允许时，每隔 1 小时协助患者减轻受压部位压力，避免持续受压，局部骨突出处给予压疮膜保护皮肤，建立翻身卡，使用气垫床。③患者为老年男性、嗜睡状态、长期卧床，有坠床的风险，提前做好预见性护理，包括加床档并保证其牢固及功能良好。固定床旁轮子，必要时征得患者家属同意使用约束带。④患者有导管滑脱风险，对家属做好防导管滑脱的健康宣教，护士规范固定导管并保持导管引流通畅。⑤加强巡视，班班床旁交班，每班评估。

5. 对于嗜睡患者医护人员该如何进行身份识别？

（1）患者入院当日正确佩戴腕带，住院期间 24h 佩戴腕带标识。

（2）护士在执行治疗护理等操作时，应严格执行查对制度，准确识别患者身份。查对时采用腕带条码、姓名、门诊号三种方法正确识别患者。

6. 给嗜睡患者做口腔护理时应注意些什么？

（1）禁忌使用过湿的纱球；牙关紧闭的患者不可强行用开口器，以防误伤牙齿。神志不清伴有不同程度的吞咽障碍的患者，易引起误吸，因此，行口腔护理时应用弯钳夹紧棉球，每次 1 个，防止遗留在口腔内，禁止漱口，棉球蘸漱口溶液时不可过湿，操作时细心、轻柔、迅速、不刺激腭垂部位，适时用干棉球吸净多量泡沫。有活动义齿的患者应协助用凉开水清洗义齿，义齿不可以放在热水和乙醇中，防止变形和老化。

（2）正确选择漱口液，口腔有臭味时选用 1%~4% 的碳酸氢钠；口腔有铜绿假单胞菌感染时选用 0.1% 的醋酸溶液。

7. 如何护理患者的皮肤？

（1）保持床单位清洁、整齐，无碎屑，床铺平整、柔软，使患者躺卧舒适，避免渣屑、褶皱不平等摩擦压迫损害皮肤，保持肛周及会阴部皮肤清洁干燥，防止淹红。定时给予患者翻身，按摩皮肤骨突出部位，骶尾部、足跟部、髂部给予皮肤保护膜保护。

（2）对于长期卧床的患者可使用气垫床、体位垫等保护用具。

（3）定期为患者床上擦浴，擦浴时室温以 23~25℃，水温保持在 40~44℃，防止水温过高引起烫伤。关好门窗，保护隐私，注意预防感冒。修剪指甲避免抓伤，给予涂润肤油，保持皮肤湿润。

8. 如何护理留置尿管的患者？

（1）检查导尿管是否固定良好，尿管是否通畅。引流管及尿袋应妥善固定低于尿道口，禁止高于膀胱水平且不可置于地面，防止尿液反流及污染。患者活动或搬动时应夹闭引流管，防止尿液反流导致逆行感染。

（2）观察尿液的颜色、性状、量。

（3）每天给予会阴冲洗，防止尿路感染。

9. 嗜睡患者病情观察的项目有哪些？

（1）心电监护：注意观察生命体征变化，电极片每日更换，线路连接正确，确保监护仪正常使用，注意观察心率、呼吸、血压、氧饱和度，有异常及时做出判断，及时处理。

（2）氧气吸入：保证管路通畅，正确使用，固定好，湿化瓶内蒸馏水在 1/3 以上，氧流量符合要求。

（3）静脉输液：保证管路通畅，固定好，防脱管；患者年龄大，注意输液速度，滴速在每分钟 20～40 滴；患者嗜睡，防止躁动脱管，输液使用留置针或选用深静脉置管；注意输液入量与出量平衡。关注患者血液生化指标，防止电解质紊乱。

（郭洪霞　李金艳）

二、饮食医嘱

【案例简介】

患者，男性，64 岁，于 2013 年 7 月 20 日无明显诱因出现咽喉部疼痛，于当地医院行喉镜检查示咽喉部红肿，考虑炎症，给予消炎等对症治疗，症状未缓解。2013 年 10 月患者出现吞咽时异物感，就诊于北京同仁医院，2013 年 10 月 25 日行食道造影示食管中上段占位性病变，考虑食管癌可能性大，建议内镜检查。2013 年 10 月 31 日行电子胃镜检查，示食管病变性质待定（食管癌可能性大），胃窦愈合期溃疡，慢性浅表性胃炎（胃窦为主）伴糜烂，食管下段静脉显露。病理示：①（胃窦）黏膜组织中度慢性炎症伴活动及灶状肠化；②鳞状细胞癌，分化差。既往有高血压病史 20 年，发现血糖高 1 个月余。

【案例分析】

1. 疾病特点　中年男性，食管鳞状细胞癌。既往有高血压病史 20 年，血糖升高 1 个月余；食管鳞癌 2 周，第一周期用药：多西他赛注射液第 1 日＋注射用顺铂第 1～3 日。

2. 临床表现　吞咽时异物感。

【问题解析】

1. 饮食医嘱应注意哪些原则？

不同的疾病种类，不同的既往史决定了饮食医嘱的不同，应注意以下一些原则：①入院 2h 内评估病人，了解患者既往史；②根据病种决定饮食方式；③营养室配餐员严格按照医嘱配送食物。

2. 该患者的饮食医嘱是什么？

低盐、低脂、糖尿病软食。

3. 食管癌患者吞咽时有异物感，应注意什么？

（1）少量多餐，禁食干、粗、硬及刺激性食物，以稠糊状食物较为适宜。

（2）禁食辛辣刺激性食物，如辣椒、生葱、姜、蒜等。

（3）禁食霉变、腐烂变质食物，少食熏烤及腌制的食物。

（4）忌烟酒，忌暴饮、暴食。

4. 癌症病人的饮食应该注意什么？

首先，要处理好饮食与化疗药物作用高峰时间的关系。平时的饮食多半定时定量，化疗期间的饮食最好避开药物作用的高峰时间。

化疗时食欲常较差，又有恶心等反应，要求进餐次数比平时多一些，最好是稀软易消化的食物，但要达到高蛋白质、维生素丰富、热量充足的要求，即"少而精"。

5. 化疗期间怎样选择饮食？

癌症患者在化疗时常常出现比较严重的毒性反应，如消化道反应及血常规、肝肾功能异常，给患者带来极大的痛苦，甚至影响化疗的正常进行。临床上除必要的药物预防外，饮食治疗是十分重要的一个方面，下面分类列举化疗毒性反应的饮食调理和方法。

（1）血象下降的膳食调理：化学治疗可造成骨髓再生不良，尤以白细胞下降最为明显。为有效预防血象下降，在化学治疗时患者应补充高蛋白质饮食，如牛奶、大豆、瘦肉、猪蹄、海参、鱼、动物肝及大枣、花生、核桃、黑木耳、胡萝卜、赤小豆等。河蟹、黑鱼、牛肉、动物熬制的胶冻如驴皮胶（阿胶）、猪皮胶（肉皮冻）等也有助于提升白细胞。中医最重视以脏补脏，因此在化疗期间也可适量增加动物骨髓，如牛、羊、猪的骨髓炖汤，或食用鸡血、鸭血、鹅血、猪血制作的饮食。同时也可多吃一些五黑食品，如黑芝麻、黑米、黑豆、黑枣等。中医认为"黑可入肾"，五黑食品可以补肾填髓，有助于血象的提高。

（2）消化道毒性反应的膳食调理：化学治疗可引起口腔黏膜炎，表现为黏膜充血、水肿、溃疡、疼痛等。此时要保持口腔清洁，进食后刷牙，补充高营养流质或半流质饮食，如莲子羹、雪耳羹、牛奶、豆浆、鲫鱼汤等。进食时避免过热、过酸及刺激性饮食，急性炎症可口含冰块以减少炎性渗出，出现溃疡可用蜂蜜 20ml 加入研碎的维生素 C 0.1g，口含，每日 2～4 次。化学治疗损伤胃肠道黏膜，可出现恶心、呕吐、上腹疼痛、食欲缺乏等。此时可进食开胃食品，如山楂、扁豆、山药、白萝卜、香菇等，同时要少食多餐，避免饱腹感。进食要细嚼慢咽，饭后 1h 不要平卧，可以散步；化疗前 1h 不要进食水，进食时如恶心、呕吐可口服鲜姜汁 3～5ml。

（3）肝肾损伤的膳食调理和预防：一些化疗药物可以引起肝损伤，出现转氨酶升高。此时应多吃苦瓜、绿豆芽、香菇、木耳、猴头菇等菌类食品，多吃富含维生素的水果，如猕猴桃、蜜桃、苹果、葡萄等，多饮绿茶、乌龙茶、蜂蜜水。如肝功损伤严重，可以用五味子 20g、枸杞子 20g 炖鲫鱼汤。一些化疗药物还可以引起肾损伤（如顺铂等），临床上在使用此类药物时要多饮水，多吃新鲜蔬菜和水果（碱性食品）。一旦出现肾功能损伤要限制蛋白质摄入，合并水肿要少吃盐，多吃动物肾、乌鱼、菠菜和红苋菜，也可多吃一些富含水分又有利尿作用的食品，如西瓜、黄瓜、冬瓜、丝瓜。

6. 肿瘤患者需要忌口吗？

目前，没有证据显示所谓的"发物"与肿瘤发生有关，"食物相克"学说多数没有科学依据。因此，不提倡过多"忌口"，但应限制加工肉（火腿、咸肉、咸鱼），含乙醇饮料、熏制、烧烤类食物，甜饮料、快餐等高热量食物等。还有许多人缺乏科学的营养学知识，在癌症营养上常出现一些不正确的想法和做法。如担心吃多了或营养丰富后会为肿瘤的生长提供更多的养分，甚至有人还让患者饥饿，想把肿瘤细胞"饿死"，这些都是没有科学根据的。相反，许多事实都说明营养不良对患者的治疗和康复极为不利，如患者手术后恢复慢，对放疗和化疗的耐受性差，并导致免疫功能低下，引起感染甚至衰竭恶化。因此对肿瘤患者必须重视食物营养。

7. 癌症患者的饮食宜忌有哪些？

（1）肺癌患者：宜食木耳、番茄、胡萝卜、香菇、花生、百合、海蜇、杏仁、莲子、梨、荸荠、香蕉、牛奶、黄豆、动物肝等；忌食牛、羊肉、带鱼、辣椒、韭菜、大蒜等。

（2）胃癌患者：宜食薏苡仁、藕粉、豆类、芝麻、芦笋、海带、蘑菇、茄子、葱、木耳、牛奶、淡水鱼、动物肝肾等；忌食熏烤、油炸、盐腌的食物。

（3）肠癌患者：宜食黑木耳、大蒜、茄子、丝瓜、胡萝卜、魔芋、红薯、无花果、草莓、苹果、梨、香蕉、蜂蜜、绿色蔬菜等；忌食辣椒、胡椒以及煎炸食品。

（4）肝癌患者：宜食白木耳、香菇、菠菜、胡萝卜、卷心菜、冬瓜、西瓜、绿豆、薏苡仁、甲鱼、鸡蛋、牛奶等，忌食油腻、煎炸、辛辣类食物。

（5）食道癌患者：宜食新鲜蔬菜水果、刀豆、莴苣、菱角、鸡蛋、肉类、奶制品等，少食或不食香肠、火腿以及盐腌制品。

（6）乳癌患者：宜食黄豆、胡萝卜、花椰菜、谷类食物、新鲜水果等；少食提炼食油。

（7）淋巴癌患者：宜食紫菜、海带、芦笋、牡蛎、甲鱼等；忌食牛、羊肉，带鱼、酒、葱。

8. 如何防止肿瘤患者营养不良的发生？

（1）高热量与高蛋白质饮食：由于癌细胞的生长繁殖消耗了患者大量的营养物质，因此，此类患者需要供给足够的热量和蛋白质。如果热量不足，蛋白质就起不到修复组织和抑制癌症发展的作用。每天热能的补充可按下述公式来计算：患者所需热量（千卡）＝体重（千克）×20＋1100。可多吃一些含优质蛋白的瘦肉、蛋类和豆类食品。

（2）补足维生素和微量元素：维生素在防治癌症中有相当大的作用，特别是维生素 A、维生素 C、维生素 E 和叶酸，有的能保护人体组织不受癌症侵犯，有的则具有治疗癌症的作用。维生素 A 主要存在于动物肝中，维生素 E 在植物油中含量最高，维生素 C 和叶酸在蔬菜和水果中含量最丰富。因此，癌症患者应适当吃些动物肝、植物油，并经常吃些新鲜蔬菜和水果。有不少微量元素，如硒、铁、锌、碘、铜、锰、铂等，对防治癌症有一定的作用。应多吃一些含微量元素较多的海产品、大蒜、洋葱、蘑菇等。

（3）饮食宜忌：饮食宜清淡而易于消化吸收，可增加一些营养价值高、有抗癌作用的食物，如蘑菇、菱角、李荠、大豆、山药、大蒜、海藻、木耳、百合、荠菜、蜂王浆等。要经常调剂食品花样，烹调时要注意色、香、味、形，以促进食欲。忌食泡制、熏制及难以消化的油炸食品，少吃或不吃辣椒等刺激性食品。

9. 癌症患者饮食有哪些注意事项？

（1）软膳食适用于：①放疗、化疗后消化功能较弱的癌症患者；②胃肠道肿瘤术后痊愈的患者；③口腔溃疡或口咽部有炎症、水肿的患者。软膳主食应以馒头、面包、包子、饺子等面食为主，鱼肉、虾肉、肝泥等都可食用，蔬菜应切碎煮烂，不食辣椒、芥末等强调味品。

（2）流食适用于：①中、晚期食道已发生梗阻的食管癌患者；②有吞咽困难的口腔、咽喉肿瘤患者；③各种胸腹部肿瘤术后最初摄入的食物；④体质极度衰竭的晚期癌症患者。食品多成液体状，没有食物残渣，极易消化。流食要每天少食多餐，但仍不能满足每天营养素和热量的需要，故只易短期使用。

（3）普通膳食适用于：①化疗、放疗前后的患者；②术后恢复期的癌症患者；③非消化道肿瘤或无消化系统功能障碍的各种癌症患者；④不伴有发热、出血等临床急性期症状的患者。

（4）半流食适用于：①有较严重消化功能障碍的患者；②许多肿瘤术后恢复期的患者；③口腔、咽喉肿瘤造成吞咽困难的患者；④伴有高热的患者。一般以液体食物为主，含食物残渣极少，比软食更易于消化。为了满足癌症患者的营养素和热能需要，应采用少食多餐方式进食（每隔 2～3 小时进食 1 次，每天 6～8 次）。只能使用少量肉制品，并且要剁碎煮饮。

（5）另外还有些特殊途径，如鼻饲混合流食、胃肠营养支持法，适用于不能咀嚼、吞咽或意识丧失的患者，或晚期危重癌症患者和在接受放疗、化疗过程中产生严重的胃肠道营养障碍的体弱患者。

（6）癌症患者的普通膳食应该是易于消化、营养丰富的食物，其中含有较多的动物性蛋白和维生素，较少油炸食品。要注意食品的烹调方式和合理搭配，使食物花样多、营养丰富、易于消化，并要注意患者的口味及反应。对于接受临床治疗前、后的患者，良好的普通膳食是改善患者机体营养状况，提高治疗效果，促进康复的重要措施之一。

10. 高血糖患者饮食中应注意什么？

（1）避免肥胖，维持理想且合适的体重。

（2）少食多餐，一日不低于三餐，有条件上下午安排间食和睡前进食，既保证吸收又减轻胰岛素负担。

（3）食物选择多样化：谷类是基础，不能单一只吃所谓的不含糖的食物。

（4）适量选择优质蛋白质：这类食物有蛋清、家禽、鱼等。

（5）多吃高纤维膳食：这类食物有麦麸、玉米、糙米、大豆、燕麦、荞麦、茭白、芹菜、苦瓜等。

（6）少吃油煎、炸、油酥及猪皮、鸡皮、鸭皮等含油脂高的食物。烹调多采用清蒸、水煮、凉拌、涮、烤、烧、炖、卤等方式。饮食不可太咸，少吃胆固醇含量高的食物，如肝、肾等动物内脏类食物。烹调宜用植物性油脂。

（7）配合长期性且适当的运动、药物、饮食的控制。

（8）经常选用含纤维素高的食物，如未加工的蔬果等。

（9）含淀粉质高的食物及中西式点心均应按计划的份量食用，不可随意食用，以免过量吸取。少吃精制糖类的食物，如炼乳、蜜饯。

（10）糖尿病患者要注意补充维生素 B 和维生素 C，有利于减缓糖尿病并发症的进程，对减轻糖尿病视网膜的病变、肾病有利。所以要吃富含维生素 B 和维生素 C 的食物，如鱼、奶、白菜、豆类以及青菜、甘蓝等。

（郭洪霞　高淑君）

第二节　治疗医嘱

一、化疗医嘱

【案例简介】

患者，男性，58 岁，因贲门癌根治术后 7 个月余入院，已行 7 周期化疗，具体用药：盐酸伊立替康＋顺铂＋氟尿嘧啶注射液泵入。患者用药过程中出现严重的消化道反应 1 级，表现为食欲缺乏、饮食量减少、口腔黏膜炎或溃疡、吞咽困难、恶心呕吐、脱水、电解质紊乱、疲乏、体重减轻，影响患者的生活质量等不良反应。通过治疗，症状缓解。

【案例分析】

1. 疾病特点　中年男性，贲门癌根治术后 7 个月。确诊后即行胃切除术，术后完成 7 个周期的化疗。

2. 临床表现　行化疗后出现消化道反应，表现为恶心呕吐、食欲缺乏、饮食量减少、口腔黏膜炎或溃疡、脱水、吞咽困难、电解质紊乱、疲乏、体重减轻等。

3. 发生恶心呕吐的原因及诱因　①用药前未行预处理；②专科药物知识宣教不到位；

③化疗药物蓄积毒性。

【问题解析】

1. 肿瘤化疗药物执行医嘱时应注意哪些原则？

肿瘤化疗药物的种类很多，不同药物有不同的给药方法和不同的毒性反应，但应注意以下一些原则，确保安全、合理、规范用药。

（1）化疗前评估患者化疗适应证及禁忌证、营养状况、对化疗的耐受程度、血象、心肺肝肾功能、消化道等，评估有无基础疾病及危险因素。

（2）根据化疗药物刺激性强弱，合理计划血管使用，首选中心静脉导管，并根据胸部 X 线片确定导管末端位置是否恰当，尤其是应用发疱性化疗药物时。

（3）严格按照医嘱及药物使用方法准备并配制、使用化疗药物。严格三查七对及化疗药反复核对的原则，安全、规范、合理用药。

（4）配制化疗药时，护士要做好自我防护，戴口罩、护目镜、手套，穿隔离衣。配制化疗药时应用专门的生物安全柜、配液室或配液中心。

（5）配制过化疗药物的注射器、空药瓶及输液袋立即用专用塑料袋封闭包装，单独处理，防止化疗药物污染空气。

（6）化疗药物应遵循现用现配的原则。

（7）一般化疗药物使用前应给予保护肝、保护胃黏膜、预防过敏的药物，并在化疗药使用前半个小时给予镇吐药物。

（8）输液前确保输液管路通畅与安全，严格预防外渗，以免引起组织坏死。输注化疗药物前后及两种化疗药物之间均需用生理盐水或葡萄糖冲洗管道，具体根据化疗药物所用溶液决定。

（9）严格遵照规定时间使用化疗药物，恰当控制液体滴速。

（10）联合用药时应按药物序贯给药，合理安排用药顺序，以免药效下降、影响疗效或增加毒性。

（11）加强观察巡视，预防药物外渗，一旦发现，即刻处理并汇报及交班。

（12）严密观察药物的毒性反应（包括过敏反应），及时汇报医生并对症处理。

（13）定期化疗，及时复查，巩固疗效，防止复发与转移。

2. 晚期贲门癌化疗方案制订过程中的注意事项有哪些？

（1）根据患者的病理诊断和分期：不同病理细胞类型对化疗药的敏感性不同，不同的病理分期决定了不同的治疗目的，应选择不同的药物和剂量。

（2）根据患者的身体情况和重要脏器功能选择化疗药物。

（3）根据患者既往治疗情况选择化疗药物。

（4）多种药物联合化疗时要考虑每种药物疗效且毒性及不良反应不叠加。

（5）化疗方案的选择同时需考虑患者的经济情况。

3. 化疗药物给药途径有哪些？

（1）静脉给药：为最常用的给药途径。①静脉注射，用于一般刺激性药物和部分强刺激性药物。②静脉冲入：即将稀释的化疗药物由莫菲式滴管注入，目的是使药物快速进入体内，短时间内达到较高的血药浓度，杀伤肿瘤细胞，如氟尿嘧啶的冲击治疗。③静脉滴注：为最普遍的给药途径，需将药物加入液体中静脉滴注输入，一般须按医嘱严格掌握化疗药物的输入时间、输入速度，输液滴数。计算公式如下：每分钟滴数＝输液总量（ml）×

滴数（ml）/药物输注时间（min）。目前使用的精密闭式输液器其每毫升液体滴数为每毫升20±2 滴。

（2）肌内注射、皮下注射、瘤体内注射：适于对组织无刺激性的药物。肌内注射宜深，以利药液吸收，如博来霉素。

（3）口服：口服药须装入胶囊或制成肠溶剂，以减轻药物对胃黏膜的刺激，并防止药物首关效应。①部分化疗药应饭后 0.5h 吞服，如卡培他滨片，以免直接接触胃黏膜，引起不适。②有的药物宜空腹或少餐前 1h 服用，并与止吐药物同时使用，如替莫唑胺胶囊。③洛莫司汀可以睡前给药，以减少呕吐。④化疗药物片剂及胶囊，应整个吞服，不可嚼碎或打开。若胶囊破损，应避免内部药粉接触皮肤与黏膜。

（4）腔内注射：主要用于癌性胸腔积液、腹水及心包积液等。注药后协助病人每 15 分钟更换体位，以利于药物扩散均匀，并可预防粘连。晚期卵巢癌术后，于腹部两侧留置导管，为术后腔内化疗使用。

（5）鞘内化疗：由于多数抗肿瘤药物不能透过血-脑屏障，为缓解中枢神经受侵出现症状或治疗单纯脑脊髓膜受侵时，应选择脊髓腔内注射。鞘内注药后，应去枕平卧 6h。

（6）局部涂抹：将药物制成油膏外用。

（7）动脉内化疗：适用于某些晚期不宜手术或复发而局限性肿瘤。直接将药物注入供应肿瘤的动脉，以达到提高肿瘤局部药物的浓度和减轻全身性毒性反应。常用插管部位有：由甲状腺上动脉或颞浅动脉插入颈外动脉；由胃网膜右动脉插入肝动脉；由外阴动脉或股动脉插入髂动脉或腹主动脉分叉处，或肱动脉或股动脉插管达到需要的动脉。

4. 如何配制化疗药物（生物安全柜使用技术）？

（1）准备用物：将物品和药物放置在适合化疗药配制操作需求的输液车及其上面的治疗盘内。

（2）人员操作前准备：洗手，戴口罩、护目镜，防护手套、穿隔离衣。

（3）生物安全柜应用前准备：打开生物安全柜电源开关，打开送风机和照明灯；待送风机运转 5min 后开启安全柜的玻璃挡板至 20cm 处。

（4）配制药物：按无菌原则、化疗药配制职业防护原则进行配制，配制完毕经二人查对，将配制好的药物移至治疗车上，将注射器针头放入锐器盒内，用后的玻璃药瓶、空安瓿、注射器等放入锐器桶或医用垃圾袋内系扎后按照医疗垃圾进行处理。

（5）清洁安全柜：液体配制后用 75% 乙醇纱布擦拭安全柜表面 2 遍，干纱布擦拭 1 遍，关闭安全柜玻璃挡板和照明灯，开启生物安全柜内紫外线灯，照射 1h 后关闭，再依次关闭送风机和安全柜电源。

（6）撤除职业防护装置：依次脱防护手套、隔离衣，摘除口罩，将一次性使用的物品放入医疗垃圾内，整理用物，洗手。

5. 使用生物安全柜注意事项有哪些？

（1）待送风机运转 5min 后，开启玻璃挡板至 20cm 处。

（2）将用后的药瓶、安瓿放入锐器桶。注射器放入黄色医用垃圾袋内系扎后放入医疗垃圾桶。

（3）安全柜内表面用 75% 乙醇纱布擦拭 2 遍，干纱布擦拭 1 遍。

（4）开启安全柜内设紫外线灯照射 1h。

（5）依次脱防护手套、隔离衣，摘除口罩、护目镜放入医疗垃圾袋内。

（6）配制化疗药物的生物安全柜要定期监测，使用Ⅱ级以上符合国家标准的生物安全柜。

6. 化疗药物医嘱执行应注意哪些细节？

（1）化疗药物评估：①评估化疗药物的性质，确定配药溶媒、稀释药液的浓度、配伍禁忌、给药方法及输注速度。②一般发疱性化疗药物稀释浓度不宜过高，一般一次量用稀释液不得少于10～20ml（强刺激性化疗药物可适当增加稀释液量）。③注意联合应用多种化疗药物时的给药顺序：因联合用药较单项用药对血管损伤重，应先注入非发疱性药物。如果均为发疱性药物者，应先注射稀释量最少的一种化疗药物，多种药物化疗时每种药物间输注5%～10%葡萄糖注射液或0.9%氯化钠注射液≥10ml，每次间隔时间≥15min。

（2）合理选择用药途径：核对医嘱给药途径是否恰当，以减轻药物对血管内膜的刺激。如有疑问，及时与医生沟通，选择合理给药途径。

（3）化疗药物静脉给药的原则

①合理选择静脉输液通路：a. 原则上首选经外周静脉插管的中心静脉导管（PICC），因其保留时间长，达3个月至1年，可满足多个化疗周期治疗的需要，导管前端在上腔静脉，因此处血流快，药物很快被稀释，局部刺激小，避免因化疗药物对血管造成的损伤。b. 如果患者外周血管条件欠佳，可在血管超声引导下行PICC置管术，以提高置管成功率，减轻患者痛苦。c. 如果患者外周血管条件欠佳，或患者拒绝肘部置管，可选择静脉输液港（因其可以穿刺2000次，每次可使用1周）d. 根据疾病治疗需要还可以选择动脉泵置入。e. 如果患者拒绝使用中心静脉导管，应签署外周静脉化疗知情同意书，并在护理记录单详细记录。采用外周表浅静脉化疗，选择前臂粗、直的血管穿刺，建议必须使用静脉留置针，保证静脉输液的安全和质量，避免化疗药物的外渗，杜绝化疗药物外漏。f. 严格执行无菌操作、定期维护，做好规范护理、健康教育，保证管道的正常使用。

②合理选择输液部位：选择外周静脉化疗时，避开手背和肘窝、关节韧带及施行过广泛切除性外科手术的肢体末端，输液的适当部位为前臂近侧及重要结构上覆盖有大量皮下组织的部位。由于手背和腕部富于细小的肌腱和韧带，药液一旦外漏会造成严重损伤，甚至致残，因此对强刺激性药物，不可在该处注射。

③合理选择输液静脉：目前临床多采用两种以上药物联合化疗，且病程较长。因此应建立系统的静脉使用计划。a. 选择血管管径粗、弹性好、走行直、易固定的静脉输注药物，由远心端向近心端选择血管，忌用末梢循环差的静脉，尤其是发疱性化疗药。b. 询问患者是否有静脉化疗及放疗史，曾用过的穿刺部位尽可能不重复，以防回忆反应及放射回忆反应的发生。c. 避开24～48h穿刺过的血管，尤其不能在其远端穿刺输液，避免渗漏。d. 左右臂多部位交替使用，使损伤的静脉得以修复。e. 乳腺癌术侧不行静脉穿刺。f. 下肢不宜输入化疗药物。因下肢静脉易于栓塞，除上腔静脉压迫征外，一般不宜采用下肢静脉注药，对造血系统肿瘤患者应更注意保护静脉。g. 输注化疗药物的静脉建议使用不超过24h，次日化疗或输液时应重新建立静脉通道，以免加剧局部刺激或损伤。

（4）化疗药物输液前的培训及宣教

①加强肿瘤专科护士理论知识及技能的培训，提高护士对化疗药物局部毒性反应的主观重视度及对局部刺激的识别、处理能力，做到及早预防，及时处理。

②在输液前向患者讲解局部毒性反应及药物外渗的临床表现，说明保护静脉的重要性及外渗后所产生的后果，使患者积极配合。

③对强刺激性药物，病人初次用药时，应做好健康教育、消除恐惧、着重指出药物的刺

激性，注射部位疼痛或有异常感觉及时告知护士，以免造成组织坏死。

④如果出现红肿热痛甚至局部隆起或输液不通畅时，教会患者即刻夹闭输液器，立即呼叫护士进行处理，减少化疗药物的刺激及局部渗出量。

⑤合理选择注射方法：避免机械性损伤，提高静脉穿刺的一次成功率，避免反复穿刺，其次要妥善固定针头，避免针头滑脱或刺破血管壁，输入强刺激性化疗药（NVB）时嘱患肢制动，并有护士在旁边随时观察。

⑥注射化疗药物前评估静脉、化疗前必须确保输液管道在血管内，并管道通畅。a. 化疗前一般先用生理盐水或葡萄糖注射液等静脉滴注，观察有无不适或异常。b. 初置中心静脉导管者：摄胸部 X 线片明确导管位置，确认导管无反折、异位，并于置管后 6h 方可用于输注化疗药，避免化学性静脉炎的发生。c. 中心静脉输液时：询问患者有无输液时的不适，如输液侧近心端疼痛、肿胀等，应查明原因，有无血栓或移位，确保通畅时才能使用。d. 外周表浅静脉化疗时：每次注射化疗药物前均应仔细检查，是否有回血或外渗，如无回血或局部红肿热痛发生外渗，应及时处理并另选注射部位，避免使用同一静脉远端。

⑦确保安全用药：a. 化疗给药必须由经验丰富的护士执行或指导。b. 如果同时使用多种药物，应先注入非发疱性药物；如果两种均为发疱性药物，应先输稀释量最少的一种，两次给药之间应用生理盐水或 5% 葡萄糖冲洗管道。c. 输液中巡视病房或更换液体时，主动询问、严密观察局部有无红肿热痛等刺激症状及渗漏可能，确保液体通畅。d. 如发生任何堵塞或渗漏的迹象均需要立即停止输液并检查，根据不同情况给予处理。e. 如怀疑发生药物外渗，应予更换生理盐水或葡萄糖注射液观察，如仍不能确认无外渗，应按外渗进行处理；并用生理盐水或葡萄糖注射液等重新建立静脉通道。

（5）输入化疗药物后处理：均应使用生理盐水或 5% 葡萄糖注射液冲洗管道和针头后再拔针，可稀释局部药物浓度，减少血管刺激，并避免化疗药物拔针时带出造成外漏，拔针时手法及按压时间正确：采用示指、中指、环指三指的指腹同时按压皮肤和血管两个穿刺点 5min。

7. 化疗药物伊立替康注射液输注后不良反应的观察及处理如何？

（1）伊立替康主要适用于晚期大肠癌患者的治疗，与氟尿嘧啶和亚叶酸联合治疗既往未接受化疗的晚期大肠癌患者。作为单一用药，治疗经含氟尿嘧啶化疗方案治疗失败的患者。

（2）伊立替康典型不良反应：急性胆碱能综合征与迟发性腹泻。一旦发生腹泻，须立即给予抗腹泻治疗，同时补充大量液体。

①急性胆碱能综合征：若出现急性胆碱能综合征（早发性腹泻及其他不同症状，如出汗，腹部痉挛，流泪，瞳孔缩小及流涎），应使用硫酸阿托品治疗（0.25mg 皮下注射），有禁忌证者除外。对哮喘的患者应小心谨慎。对有急性、严重的胆碱能综合征患者，下次使用时，应预防性使用硫酸阿托品。

②迟发性腹泻：患者必须被告知，在使用 24h 后及在下周期化疗前任何时间均有发生迟发性腹泻的危险。单药治疗时静脉滴注本品后发生首次稀便的中位时间是治疗后第 5 天。一旦发生，患者应马上通知医生并立即开始适当的治疗。既往接受过腹部/盆腔放疗的患者，基础白细胞升高、一般状态评分≥2 的女性患者，其腹泻的危险性增加。如治疗不当，尤其是对于那些合并中性粒细胞减少症的患者，腹泻可能危及生命。一旦出现第 1 次稀便，患者需开始饮用大量含电解质的饮料，并马上开始适当的抗腹泻治疗。出院的患者应携带一定数量的药物以便腹泻发生时及时治疗。另外，当腹泻发生时，患者应将病情通报使用本品的医生及治疗单位。目前，推荐的抗腹泻措施为：高剂量的卡比沙明（首次服用 4mg，然后每 2 小时

服用 2mg)。这种治疗需持续到最后 1 次稀便结束后 12h，中途不得更改剂量。此药有导致麻痹性肠梗阻的危险，故所有患者以此剂量用药一方面不得少于 12h，但也不得连续用药超过48h。除抗腹泻治疗外，当腹泻合并严重的中性粒细胞减少症（粒细胞计数<500/mm³）时，应用广谱抗生素预防性治疗。除用抗生素治疗外，当出现以下症状时应住院治疗腹泻：严重腹泻（需静脉补液）；开始高剂量的氯苯哌酰胺治疗 48h 以上。氯苯哌酰胺不应用于预防给药，甚至前一治疗周期出现过迟发性腹泻的患者也不应如此。出现严重腹泻的患者在下个治疗周期用药应减量。

（3）血液学：在治疗期间，每周应查全血细胞计数。患者应了解中性粒细胞减少症及发热的意义。发热性中性粒细胞减少症（体温>38℃，中性粒细胞计数≤1000/mm³）应立即住院静脉滴注广谱抗生素。曾发生严重血液学毒性的患者，建议在以后的治疗中降低剂量。对出现严重腹泻的患者，其出现感染及血液学毒性的危险性会增加，因此应检查全血细胞计数。

（4）肝损害：治疗前及每周期化疗前应检查肝功能。在高胆红素的患者中，伊立替康清除率降低，因而其血液毒性增高。在此人群中应经常进行全血细胞计数。不能用于胆红素超过正常值上限 3 倍的患者。

（5）恶心与呕吐：每次用药治疗前推荐预防性使用止吐药。呕吐合并迟发性腹泻的患者应尽快住院治疗。

（6）肠梗阻患者：禁用本药，直至肠梗阻缓解后方可使用。

（7）其他：因本药含山梨醇，不适用于遗传性果糖不耐受的患者。在与腹泻和（或）呕吐有关的脱水患者或败血症患者中，少数病人出现肾功能不良、低血压或循环衰竭。治疗期间及治疗结束后至少 3 个月应采取避孕措施。

（8）对驾驶和操作机器能力的影响：应提醒患者注意，在使用本品 24h 内，有可能出现头晕及视物障碍，因此建议当用药 24h 请勿驾车或操作机器。

（郭洪霞　李丽娜）

二、靶向治疗医嘱

【案例简介】

患者，男性，42 岁，确诊直肠癌腹腔转移 6 个月余。患者于 2013 年 1 月无明显诱因出现腹胀，不伴腹痛，3 月中旬腹胀情况较前加重，遂于我院就诊。2013 年 5 月 4 日、2013 年 5 月 22 日、2013 年 6 月 5 日行第三周期静脉化疗及靶向治疗，具体用药为：西妥昔单抗注射液 800mg 静脉滴注第 1 日，盐酸伊立替康注射液 280mg 静脉滴注第 1 日，亚叶酸钙 300mg 滴注第 1 日；氟尿嘧啶 2000mg 持续静脉泵入 48h，750mg 滴斗入第 1 日、第 2 日。胃肠道反应、恶心呕吐 0 度，2013 年 10 月 12 日行第 10 周期化疗，具体用药同前，恶心呕吐 1 度，皮疹 3 度。患者目前精神饮食好，体力正常，食欲正常，睡眠正常，体重无明显变化。

【案例分析】

疾病特点：①患者，青年男性，直肠癌腹腔转移。②患者于 2013 年 4 月 23 日在我院 KRAS 基因检测结果：12、13 号密码子野生型。此疾病对西妥昔单抗注射液比较敏感，遂选择西妥昔单抗注射液靶向治疗。③应用靶向药物联合化疗 10 个周期，腹部 CT 示腹水较前明显减少；左侧胸腔少量积液已消失。疗效评价 SD。

【问题解析】

1. 什么是靶向治疗？

根据肿瘤发生的分子生物学特性，利用肿瘤细胞与正常细胞分子生物学上的差异，使用针对细胞受体、关键基因和调控分子靶点的抗肿瘤治疗。

2. 靶向治疗的优点有哪些？

（1）特异性地作用于肿瘤细胞而不作用或很少作用于正常细胞。

（2）能使药物浓度聚于靶器官、靶组织。

（3）疗效高，毒性小。

3. 西妥昔单抗注射液的适应证、注意事项及不良反应有哪些？

（1）适应证：适用于转移性结、直肠癌的治疗。

（2）注意事项：①初次给药时，建议滴注时间 120min，随后每周给药的滴注时间为 60min，最大滴注速率不得超过 10mg/min；②应在本品给药结束 1h 后再给予伊立替康滴注，预防输液反应，输入之前给予抗组胺药；③首次滴注期间或滴注后 1h 内密切观察病情，配备抢救设备，一旦发生过敏反应及时抢救。

（3）不良反应：①使用西妥昔单抗注射液 80% 以上患者可能发生皮肤反应，主要症状为痤疮样皮疹；②约 5% 的病人在接受治疗时发生超敏反应，其中约 50% 为严重反应；③其他包括白细胞减少、发热、黏膜炎、恶心、呕吐、甲沟炎等。

4. 西妥昔单抗的不良反应的护理要点有哪些？

（1）皮肤护理：皮肤反应是西妥昔单抗注射液最常见的不良反应，使用该药后即注意观察皮疹的发生、部位、范围、性质、严重程度等，皮疹多见于面部、颈部、前胸、后背，严重者扩散于四肢，伴瘙痒，主要症状为痤疮样皮疹。最早在输入西妥昔单抗注射液 5d 后出现头颈部痤疮样皮疹，第 2 次注射后皮疹加重，伴瘙痒，按医嘱静脉注射葡萄糖酸钙和口服氯苯那敏外，协助患者做好皮肤护理。①保持皮肤清洁，修剪指甲，忌用手抓皮肤，勿用碱性肥皂和粗毛巾擦洗，以免引起皮肤损伤和感染；②给予炉甘石洗剂或抗痤疮制剂涂抹，涂擦动作轻柔，以免擦破皮肤及增加疼痛；③穿舒适柔软的衣服，避免日晒可加重皮损；④建议患者戴太阳镜和遮阳帽避免暴露于日光下；⑤不推荐局部使用皮质激素，局部禁止涂刺激性药物，如伴瘙痒，可用生理盐水冷敷或用止痒乳膏涂擦；⑥如出现水疱，在无菌操作下用无菌注射器抽出疱内液体，注意保护疱壁完整，用 0.5% 新霉素软膏涂擦后包扎，如有脱屑，及时更换床单位。

（2）白细胞减少护理：①每天用紫外线消毒病房 1 次，定时通风换气；②保持患者口腔和皮肤黏膜清洁；③嘱患者勿去人群密集的地方；④按医嘱皮下注射人重组粒细胞集落刺激因子等处理。

（3）发热护理：①西妥昔单抗注射液引起的发热多出现在第 1 次用药后 5d，体温一般在 37.5～38.9℃，低热时不需用药处理；②协助患者卧床休息；③多饮水，饮水量在 1500ml 以上，进食清淡、富含维生素、易消化的食品；④出汗后及时更换衣服和床单，保持皮肤清洁。

（4）甲沟炎护理。甲沟炎分级：一级，指甲脱色、皱褶、点浊；二级，指甲部分或完全脱，甲床疼痛；三级，上述症状影响日常生活，有继发感染。甲沟炎应采取分级护理方法如下。

①甲沟炎一级：此级患者出现指甲两侧甲沟的近端发红、肿胀、压痛、无破溃，不做特

殊处理。a. 指导患者注意保持手足清洁卫生；b. 避免接触碱性肥皂或刺激性的液体；c. 勿挤压甲床周围，勿覆盖，穿宽松透气性好的鞋袜。

②甲沟炎二级：此级患者甲床周围疼痛继而出现脓点。将患处浸泡于 0.5% 的碘伏内，浸泡时间为 15～30min，每天 3～5 次。其后再予以氧化锌软膏涂抹于患处，每天数次，同时口服抗生素抗感染治疗。

③甲沟炎三级：此级患者出现脓血积于甲床下而不能排出，影响日常生活。a. 采用局部切开排脓，后因累及甲床到外科进行甲床部分切除。b. 术后给予口服和静脉滴注抗生素各3d；患指每 3～4 天换药 1 次，直至缺损处肉芽生长至创面与甲床愈合为止。c. 术后指导患者抬高患肢，以利于炎症消退。d. 因术后切口疼痛，及时给予适当镇痛药。

（郭洪霞　冯慧敏）

三、镇痛医嘱

（一）普通镇痛医嘱

【案例简介】

患者，女性，43 岁，确诊子宫颈癌 1 年 3 个月余，腹、盆腔多发转移 2 个月余。于 2012年 4 月始无明显诱因出现月经期由 4～5d 延长至 15～20d，月经量增多，月经中无血块、色鲜红，腹痛等症状。2012 年 7 月 4 日行宫颈活检，病理示宫颈中分化鳞状细胞癌。2012 年 8 月25 日，行化学药物治疗，治疗方案紫杉醇＋卡铂 500mg 静脉滴注，2012 年 10 月 18 日始行Rapid-Arc 根治性放疗。患者一般情况尚可，自诉盆腔疼痛明显。查体：腹平坦柔软，疼痛明显，10 月 29 日给予盐酸羟考酮 40mg 口服，每 12 小时 1 次，疼痛减轻不明显。11 月 1 日开始口服盐酸羟考酮剂量增至 60mg，每 12 小时 1 次；氨酚羟考酮 2 片，每 6 小时 1 次，疼痛控制稳定。口服镇痛药后连续 3d 无排便，给予乳果糖口服溶液 30ml 口服，每日 1 次；开塞露20ml 纳肛，每日 1 次，症状缓解。

【案例分析】

1. 疾病特点　青年女性，确诊子宫颈癌 1 年 3 个月余，腹、盆腔多发转移 2 个月余，查体腹部、盆腔疼痛明显，给予镇痛药控制，疼痛缓解，控制稳定。

2. 子宫颈癌的症状及体征　无明显诱因出现月经期由 4～5d 延长至 15～20d，月经量增多，月经中无血块、色鲜红，腹痛等症状。

3. 发生疼痛的诱因　①由于盆腔神经受到肿瘤浸润或压迫，若闭孔神经、骶神经、大血管或骨盆壁受压迫时，引起严重的疼痛。②肿瘤侵犯宫旁组织，输尿管受到压迫时，引起输尿管或肾盂积水，产生胀痛，下腹部剧烈疼痛。

【问题解析】

1. 疼痛与痛苦的概念是什么？

疼痛：是伤害性或潜在组织损伤引起的不愉快感觉，常伴有内分泌、代谢、免疫和精神、心理改变。

痛苦：是多种因素引起的癌性患者心理（认知、行为、情绪）、社会和（或）精神方面不愉快的情绪体验，这种体验干扰了患者有效应对癌症、其躯体症状和治疗。

癌症痛是肿瘤本身和与肿瘤有关的其他因素导致的疼痛；疼痛是患者的主观感受，2004年已被列为生命第五大体征，慢性疼痛已成为一种疾病，68% 的疼痛患者伴有焦虑、抑郁。

2. 疼痛会带来哪些问题？

（1）睡眠质量下降，影响睡眠，甚至无法入睡，导致失眠。

（2）食欲下降，无法正常进食，营养下降，抵抗力下降，消瘦。

（3）因疼痛引发对癌症的恐惧、焦虑、乏力、生活质量下降。

（4）姑息治疗中因不能有效控制疼痛，使临终治疗充满疼痛，患者甚至丧失治疗信心，有轻生念头。

3. 癌性内脏痛的特点有哪些？

（1）癌性内脏痛的基本原因是由于肿瘤的直接侵蚀或压迫。

（2）疼痛常伴有其他部位的牵涉痛。

（3）疼痛部位大多不明确，范围较广泛。

（4）疼痛常可引发较强的自主神经反射和骨骼肌痉挛。

4. 如何指导患者使用评分法表达疼痛程度？

（1）应用数字评分表（0为无疼痛，10为能想象到的最严重的疼痛）：让患者用数字0~10表述疼痛程度（图 4-1）。

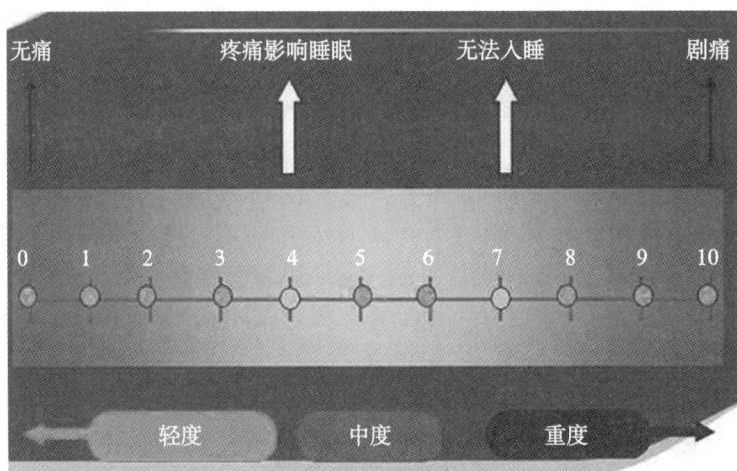

图 4-1　数字评分表

（2）Wong-Baker 面部表情疼痛评分法：此法通常用于儿童（3岁以上）、认知受损或不能使用数字评分与绝对等级评分的成人患者（图 4-2）。让患者指出最能描述其疼痛程度的面部表情。

（3）鼓励患者正确表达疼痛的程度、性质、伴随症状、持续时间。

（4）解释用药的必要性与不良反应及应对措施，解除患者的思想顾虑，有效控制疼痛，提高患者生活质量。

5. 使用镇痛药的原则是什么？

（1）口服给药。

（2）按时给药。

（3）按阶梯给药。

（4）个体化给药。

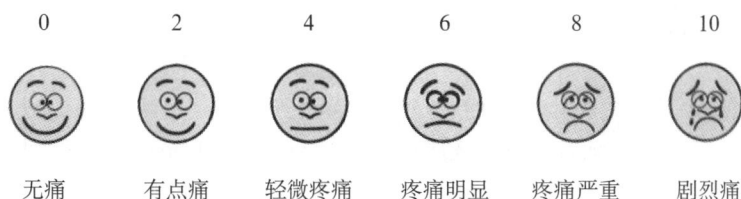

0	2	4	6	8	10
无痛	有点痛	轻微疼痛	疼痛明显	疼痛严重	剧烈痛

图 4-2 面部表情疼痛评分法

（5）注意具体细节。

6. 何为癌性疼痛药物治疗的"三阶梯疗法"？

（1）第一阶梯——非阿片类镇痛药：用于轻度癌性疼痛患者，主要药物有阿司匹林、对乙酰氨基酚（扑热息痛）等，可酌情应用辅助药物。

（2）第二阶梯——弱阿片类镇痛药：用于当非阿片类镇痛药不能满意镇痛时或中度癌性疼痛患者，主要药物有可待因。一般建议与第一阶梯药物合用，因为两类药物作用机制不同，第一阶梯药物主要作用于外周神经系统，第二阶梯药物主要作用于中枢神经系统，二者合用可增强镇痛效果。

（3）第三阶梯——强阿片类镇痛药：用于治疗中度或重度癌性疼痛，当第一阶梯和第二阶梯药物疗效差时使用，主要药物为吗啡。

7. 镇痛药物的不良反应有哪些？

（1）引起过敏反应：许多镇痛药可引起哮喘、荨麻疹、过敏性鼻炎等，特异体质者可出现血管神经性水肿等过敏反应。

（2）损害造血系统：一些镇痛药长期或过量服用，可对造血系统及白细胞造成损害，引起粒细胞减少、再生障碍性贫血、凝血障碍等疾病。

（3）损害胃黏膜：长期或大量服用镇痛药，尤其是空腹使用后，可出现上腹不适、恶心、呕吐、饱胀、食欲缺乏、便秘等消化不良症状。严重的可致胃黏膜损害，引起胃出血。

（4）可能产生耐受性和依赖性。

8. 癌性疼痛的心理治疗方法有哪些？

（1）转移镇痛法：可以叫患者坐在一把舒适的椅子上，闭上双眼进行冥想，如自己童年有趣可乐的事或想自己喜欢的任何事，每次 20min；也可根据患者喜好，选放一些轻快的音乐，让患者边欣赏边随节奏做打拍等动作；还可以让患者看一些笑话、幽默小说，听一段相声取乐。这些都可以达到转移镇痛效果。

（2）心理暗示镇痛法：主要是增强患者战胜疾病的信心。可结合各种癌症治疗方法，暗示患者如何进行自身调节，进行必要的康复训练，以此充分调动自身免疫力，达到镇痛目的。

（3）放松镇痛法：浑身松弛可给人轻快感，同时肌肉松弛可阻断疼痛反应。可叫患者闭上双目，做叹气、打呵欠等动作，随后屈髋屈膝平卧，放松腹肌、背肌、脚肌，缓慢做腹式呼吸；或者叫患者在幽静环境里闭目进行深而慢的吸气和呼气，并随呼吸数 1、2、3……使清新空气进入肺部，达到镇痛目的。

（4）呼吸镇痛法：在感觉疼痛的时候，吸一口气，然后慢慢地呼出，随之慢慢呼，呼吸时两眼闭合，想象新鲜空气缓慢进入肺部，同时，心里默数 1、2、3、4……

（5）刺激对称皮肤法：疼痛时，可以刺激疼痛部位对称、健康的皮肤，以分散患处的疼痛感觉，如果左臂膀疼痛，可以刺激右臂膀的皮肤，刺激时，可以用按摩、冷敷、抹清凉油等方法。

9. 阿片类药物常见不良反应有哪些？

（1）便秘：①可出现于阿片药物的初期，并持续存在于镇痛治疗的全过程；②便秘严重因胃肠道不畅，毒素聚集引起恶心、呕吐；③应用止痛药物同时预防应用缓泻药，保证每1～2日不费力排便1次。

（2）恶心、呕吐：①往往与便秘有关，发生率为30%；②一般发生于初期，多在4～7d缓解；③发生恶心、呕吐应排除其他病因，如便秘，放、化疗，脑转移，高钙血症；④恶心、呕吐治疗关键在于预防，根据个体情况给予甲氧氯普胺、维生素 B_6；⑤饮食应注意清淡、易消化，少食刺激性饮食。

（3）嗜睡：①少数患者用药初期可出现思睡及嗜睡等过度镇静不良反应，数日后可自行消失；②症状可持续加重，应警惕药物过量中毒及呼吸抑制等；③应排除其他原因：中枢镇静药、高血钙等；④初次使用剂量不宜过高，用量逐渐增加，出现症状后减少药物剂量或改变给药途径；⑤老人应注意谨慎用药剂量。

（4）尿潴留：①发生率低于5%；②使用阿片类药物同时使用镇静药，发生尿潴留的概率高达20%，应避免同时使用；③避免膀胱过度充盈；④发生后诱导排尿，必要时留置尿管，无菌操作，防止尿路感染。

（5）眩晕：①发生率约6%；②主要发生于治疗初期，轻度眩晕可在数日后自行缓解；③晚期癌症、老年人、体质虚弱、贫血者易发生；④初次使用剂量不宜过高；⑤发生眩晕应酌情减量或换药，可用抗组胺类药物对抗，如苯海拉明。

（6）瘙痒：①发生率低于1%；②皮脂腺萎缩的老年患者，皮肤干燥、黄疸、糖尿病患者等易发生；③发生后应注意皮肤护理，局部涂抹润肤霜，避免搔抓、刺激，穿棉质内衣；④重度瘙痒可给予抗组胺药物对症治疗。

（7）药物中毒或过量：①药物过量或中毒会出现呼吸抑制是最严重的不良反应；②症状有呼吸次数减少，潮气量减少，针尖样瞳孔等；③严重者会出现呼吸暂停，深昏迷，循环衰竭；④应立即给予吸氧、保持呼吸通畅，建立静脉通路，给予纳洛酮0.4mg稀释10ml后缓慢静推，无效可重复给药。

（8）成瘾性：①是阿片类药物的耐药性，是一种躯体依赖，易通过逐渐减少剂量来避免戒断症状；②耐药性是阿片类药物的正常药理学现象，不影响药物的继续使用；③出现耐药性后，可逐渐增加剂量或缩短给药时间；④癌症患者镇痛使用阿片药物，成瘾性即心理依赖极其罕见。

10. 如何预防镇痛药物带来的便秘？

（1）容积性泻药：主要包括可溶性纤维素（果胶、车前草、燕麦麸等）和不可溶性纤维（植物纤维、木质素等）。容积性泻药起效慢而不良反应小、安全，故对妊娠便秘或轻症便秘有较好疗效，但不适于作为暂时性便秘的迅速通便治疗。

（2）润滑性泻药：能润滑肠壁，软化大便，使粪便易于排出，使用方便，如开塞露、矿物油或液状石蜡。

（3）盐类泻药：如硫酸镁、镁乳，这类药可引起严重不良反应，临床应慎用。

（4）渗透性泻药：常用的药物有乳果糖、山梨醇、聚乙二醇电解质散等。适用于粪块嵌塞或作为慢性便秘者的临时治疗措施，是对容积性轻泻药疗效差的便秘患者的较好选择。

（5）刺激性泻药：包括含蒽醌类的植物性泻药（大黄、弗朗鼠李皮、番泻叶、芦荟）、酚酞、蓖麻油、双酯酚汀等。刺激性泻药应在容积性泻药和盐类泻药无效时才使用，有的较为强烈，不适于长期使用。蒽醌类泻药长期应用可造成结肠黑粪病或泻药结肠，引起平滑肌的萎缩和损伤肠肌间神经丛，反而加重便秘，停药后可逆。

（6）促动力药：莫沙必利、依托必利有促胃肠动力作用，普芦卡必利可选择性作用于结肠，可根据情况选用。

11. 防便秘的饮食治疗有哪些?

（1）补充足够水分是解除便秘的重要方法。

（2）以五谷杂粮和根茎类为主食。

（3）多以豆类取代肉类：以豆类及其制品（如豆腐）取代肉类，可收到高纤维、无胆固醇与抗氧化之效，豆浆与豆奶是通便饮品也是治疗便秘的五谷杂粮之一。

（4）常吃乳制品：牛奶是天然的缓泻药。

（5）规律的饮食生活：除了均衡摄取以上食物外，想要维持排便系统规律运作，还必须三餐定时定量、避免暴饮暴食、不吃夜宵，以免制造肠胃负担、扰乱消化节奏。

（6）便秘患者每日至少五蔬果：每日应至少食用 3 份蔬菜、2 份水果，才能摄取足够的维生素、矿物质与膳食纤维。

（二）爆发痛镇痛处理医嘱

【案例简介】

患者，男性，29 岁，腹腔原始神经外胚层肿瘤，骨转移。主诉腰背部疼痛，NRS 评分 7 分，给予硫酸吗啡缓释片 30mg，每 12 小时 1 次，疼痛减轻为 2 分。后病情进展出现爆发痛 NRS 评分 8 分，加用吗啡 10mg 皮下注射，即刻，15min 后疼痛为 3 分，但因每日爆发痛 4 次，遵医嘱给予吗啡注射液 100mg＋生理盐水 500ml 以 20ml/h 速度静脉泵入，疼痛逐渐控制，后改为口服硫酸吗啡缓释片，换算剂量为 150mg，每 12 小时 1 次，NRS 评分＜3 分，疼痛控制较理想，未再出现爆发痛。

【案例分析】

1. **疾病特点**　患者，男性，29 岁，确诊腹腔原始神经外胚层肿瘤，骨转移，重度疼痛，应用硫酸吗啡缓释片后症状明显减轻。

2. **病情特点**　出现爆发痛，给予加用吗啡皮下注射，疼痛控制效果欠佳。

3. **用药特点**　静脉吗啡滴定快速镇痛，疼痛控制稳定后换算为口服吗啡制剂，疼痛控制稳定，未再出现爆发痛。

【问题解析】

1. **什么是爆发性疼痛?**

爆发性疼痛（break through pain，BTP），是指在用阿片类药物治疗的患者稳定的疼痛形式（持续痛，presistent pain）的基础上，而出现的疼痛短暂剧烈发作。

2. **爆发性疼痛的药物治疗原则有哪些?**

药物治疗能有效控制基础持续性疼痛，缓解爆发痛。

（1）有效治疗基础持续性疼痛需要按时给予镇痛药，多采用长效或控缓释药物。

（2）如果患者接受即释阿片类药物治疗基础持续性疼痛，应将剂量逐渐减少，转为滴定使用控缓释阿片类药物。

（3）如果按时给予控缓释阿片类药物有效并且患者能耐受，不应再使用即释阿片类药物治疗基础持续性疼痛，需要对基础持续性疼痛进行定期评估，以确保疼痛能够得到有效控制。

（4）如果因持续性疼痛控制不佳而发生爆发痛，临床医师可增加按时给予阿片类药物总剂量并重新评估患者对药物的反应或考虑合理地缩短给药间隔。

（5）按时给予镇痛药剂量不能超出控制持续性疼痛的范围。

（6）如果基础持续性疼痛得到很好控制而爆发痛仍然存在，需要增加快速起效的短效镇痛药。

3. 不同剂型的吗啡如何使用？

吗啡是最常选用的强阿片类镇痛药，口服易吸收，血浆半衰期约3h。

（1）即释剂型：需要尽快控制疼痛，处理爆发痛时使用吗啡即释剂型；EACP推荐的治疗爆发痛的解救剂量是每日吗啡总剂量的1/6（17%）作为最初用药，再根据效果增减剂量。

（2）吗啡控缓释剂型：需要控制持续基础疼痛时使用；用量与肾功能有关，与体表面积、身高和体重无关；爆发痛次数应控制在每日2~3次以内，否则应增加控缓释吗啡的用药剂量，而非增加给药次数；如果疼痛控制不满意，应1~2天调整剂量1次，按25%~50%的幅度增加。

4. 什么叫做剂量滴定？

阿片类镇痛药物的疗效及安全性存在较大个体差异，需要逐渐调整剂量，以获得最佳用药剂量，称为剂量滴定。

5. 吗啡的剂量如何滴定？

（1）吗啡即释片初始剂量5~15mg，每4小时1次口服。

（2）疼痛无缓解或缓解不理想，应于1h后根据疼痛程度给予滴定剂量。

（3）第1日治疗结束后，计算第2天药物剂量：次日总固定量＝前24h总固定量＋前日总解救量。

（4）第2日治疗时，将计算所得次日总固定量分6次口服，次日滴定量为前24h总固定量的10%~20%。

（5）依法逐日调整剂量，直到疼痛评分稳定在0~3分。

6. 吗啡滴定有什么优点？

吗啡滴定操作简单，镇痛效果确切，而且滴定速度快，一般24h即可完成滴定。滴定过程患者疼痛控制满意。

7. 吗啡如何静脉快速滴定？

（1）需掌握静脉吗啡滴定的适应证，对首次使用吗啡制剂或对吗啡过敏者应慎用。

（2）顽固性疼痛，调整剂量得不到控制，快速静脉滴定吗啡能迅速找到合适剂量控制疼痛，稳定后再换成口服制剂。

（3）滴定期间随时调整吗啡滴速，注意吗啡可能的不良反应，确保安全用药。

8. 吗啡主要的不良反应是什么？吗啡急性中毒的表现及解救是什么？

（1）不良反应：吗啡类药物主要有镇痛、镇咳、止泻、解痉、麻醉等多种功效。

主要的不良反应是呼吸抑制，婴儿与老年人对此尤其敏感。吗啡抑制咳嗽中枢，可用来制止刺激性干咳。它对呼吸中枢也有同等强度的抑制作用。因此，由于左心衰竭造成急性肺水肿引起呼吸困难时，吗啡的应用必须慎重。

（2）吗啡急性中毒的表现及解救：急性中毒后表现为昏迷，瞳孔极度缩小（严重缺氧时则瞳孔极度散大），呼吸深度抑制，呼吸<8 次/分，呼吸不规则，血压降低甚至休克。吗啡类中毒最初有欣快感和兴奋表现。继之心慌、头晕、出汗、口渴、恶心、呕吐、面色苍白、谵妄、昏迷、呼吸抑制。后期瞳孔对光反射消失。脉搏细弱，血压下降。呼吸循环衰竭死亡。一旦发现吗啡中毒，立即停药，必要时遵医嘱应用解毒药纳洛酮 0.4～0.8mg 皮下注射或静脉注射，及其他解救措施。

9. 执行镇痛医嘱应当注意哪些关键环节？

（1）医师下达镇痛医嘱发送给护士。

（2）护士处理医嘱，如有疑问，护士向下达医嘱的医师或主治医师甚至主任医师核实，必须确认无误方可继续处理。

（3）由主治医师以上资质的人员开具的毒麻药品红处方并签字盖章方可执行。

（4）护士按治疗处置要求执行医嘱，并严格执行三查七对制度和各项操作规程。即操作前、操作中、操作后查对，查对患者姓名、住院号、药名、浓度、时间、剂量、用法。

（5）毒麻药品消耗后登记，针剂保留空安瓿，凭空安瓿和主治医生以上人员开具的红色处方领取药品。

（6）医嘱须经二人核对无误后方可执行。

（7）应当在规定的时间执行完毕。

（8）执行医嘱后及时签署姓名和执行时间。

（9）用药后注意观察镇痛药物反应，对出现的不良反应能够及时正确处置。

（10）注意患者及家属的健康教育，以取得相应配合。

10. 镇痛药物的管理有哪些规定？

（1）病区应当根据医疗需要储备适量的基数药品。

（2）病区使用药品应当根据医嘱，严格执行查对制度。

（3）对毒、麻、精神药品的管理应做到标签清楚，专人管理，专柜放置，其中一个为保险柜，双人双锁保管，钥匙随身携带，做到班班清点交接，消耗后登记。规范填写毒麻药品登记本，做到账物相符。用后药品空安瓿应当保留，凭空安瓿和主治医生以上人员开具的红色处方确认无误双人签字后领取补充。

（4）护士离开治疗室或药疗室等存放药品的房间时，应做到随手锁门。

11. 癌痛治疗目标是什么？

患者疼痛评分≤3 分，24h 暴发性疼痛频率≤3 次，24h 内需要解救药物≤3 次，尽可能在24h 之内控制疼痛。

12. 癌痛控制目标是什么？

理想的癌痛控制目标为：夜间睡眠良好、消除安静时疼痛和消除身体活动时疼痛，其终极目标为提高患者的生活质量。

（高文娟　郭洪霞　张　晨　王　晓）

四、手术医嘱

【案例简介】

患者，58 岁，胃癌，10 年前因上腹部不适，至当地医院检查提示胃溃疡，未行任何治疗。半个月前因肺部感染住院治疗，因感腹部不适，偶伴腹胀，当地医院建议行胃镜检查，提示胃窦体交界后壁可见一不规则形溃疡，直径约 0.7cm，底白苔，周围黏膜充血水肿，触之易出血，质地韧，病理提示中低分化腺癌。于 2013 年 7 月 15 日行腹腔镜辅助远端胃癌根治术，现患者恢复良好。

【案例分析】

1. 疾病特点　患者，男性，58 岁，中年癌症患者。入院行手术治疗，使用微创手术方法，减少创伤、缩短住院时间、恢复快、减少住院费用。

2. 病情特点　患者入院精神、饮食尚可，能耐受手术，完善术前检查后行远端胃癌根治术，术后恢复顺利。

【问题解析】

1. 如何做好术前准备工作？

（1）接到手术医嘱后首先对患者进行床旁宣教及访视，了解心理状况，讲解手术的过程与治疗的意义，术前、术后需配合准备的工作，减轻顾虑，增强患者信心，促进手术后的疾病恢复。

（2）饮食：告知患者术前一天中午饮食以流食为主，如面条、蛋羹等，并遵医嘱给予肠内营养液 1000ml 以上以补充热量，防止因清洁肠道引起的低血糖发生。晚 22：00 以后禁食、禁水。

（3）清洁肠道：为了减少术后感染的发生，术前需彻底清洁肠道，现临床常使用口服泻药清洁肠道，如硫酸镁、聚乙二醇电解质等，要用通俗易懂的语言告知患者口服药物的方法，大便排空的目的及目标。护士注意交接班，并及时观察患者解大便的情况，17：00 如果患者未排便，应提前口服晚间的泻药。口服泻药后应大量饮水及活动，如果病人有头晕、出虚汗、面色苍白等低血糖症状时及时告知医生对症处理；没有糖尿病的患者还可饮用适量糖水或饮料。

（4）保证睡眠：晚口服镇静药，保证睡眠治疗，便于配合手术。

2. 抗生素的使用原则有哪些？

污染手术：由于胃肠道、尿路、胆道内体液大量溢出或开放性创伤未经扩创等已造成手术野严重污染的手术。此类手术需使用抗菌药物。抗生素药物分为青霉素类抗生素、头孢菌素类抗生素、氨基糖苷类抗生素、四环素类抗生素、氯霉素、大环内酯类抗生素、喹诺酮类抗菌药、磺胺类药、甲硝唑和替硝唑等。

该患者根据病情应用头孢类抗生素与甲硝唑。

3. 常规医嘱执行流程是什么？

医生根据病情开具静脉治疗医嘱→护士确认医嘱无误后转抄医嘱→打印输液标签→准备输液药物→护士配制液体→静脉穿刺治疗，执行医嘱。

医嘱中药物若有配伍禁忌，在主班护士转抄医嘱、配药护士配药、治疗护士输液前 3 个环节通过审核医嘱可发现，并反馈给医生，给予及时纠正。

4. 如何预防药物配伍禁忌？

（1）了解药物配伍禁忌，必要时查看配伍表，对未知药物问题是否存在禁忌可做预试验。

（2）奥硝唑氯化钠注射液与奥美拉唑存在的配伍禁忌：奥硝唑氯化钠注射液 0.5g/100ml，奥美拉唑每支 40mg。从 0.9%氯化钠注射液 100ml＋奥美拉唑 40mg 配制液中取 5ml 液体，再从奥硝唑氯化钠注射液中取 5ml 液体混合，观察其变化。混合后液体仍为澄清，并未出现明显异常，但将此混合液静置 10min 后，发现澄清的液体已变为茶色的浑浊液，静置 1h 后仍浑浊。证明两者存在配伍禁忌，操作时认真做好查对工作，加入药液后，仔细观察药液有无浑浊、变色等现象，更换液体后，密切观察输液管内溶液的性状，及时发现异常，及时报告处理。所以，护士在做医嘱时应知道药物的配伍禁忌，防止不良反应发生。

（3）盐酸氨溴索 1 支（15mg）与头孢哌酮钠舒巴坦钠 1 支（2g）存在的配伍禁忌：抽吸配制好的原液（生理盐水 100ml 加头孢哌酮钠舒巴坦钠 2g）5ml，再抽吸一定量的盐酸氨溴索注射液混匀，注射器内的混合液立即浑浊，10s 后出现白色絮状物，静置 24h 絮状物未溶解。盐酸氨溴索注射液在药品说明书上的药物相互作用中注明，本品与抗生素如阿莫西林、头孢呋辛、红霉素、多西环素等同时使用，可导致抗生素在肺组织浓度升高。本实验证明盐酸氨溴索与头孢哌酮钠舒巴坦钠存在配伍禁忌，提示医护人员在应用这两种药物时，应避免一起使用，如需使用时应间隔生理盐水或葡萄糖注射液，且间隔的时间要稍延长些，以免发生药物的不良反应。

5. 术晨留置胃管的注意事项有哪些？

（1）选择柔软适中的硅胶胃管，型号适合。

（2）物品准备齐全，留置胃管前与患者讲解留置胃管的目的与配合方法，便于过程顺利。

（3）测量胃管留置长度，润滑油润滑胃管前端。

（4）置管过程手法轻柔。

（5）置管成功后应用抽吸胃液、听气过水声等方法确定胃管在胃内。

（6）固定方法正确，接负压吸引瓶。

6. 术后护理主要有哪些？

（1）术后患者安全返回病房后，注意观察患者的生命体征，使用监护仪，每小时记录 1 次。

（2）患者术后因麻药反应未完全清醒，给予氧气吸入；去枕平卧，头偏向一侧，防止误吸。

（3）术后 3d，可持续低流量吸氧，因腹腔镜手术中为了便于手术，腹腔内会注入大量二氧化碳气体，经血液及大网膜吸收后可发生皮下气肿，肩部放射痛，吸氧后可改善此症状。

（4）功能锻炼：患者腹腔镜手术，创伤小，术后第 2 天即可下地活动，增加胃肠功能的恢复。

（5）胃管的观察：胃癌手术因吻合口在胃部，胃液为血性，颜色会随着手术的恢复，颜色越来越淡，如果颜色突然改变，警惕吻合口破裂出血的可能性。

（6）饮食注意：拔出胃管后第 2 天方可饮水，无不适后方可进米汤，循序渐进，不可随意加量，米汤 60ml→100ml→200ml→增加至全量→流食→半流；告知患者终生注意饮食，少食多餐，禁食辛辣、油炸、腌制、刺激性食物。

（7）保持出入量平衡，防水电解质紊乱。

（8）大静脉补充营养。

（9）做好各风险评估，阳性挂警示标识，告知预防措施，加强巡视，班班交接，每班评估。

（10）做好患者的心理护理，树立信心，促进康复。

（郭洪霞　杨　多）

五、肝动脉化疗栓塞医嘱

【案例简介】

患者，男性，61岁，直肠癌1年余，肝转移1年余，肺转移7个月。2012年6月病理示升结肠腺瘤型息肉；直肠考虑溃疡伴部分上皮中度不典型增生。2012年8月腹部MRI示肝内多发转移瘤。在当地医院给予卡培他滨（剂量不详），口服，第1~10天。2012年8月行彩超引导下肝右后叶偏高回声结节穿刺活检手术，病理结果回报（肝右后叶病灶）穿刺之肝组织见中分化腺癌。2012年9月行二线化疗方案为贝伐珠单抗＋FOLFOX。于2012年11月复查，腹部CT示肝病灶较前增大明显，肺CT示肺可见新发病灶，评价为PD，更改为三线化疗，方案为：贝伐珠单抗＋FOLFIRI。于2013年4月复查腹部CT示肝病灶较前增大，评价为PD，更改方案为贝伐珠单抗＋奥沙利铂＋雷替曲塞。2013年8月腹部、盆腔CT提示病灶较前相仿，评价治疗效果为SD。经介入放射医师会诊于2013年8月行肝动脉化疗栓塞术（TACE），具体用药：氟尿嘧啶注射液750mg；注射用盐酸表柔比星（辉瑞制药）50mg；碘化油注射液20ml。2013年10月10日肺CT示病灶较前增大，腹部CT示肝病灶较前相仿，碘化油聚集良好，评价治疗效果为PD。

【案例分析】

1. 疾病特点 患者为中年，男性。患者行1周期单药卡培他滨及3周期贝伐珠单抗注射液＋奥沙利铂（苏恒瑞）＋氟尿嘧啶＋亚叶酸钙治疗，肝病灶较前明显减小，评价为PR。后行第5~10周期化疗，具体用药同前，腹部CT示肝病灶较前增大明显，肺CT示肺可见新发病灶，评价为PD，该方案行第12~16周期贝伐珠单抗注射液＋盐酸伊立替康＋氟尿嘧啶＋亚叶酸钙化疗。腹部CT示肝病灶较前增大，评价为PD，又行第17~19周期贝伐珠单抗注射液＋注射用奥沙利铂（苏恒瑞）＋注射用雷替曲塞化疗。腹部、盆腔CT提示病灶较前相仿，评价治疗效果为SD。于2013年8月行肝动脉化疗栓塞术（TACE）。

2. 病情特点 术后肺CT示病灶较前增大，腹部CT提示肝病灶较前相仿，碘化油聚集良好，评价治疗效果为PD。

【问题解析】

1. 什么是TACE？

将导管选择性或超选择性插入到肿瘤供血靶动脉后，以适当的速度注入适量的栓塞药，使靶动脉闭塞，引起肿瘤组织的缺血坏死。使用抗癌药物或药物微球进行栓塞可起到化疗性栓塞的作用，称之为TACE。

2. 执行肝动脉化疗栓塞术医嘱前应做哪些准备？

（1）护士准备：①医师开医嘱后，护士认真核对医嘱，包括床号、姓名、药品名称、剂量、方法等，确认医嘱下达正确后，遵医嘱准备好造影剂、栓塞剂及抗肿瘤药物。②全面了解病史、各种检查及实验室检查：如血尿粪常规、血清四项、凝血功能及B超、CT、磁共振等，发现异常及时报告医师，并做好护理记录。③用药前准备：如果患者对碘伏或麻醉药物过敏，及时报告医生。④皮肤准备：遵医嘱为患者做好皮肤准备，以腹股沟为中心，上至剑突、下至大腿内侧1/2处内10cm×10cm区域（包括会阴）皮肤剃去毛发。⑤病历及影像资料当面转交介入科接手术工作人员。⑥特殊准备：术前1d训练患者在床上练习深吸气和憋气，以备术中数字减影时配合，使血管的图像更清晰、准确，为术中造影及治疗后卧床需要做准备。⑦输液通道的准备：介入治疗前遵医嘱为患者建立静脉通道，以利于治疗中及治疗后用药。⑧心理护理：由于术中患者始终处于清醒状态，大部分患者及家属对 TACE 治疗并不了解，这使患者承受着巨大的心理压力，为患者讲解 TACE 的优势并告知配合方法会减轻患者的不安感，减轻心理负担。

（2）患者准备：①护士备皮完毕后，患者应洗澡更衣，术前脱去内衣、勿带贵重物品。②准备食盐 2 袋、吸管 1 包、便盆 1 个（男病人准备尿壶）及尿垫若干，以备术后回病房使用。③床上练习深吸气和憋气，以备术中数字减影时配合，使血管的图像更清晰、准确，为术中造影及治疗后卧床需要做准备。④练习床上大小便，以免术后卧床排尿而造成尿潴留，进入介入科前排空大小便。⑤术前 1d 进易消化饮食，术前禁食、禁水 6～8h 或以上，避免因麻醉或手术过程中呕吐发生误吸。⑥术前保证充足睡眠。

3. 执行 TACE 医嘱术后有哪些注意事项？

（1）体位护理：协助患者移至病床平卧，术肢制动 6h，以利于血管穿刺点收缩闭合，保持血流通畅，防止血栓形成。健侧肢体主动活动，术侧给予按摩小腿，促进血液循环。

（2）生命体征观察：随时监测患者的生命体征，如有异常及时报告医生。

（3）穿刺点的观察与护理：术后患者卧床制动 6h，6h 内密切观察穿刺点局部有无血肿形成，有无渗血、渗液等现象，嘱患者要减少活动和引起腹压增大的因素（如咳嗽、大小便等时应嘱患者用手按压穿刺口）。

（4）严密观察患者术肢血液循环情况，注意术肢足背动脉搏动情况、术肢颜色及皮温，如有异常及时报告医师。

（5）遵医嘱及时给予消炎、水化、保肝、止吐等药物治疗。

（6）嘱患者多饮水，如无恶心、呕吐等不适，可逐渐过渡到普食。

（7）撤除盐袋及绷带前要测量血压，血压正常，可按时撤除盐袋及绷带，撤除时动作要轻柔。如果血压高，应及时报告医师，配合医师做相应处理，并推迟撤除盐袋及绷带的时间，以防出血的发生；如果患者血压低、面色苍白、腹部疼痛呈板状腹，应警惕有内出血的可能，及时报告医生并做好抢救准备。

（8）撤除绷带后用碘伏棉签消毒穿刺点并用无菌敷料覆盖。

（9）嘱患者撤除绷带后，应逐渐增加活动量。

（10）心理护理：多与患者沟通，鼓励患者说出自己的感受，尽量满足患者的需求，给予心理上的支持。

4. TACE 术后并发症有哪些？如何预防及处理？

（1）发热：大部分患者有不同程度发热，甚至高热。①预防：术后给予预防性使用抗生素，绝大多数发热是由于化疗药物所致肿瘤细胞变性、坏死，使其毒性代谢物释放入血而引起的机体反应。嘱患者多饮水，注意更换床单等，保持清洁，防止受凉。②处理：患者出现高热，应遵医嘱给予物理降温或者药物降温。如确诊术后感染，遵医嘱给予针对性处理。

（2）胃肠道反应：最常见的反应为恶心呕吐食欲下降，这是由于高浓度化学药物刺激胃肠引起的应激反应，甚至并发消化道出血。①预防：术前禁食、禁水 6h。嘱患者呕吐时，头偏向一侧，以免误吸引起呛咳或窒息；②处理：遵医嘱使用镇吐药物。

（3）疼痛：是由于肝动脉栓塞后肝癌的血液供应减少，肿块缺血缺氧坏死，局部组织急性水肿，肝包膜紧张度增加引起的。①观察：巡视病房，多倾听主诉，或采用别的方法（如看电视、听音乐等）分散病人注意力，以缓解疼痛；②处理：遵医嘱为患者采取三阶梯镇痛治疗，密切观察疼痛的部位、程度。

（4）呃逆：多与化疗药物刺激膈神经、患者精神紧张、术后饮食欠佳、胃肠功能紊乱有关，多可自行缓解。①预防：多巡视病房，多与患者交流，给予心理安慰，减轻患者紧张情绪；②处理：顽固性呃逆应及时给予心理疏导，遵医嘱给予药物治疗。

（5）骨髓抑制：抗肿瘤药物对骨髓均有不同程度的抑制作用，表现为白细胞、血小板下降，易出现感染、出血等情况，应定期复查血常规。①预防：病室内的床、地面、门窗等应每日用消毒液擦拭，必要时进行空气消毒，减少探视，开窗通风。②处理：遵医嘱给予药物治疗，加强饮食调理，给予高蛋白质、高维生素饮食。

（6）尿潴留：主要是由于排便环境改变引起。①预防：术前嘱患者练习床上排便，严格执行陪伴探视制度，排便前关闭门窗、屏风遮挡患者；②发生后的处理：平静呼吸，稍用力排尿；用热毛巾敷下腹部，或者按摩下腹部；听流水声；用温水冲洗会阴部；必要时遵医嘱导尿。

（7）肝破裂出血：主要与导管材质有关，现在很少发生。①预防：选用质量好，柔软材质的导管，做好充足的术前分析，选择适宜的手术方案。②处理：a. 立即通知医师，使患者平卧，安抚患者，为患者吸氧，建立两条静脉通道，行心电监护，准备止血药及急救药、特护记录单，配血。b. 确认医嘱并执行：遵医嘱静脉补液，如平衡液、右旋糖酐-40 或其他血浆代用品；输入足量全血；止血药物静脉注射。c. 监测生命体征、神志、中心静脉压、尿量及排便、呕吐物、皮肤的颜色、温度及末梢循环情况等。d. 保持舒适：绝对卧床休息；头偏向一侧，防止误吸，保持呼吸道通畅。e. 氧气吸入，改善缺氧状态。f. 注意为患者保暖，室温调节在 20~25℃。g. 保持病房安静避免刺激。h. 保持床单位整洁，为患者做好生活护理。

5. TACE 适应证与禁忌证有哪些？

（1）适应证：不能手术切除的中晚期肝癌；其他原因不易手术切除的肝癌；肿瘤大，化疗栓塞剂可使肿瘤缩小，以利于二期切除；肝内存在多个癌结节者；肝癌主灶切除，肝内仍有转移灶者；肝癌复发，无再次手术切除可能性者；肝癌破裂出血不适宜行肝癌切除术者；控制肝癌疼痛；行肝移植术前等待供肝者，可考虑行化疗栓塞以控制肝癌的发展。

（2）禁忌证：肝功能严重损害，丙氨酸转氨酶明显增高，有明显腹水、黄疸；有严重凝血机制障碍、出血倾向的患者；严重的器质性疾病，如心、肺、肾功能不全者；严重的代谢性疾病，如糖尿病或严重的代谢紊乱及低血钠未予控制者；门静脉高压伴中度以上胃底食管静脉曲张者，出血风险大者；碘过敏、解剖变异，无法完成选择性肝动脉插管者；门静脉主干被癌栓部分堵塞者；合并感染者；广泛肝外转移者。

（郭洪霞　杜海翠）

六、大静脉营养医嘱

【案例简介】

患者，男性，68 岁，确诊食管癌 3 个月余，放疗后 1 个月余。患者于 2013 年 2 月初无明显诱因出现进食哽噎感，尤以进干食时明显，未行任何诊疗。2013 年 4 月 10 日于当地医院行上消化道钡剂造影示上段食管癌。4 月 18 日于我院行胃镜检查示食管上段肿瘤，病理示食管上段距门齿 18cm 处高分化鳞状细胞癌，未见转移。曾行 30 次局部放疗，6 月 15 日结束，7月 20 日感冒后出现进食困难，在当地医院行地塞米松及营养支持治疗后未见好转。患者目前精神状态尚可，自觉乏力，进食困难，睡眠正常，体重近半个月减轻 5kg，排便、排尿正常。

【案例分析】

1. 营养状况评估　7 月 20 日开始进食困难，精神尚可，自觉乏力，体重近半个月减轻 5kg。

2. 造成目前营养状况的原因　食管癌放疗进食困难。

3. 应用静脉营养药物的原则　该患者不能进食水，需静脉补充营养物以维持身体内所需各种能量及微量元素。

【问题解析】

1. 怎样改善患者目前的营养状况，以维持其正常的生理需求？

（1）患者因肿瘤与放疗后反应，进食困难，需通过静脉输液给予人体每天所需营养。

（2）给予患者置入中心静脉导管，导管前端位于上腔静脉，此处血流快，易于药物的扩散及吸收。

（3）根据人体每日代谢所需的营养成分开具相关医嘱，并配置 3L 袋混合输入，3L 袋混合输入有利于药物能量的更好吸收利用。

2. 医嘱执行流程中需注意的问题有哪些？

护士转抄输液单、配制液体并给予静脉输注，在执行这些医嘱流程中应注意以下问题。

（1）药物的配伍禁忌：严格遵循药物的配伍禁忌配制药物，以免因药物相互之间反应造成药物失效或威胁患者生命。如多种微量元素与复方氨基酸注射液配伍，药液颜色加重变深；与复方氨基酸注射液（3AA）配伍，药液出现浑浊现象，呈淡绿色；与复方氨基酸注射液（18AA-Ⅱ）配伍，药液出现颜色变化，呈淡黑色。此类医嘱在主班护士转抄医嘱、配药护士配药、治疗护士输液前 3 个环节通过审核医嘱可发现，并反馈给医生，给予及时纠正。

（2）严格执行查对制度：护士在转抄医嘱、配制液体、静脉输注时应严格执行查对制度，每个环节都应落实两人查对；床旁输注时进行腕带、床头信息等查对，不应以床号或房间号作为查对项目，也可请患者复述自己姓名来查对。

（3）严格执行无菌操作原则：配制及输注过程中严格遵守无菌操作原则，以免因医源性感染引起患者发热等不良反应。如有条件的医院应在中心配液室使用生物安全柜配制液体，减少污染环节。

（4）大静脉营养液在配制完成后及时输注，避免长时间放置，室温放置有效时间为 24h。

（5）特殊药物或小剂量药物如胰岛素注射液加入完毕后，应及时做好已加标记。

（6）输注过程中最好是单通路输注，不通过 3L 袋滴斗入药物，因药物配伍禁忌发生不良反应不能及时观察。

（7）3L 袋输注不宜过快，一般维持在 24h 左右，特别是不能进食患者，匀速输入以满足人体所需的糖代谢，以免低血糖情况的发生。

（8）在输注营养液时与患者交代好注意事项，如不能自行调节滴速、不能倒置以免空气进入发生危险等。

（9）在输注过程中，为避免营养液分层、沉淀或胰岛素附着营养袋应定时给予混匀营养液。

（10）输注过程中要严密观察病情，及时发现并纠正。

（11）合理的用药途径能充分发挥药物作用，减少不良反应的发生，避免药液浪费。静脉给药应严格遵循说明书，不可随意更改给药途径。

3. 开具大静脉营养液医嘱的注意事项有哪些?

(1) 开具医嘱遵循药物配伍禁忌。

(2) 医嘱由具有资质的临床医师根据患者的具体营养状况、体表面积、活动强度等个人情况开具,每种药物的量因人而异。

(3) 在长期输入大静脉营养液期间应给予记出入量,最初数日要定期复查血糖、尿糖等。

(4) 要定期复查血生化,肝、肾等重要脏器的功能。

(5) 要注意微量元素的监测。其中10%氯化钾注射液为高危药物,须严格按照说明书使用,钾在血清中的正常值为3.5~5.5mmol/L,须定期监测,并及时调整医嘱。一般用法是外周静脉补钾浓度<0.33%,禁忌直接静脉注射或过量使用。

(6) 胰岛素注射液的量应严格根据大静脉营养液中葡萄糖的量精准计算。

(7) 特别注意:因注射液的不溶性微粒、热原检查均为单一使用的情况下的限制检查,加入输液中的药物越多,不溶性微粒、热原量的累加越多,配伍禁忌发生的概率越大,因此应单一使用,如羟乙基淀粉40氯化钠注射液等。

4. 大静脉营养液输注过程中常见的问题有哪些?

(1) 导管堵塞。

(2) 发热。

(3) 输液反应。

5. 导管堵塞原因有哪些?

(1) 血凝性与非血凝性导管堵塞:导管堵塞原因主要分为血凝性和非血凝性堵管,与血液凝集、纤维蛋白包裹有关,包括PICC导管长,长期漂浮在血管中,对正常血流产生影响,形成涡流而产生微血栓。导管内纤维蛋白堆积或管腔被血凝块堵塞造成堵管。患者活动、咳嗽、便秘使静脉压力增大,使血流反流至导管。冲管不彻底使纤维蛋白呈层状累积,造成管腔狭窄或堵塞。非血凝性堵管通常因为长期输注脂肪乳剂、血浆、人血白蛋白、TPN、高pH、高刺激性的药物,可损害硅胶导管,部分药物沉淀在PICC管道内,引起管腔堵塞,造成非血凝形成性堵管。

(2) 护理人员操作不当:①正压封管操作不正确,造成血液反流,引起导管堵塞。封管液的浓度不规范,封管液量少。②输液时,更换液体不及时,血液反流,造成堵管。③经PICC采血后,未彻底冲管,造成导管堵塞。④导管打折或受压。⑤天气炎热时,患者出汗多,使固定导管的透明敷贴固定不良,使导管移位。⑥侧卧时压迫留置导管的肢体。⑦在置有导管的肢体上部使用血压计袖带或止血带,使导管受压,导管腔压力改变,引起堵塞。

(3) 老年人生理因素:血液黏稠度高,易形成血栓;红细胞老化,血液黏度增高,可以使血液流动受阻,红细胞变形能力下降、聚集性增高,容易形成血栓。

6. 导管堵塞的护理对策有哪些?

(1) 正确的封管冲管知识:正确的冲管方法是置管成功后立即用肝素钠稀释液脉冲式冲管等,输注黏稠度较高的液体及血制品后,用生理盐水彻底冲洗导管后封管;输液穿刺肢体制动,可减少对血管的机械性刺激,以免损伤血管内膜;穿刺完毕后以无菌透明敷料固定,便于观察穿刺点,及早发现静脉炎,透明贴不粘或被污染时应及时更换。

(2) 加强护理人员的专业技术培训:护士要掌握各种药物知识和给药方法,认真履行药监职责,注意药物配伍禁忌,输入高浓度药物或化疗药物后要及时彻底冲洗导管;要使用恰当的封管液，正压脉冲式封管；同时要提高穿刺技术，减少反复穿刺引起的机械性损伤。

(3) 加强对 PICC 置管病人的健康宣教：对老年患者的健康宣教对于减少堵管发生率非常重要。针对患者老年这一特点，选用简单易懂的语言进行健康教育；同时根据患者的实际情况进行评估，有针对性地进行教育。这些内容包括疾病知识教育，护士应根据患者的病情适时做好心理护理，解除患者疑虑，客观介绍疾病的发展过程及预后知识，消除患者不健康意识，使其身心处于最佳状态来接受治疗与护理。介绍 PICC 导管的特点及肿瘤患者置管的优点、置管操作方法，做好解释工作，取得患者的积极配合。针对患者需求制订置管前、中、后及带管出院期间的健康教育计划。患者出院前教会家属带管洗澡的护理。家庭的支持对于患者也是至关重要的。

7. 发热的常见原因及护理对策有哪些？

(1) 常见原因：①置管过程中污染导管；②输液过程中管路污染；③配制液体过程中某个流程污染；④患者自身免疫力降低；⑤管路在体内留置过程引起排异反应。

(2) 护理对策：在置管、配制液体、输注过程中严格遵守无菌原则；预防性提高长期输液的患者免疫力；出现不明原因的发热反应后应积极排查、确定发热原因，并给予及时解除发热原因。

8. 输液发热的原因、症状及防治方法是什么？

正规的药品和输液器，加上严格无菌操作一般不会出现发热反应，一旦有输液反应应该立即停止输液并保留器材送检，同时进行抗过敏及对症处理即可。

(1) 原因：常见原因为输入致热物质（致热原、死菌、游离的菌体蛋白或药物成分不纯）；输液瓶清洁消毒不完善或再次被污染；输入液体消毒、保管不善；输液管表层附着硫化物等所致。

(2) 症状：主要表现发冷、寒战、发热（大多在 38℃ 左右，严重者可为 40~41℃），并伴有恶心、呕吐、头痛、脉快、周身不适等症状。

(3) 防治方法：①轻者可减慢输液速度，注意保暖（适当增加盖被或给热水袋）；重者须立即停止输液。高热者给予物理降温，必要时按医嘱给予抗过敏药物或激素治疗，针刺合谷、内关穴。②输液器必须做好除去热原的处理。

（郭洪霞　马海娟）

七、输血医嘱

【案例简介】

患者，女性，40 岁，于 2012 年 4 月始无明显诱因出现月经期延长，月经量增多，月经中无血块，色鲜红，无头晕、发热、腹痛等症状。2012 年 5 月 24 日行 B 超示宫颈后壁实质性低回声肿物，可见丰富血流信号。2012 年 7 月 4 日于我院门诊 B 超示宫颈增大，TCT 示上皮内高度病变。行宫颈活检，病理回报示宫颈中分化鳞状细胞癌。患者目前精神状态差，阴道间断出血，贫血症状明显，给予输注红细胞纠正贫血，过程顺利，无发热、寒战等不适。

【案例分析】

疾病特点：①患者为青年女性；②确诊为宫颈中分化鳞状细胞癌，月经期延长，月经量增多；③精神状态差，阴道间断出血，面色苍白、乏力、头晕，贫血症状明显。

【问题解析】

1. 输血有哪些作用？

（1）补充血容量：用于失血失液引起的血容量减少或休克患者，以增加有效循环血量，升高血压，增加心排血量，促进循环。

（2）纠正贫血：用于血液系统疾病引起的严重贫血和某些慢性消耗性疾病的患者，以增加血红蛋白含量，促进携氧功能。

（3）供给血小板和各种凝血因子：有助于止血，用于凝血功能障碍的患者。

（4）输入抗体、补体：增强机体免疫能力，用于严重感染的患者。

（5）增加白蛋白：维持胶体渗透压，减轻组织液渗出和水肿，用于低蛋白血症患者。

（6）排出有害物质：用于一氧化碳、苯酚等化学物质中毒，血红蛋白失去运氧能力或不能释放氧气供组织利用时，以改善组织器官的缺氧状况。

2. 简述输血的种类及其所适用的人群。

（1）全血。①新鲜血：新鲜血基本保留了血液的所有成分，可以补充各种血细胞、凝血因子和血小板，适用于血液病患者。②库存血：虽然含有血液的各种成分，但白细胞、血小板、凝血酶原等成分破坏较多，钾离子含量增多，酸性增高。大量输注时，可引起高钾血症和酸中毒。适用于各种原因引起的大出血。

（2）成分血。①血浆：适用于凝血因子缺乏者；②红细胞：适用于携氧功能缺陷和血容量正常的贫血患者，也可用于免疫性溶血性贫血患者或适用于战地急救及中小手术者；③白细胞浓缩悬液：适用于粒细胞缺乏伴严重感染的患者；④血小板浓缩悬液：用于血小板减少或功能障碍性出血的患者；⑤各种凝血制剂：适用于各种原因引起的凝血因子缺乏的出血疾病。

（3）其他血液制品。①人血白蛋白：用于低蛋白血症患者；②纤维蛋白原：适用于纤维蛋白缺乏症、弥散性血管内凝血者；③抗血友病球蛋白浓缩液：适用于血友病患者。

3. 执行输血前的准备及注意事项有哪些？

（1）备血：填写输血申请单，采血送血库做血型鉴定和交叉配血试验，输血申请单所填血型与患者一致。

（2）取血：凭取血单与血库人员共同做好三查、八对。三查：查血的有效期、血的质量和输血装置是否完好；八对：姓名、床号、住院号、血瓶（袋）号、血型、交叉配血试验结果、血液种类和剂量，查对无误。在交叉配血单上签名。

（3）取血后：勿剧烈震荡血液，以免红细胞大量破坏而引起溶血。不能将血液加温，应在室温下放置15～20min后再输入。

（4）输血前：再次两人核对，确定无误后方可输入。

（5）知情同意：输血前，应取得患者的理解，同意输血，签署知情同意书。

4. 在给予患者输血过程中有哪些注意事项？

（1）从血库取血时，应认真查对血型、交叉配血结果、供血者姓名、受血者姓名、患者住院号、输血量、并严格查对血液质量。

（2）因故不能及时使用的血液，应将其放于恒温4℃冰箱内保存。

（3）从血库取出的冷藏血液应置于室温下15min后，再给患者输入。

（4）输血前给予抗过敏药物如地塞米松5～10mg静脉滴斗入或肌内注射，也可用盐酸异丙嗪或苯海拉明肌内注射，输血前30min使用。

（5）输血时，血液内不得随意加入药物，如含钙制剂、酸性或碱性药物、高渗或低渗液，以防止血液凝聚或出现凝血反应。

（6）床旁输血应有两人以上人员认真核对患者的信息，并要求患者自诉血型，再次核对确保输注血液制品无误。

（7）输注血制品前应用生理盐水建立静脉通道，保证静脉通路通畅，再连接输血器进行输血。血管选择粗、直、易于固定的部位，使用钢针应选用 21 号针头，或使用套管针穿刺。

（8）输注血制品必须使用专用输血器。

（9）输血过程中应密切观察病情，患者如出现寒战、发热、荨麻疹反应时应减慢输入速度，报告医生并进行处理。如出现严重反应，应立即停止输入，并将血液送血库进行检验分析。

（10）凡输入 2 个以上供血者的血时，其间应输以少量生理盐水。

（11）正常血液分两层，上层血浆呈稻黄色，半透明；下层血细胞呈暗红色。两层之间界限明显，无凝血块，若有异常不得使用。

（12）输血完毕后再次使用生理盐水冲洗输液管道。血袋保留 24h 以备发生不良反应后进行监测。

5. 输血过程中常见的输血反应有哪些？

（1）发热反应。①原因：发热反应是输血中最常见的反应。可由致热原引起，如保养液或输血用具被致热原污染；受血者在输血后产生白细胞抗体和血小板抗体所致的免疫反应；违反操作原则，造成污染。②症状：可在输血中或输血后 1～2h 发生，有畏寒或寒战、发热，体温可达 40℃，伴有皮肤潮红、头痛、恶心、呕吐等，症状持续 1～2h 缓解。

（2）过敏反应。①原因：患者过敏体质或献血员在献血前用过可致敏的药物或食物，使输入血液中含致敏物质。②症状：大多数发生在患者输血后期或即将结束时。轻者出现皮肤瘙痒、荨麻疹、轻度血管性水肿，如眼睑、口唇水肿；重者因喉头水肿出现呼吸困难，两肺闻及哮鸣音，甚至发生过敏性休克。

（3）溶血反应：为输血中最严重的反应。①原因：输入异型血或变质血，血液接触高渗或低渗溶液或能影响血液 pH 变化的药物，致使红细胞大量破坏所致。②症状：在输血 10～15ml 后症状即可出现，初期患者出现头涨痛、四肢麻木、腰背部剧烈疼痛和胸闷等。继而患者出现黄疸和血红蛋白尿，同时伴有寒战、高热、呼吸急促和血压下降等症状。后期病人会出现少尿、无尿等急性肾衰竭症状，严重可导致死亡。

（4）枸橼酸钠中毒反应。①原因：与大量输入库存血后血钙下降有关。②症状：表现为手足抽搐、出血倾向、血压下降、心律缓慢、心室颤动，甚至发生心脏停搏。

6. 如何防治输血反应？

（1）发热反应：①输血过程中严格执行无菌操作，防止污染；②反应轻者，减慢滴数可使症状减轻；③严重者停止输血，密切观察生命体征，给予对症处理，并通知医师；④必要时遵医嘱给予解热镇痛药和抗过敏药，如异丙嗪或肾上腺皮质激素等。

（2）过敏反应：①勿选用有过敏史的献血员；②献血员在采血前 4h 内不吃高蛋白质和高脂肪食物，宜用少量清淡饮食或糖水；③反应轻者减慢输血速度，继续观察，重者立即停止输血；④呼吸困难者给予吸氧，严重喉头水肿者行气管切开，循环衰竭者应给予抗休克治疗；⑤根据医嘱给予 0.1% 肾上腺素 0.5～1ml 皮下注射，或用抗过敏药物和激素，如异丙嗪、氢化可的松或地塞米松等。

（3）溶血反应：①认真做好血型鉴定和交叉配血试验，输血前仔细查对，杜绝差错，严格执行血液保存规则，不可使用变质血液；②发生溶血应立即停止输血并通知医师，保留余血，采集患者血标本重做血型鉴定和交叉配血试验；③维持静脉输液通道，供给升压药和其他药物；④静脉注射碳酸氢钠碱化尿液，防止血红蛋白结晶阻塞肾小管；⑤双侧腰部封闭，并用热水袋敷双侧肾区，解除肾血管痉挛，保护肾；⑥严密观察生命体征和尿量，并做好记录，对少尿、闭尿者，按急性肾衰竭处理；⑦出现休克症状，配合抗休克治疗。

（4）枸橼酸钠中毒反应：严密观察患者反应，输入库血 1000ml 以上时，须按医嘱静脉注射 10% 葡萄糖酸钙或氯化钙溶液 10ml，以补充钙离子。

7. 输血有可能导致的传播性疾病有哪些？如何防治？

（1）主要疾病：获得性人类免疫缺陷病毒感染简称艾滋病（AIDS，简称 HIV）、乙型肝炎、丙型肝炎、梅毒、巨细胞病毒（CMV）感染、疟疾、人类 T 淋巴细胞病毒 I 型和 II 型（HTLV-I / II）（也称为成人 T 细胞淋巴瘤/白血病病毒）等。我国《输血技术操作规程》规定，采供血系统对 ALT、HBsAg、抗-HCV、梅毒及抗-HIV 5 个项目进行检测。

（2）防治：为了保证受血者的身体健康和生命安全，必须采取有力措施提高血液质量，积极开展无偿献血，严格对献血员筛选，开展成分输血、自身输血，加强血液全面质量管理，才能保证输血安全。

（郭洪霞　李　姣）

第三节　检　查　医　嘱

一、CT 检查

【案例简介】

患者，男性，58 岁，右上肺鳞癌切除术后 7 个月，为全面复查于 2013 年 11 月 19 日入院，已进行 5 周期 DP 方案（多西他赛、顺铂）化疗及口服 2 周期替吉奥胶囊，肺部放射治疗 1 周期。2013 年 9 月 25 日复查肺 CT 疗效评价 SD（疾病稳定）。患者于 2013 年 9 月 26 日起口服替吉奥胶囊维持治疗。

【案例分析】

1. 疾病特点　中年男性，右上肺鳞癌切除术后 7 个月，进行了 5 周期化疗、1 周期放疗及 2 周期的替吉奥胶囊治疗，复查 CT，评价 SD，考虑治疗方案有效。

2. 所做检查　CT 是目前评价实体瘤疗效的主要手段，通过与上次化疗前 CT 对比，可以判断化疗效果，决定临床上是否更改方案。

【问题解析】

1. CT 检查的适应证、禁忌证有哪些？

（1）适应证：CT 检查可用于全身各个部位，尤其对密度差异大的器质性占位性病变，均可检查出来并做出定性诊断。

（2）禁忌证：严重心、肝、肾功能不全者，对含碘造影剂过敏者，病情严重难以配合者。

2. CT 检查前有哪些注意事项？

（1）检查前须将详细病史及各种检查结果告知 CT 医师，如患者有自己保存的 X 线片、磁共振和以前的检查资料等，需要交给 CT 医生以供参考。

（2）患者接受检查前需去除检查部位所佩戴的金属物品，以防止伪影产生。

（3）需要做增强扫描时，要了解患者以往有无药物过敏史以及有无严重的不宜使用造影剂的身心疾病等，并需要患者或家属签署知情同意书。

（4）增强 CT 检查前禁食水 4h。

（5）腹部扫描者在检查前 1 周内禁做钡剂造影；检查前 3d 不可做其他各种腹部脏器的造影（如静脉肾盂造影）；检查前 2d 内禁服泻药，少食水果、蔬菜、豆制品等多渣、易产气的食物。

（6）CT 增强扫描如用离子型造影剂，需静脉注射造影剂者做碘过敏试验，试验阴性，方可进行检查。

（7）对做 CT 增强扫描的儿童、神志不清者，须有家属陪同。

（8）CT 机属于放射线检查机器，有一定的放射线损伤，但人体所受的 X 线很少。每次检查所受的放射线仅比一般 X 线检查略高，不会引起损伤，但盲目的多次做 CT 检查是不必要的。

（9）妊娠期间，做腹部 CT 检查要慎重；做其他部位的检查时，也应对腹部采取一定的保护措施，以免 X 线对胎儿造成影响。

（10）检查时听从技术人员的指导，保持体位，配合检查进行平静呼吸、屏气，不吞咽、不眨眼睛等。

3. 增强 CT 检查注射造影剂时会出现哪些不良反应？造影剂外渗应如何处理？

（1）不良反应：恶心、打喷嚏、面部潮红、荨麻疹、胸闷气急、头痛头晕、轻度喉头水肿、心搏加快、血压下降等造影剂过敏反应。

（2）造影剂外渗处理：造影剂外渗会产生局部炎症、疼痛、水肿，一旦发生外渗，应当停止注药，局部给予硫酸镁不间断外敷，并抬高患肢。

4. 增强 CT 检查后有哪些意事项？

增强 CT 检查后，嘱患者多饮水，加强造影剂的排泄，减轻造影剂对肾的影响。

（李瑞新）

二、磁共振检查

【案例简介】

患者，男性，44 岁，右肺腺癌切除术后 1 年 8 个月，已行 4 周期 PP 方案（培美曲塞二钠、顺铂）化疗及颅脑放疗，2013 年 9 月 25 日行脑磁共振检查提示多发占位性病变，考虑转移，于 2013 年 10 月 14 日至 2013 年 11 月 8 日行颅脑放射治疗。

【案例分析】

1. 疾病特点　青年男性，右肺腺癌切除术后 1 年 8 个月，进行了 4 周期的化疗及颅脑放射治疗，为行全面复查入院。该患者行脑磁共振检查考虑转移，已行颅脑放射治疗。

2. 所做检查　磁共振是检查腹部及颅脑占位性病变的方法之一，尤其对于颅脑占位性病变的检查，在临床上发挥着重要作用，有助于鉴别诊断患者颅内是否有转移，为临床医师选择化疗药物提供重要参考。

【问题解析】

1. 磁共振检查的适应证与禁忌证有哪些？

（1）适应证：①神经系统病变，包括肿瘤、梗死、出血、变性、先天畸形、感染等；

②脊髓、脊椎病变，如脊椎的肿瘤、萎缩、变性、外伤、椎间盘病变，为首选的检查方法；③关节软组织病变、骨髓及骨的无菌性坏死；④心脏、大血管及纵隔病变；⑤腹部、盆腔脏器的检查；⑥胆道系统、泌尿系统疾病的检查。

（2）禁忌证：①体内有磁体类物质者，如装有心脏起搏器、动脉瘤等血管手术后，人工瓣膜置换术后，重要器官旁有金属异物残留等；②妊娠 3 个月以内的孕妇。

2. 磁共振检查有哪些注意事项？

（1）检查前签磁共振检查知情同意书。

（2）检查前检查人员了解患者以下情况：手术史，金属或磁性物质体内置入史，包括金属节育环等，有无义齿、电子耳、义眼等，有无药物过敏。

（3）检查前需去除所佩戴的金属物品，如项链、耳环、手表、磁片、钥匙、腰带、手机及助听器等，避免造成人身伤害和机器损坏。

（4）检查前用棉球将耳朵塞好，套上鞋套。

（5）患者检查前将活动义齿、发卡等摘下，女士要脱掉胸罩。

（6）肝、胆、胰、脾、肾、腹部血管检查前不宜过多进食，胆管、胰管检查时需空腹。

（7）男性前列腺、女性盆腔检查将身体上活动金属物品摘下，包括裤上拉链、金属纽扣、腰带等。

（8）检查前要向医生提供全部病史、检查资料及所有的 X 线片、CT 片等。

（9）磁共振检查时间较长，且患者所处的环境幽暗、噪声较大，嘱患者不要急躁，不要害怕，要在医师指导下保持体位，耐心配合。

（李瑞新）

三、PET-CT 检查

【案例简介】

患者，男性，61 岁，左上肺腺、鳞癌术后 1 年 6 个月，发现纵隔转移 10 个月，已行 4 周期的吉西他滨＋卡铂化疗。2012 年 10 月 25 日行 PET-CT 检查：右前上纵隔肿大淋巴结，FDG（氟代脱氧葡萄糖）代谢异常增高，考虑肿瘤转移；左侧胸腔包裹性积液；左肺野纵隔旁条索影、右肺门及隆突下多发小淋巴结伴 FDG 代谢增高，考虑炎症改变可能性大。2012 年 10 月 31 日行局部病灶放射治疗。

【案例分析】

1. 疾病特点　中年男性，左上肺腺、鳞癌术后 1 年 6 个月，纵隔转移 10 个月，已行 4 周期的化疗。2012 年 10 月 25 日行 PET-CT 检查考虑肿瘤转移，2012 年 10 月 31 日行局部病灶放射治疗。

2. 所做检查　PET-CT 是近些年出现的重要检查方法，通过全身代谢情况排除是否有肿瘤相关性病变，尤其对于常规 CT、MRI 等检查方法无法判断时，PET-CT 显得尤为重要，可以发现一些高代谢小病灶，结合病理，明确疾病诊断。

【问题解析】

1. PET-CT 检查的适应证与禁忌证有哪些？

（1）适应证：肿瘤诊疗；心血管疾病、冠心病诊断，心肌梗死病灶心肌活动性的评估；PTCA（经皮冠状动脉腔内血管成形术）或冠状动脉旁路移植术后疗效观察；神经系统疾病；

高级健康体检。

（2）禁忌证：PET-CT 无明显禁忌证，由于检查需平躺约 20min，病情严重或疼痛不能保持静卧者不能检查；糖尿病患者需控制血糖。

2. PET-CT 检查前需做哪些准备？

（1）检查前签署 PET-CT 检查知情同意书。

（2）检查当日携带患者近期病历资料，包括临床病历、CT、核磁等影像胶片、血液化验结果、病理报告以及放疗、化疗治疗摘要等。

（3）检查当日禁食、禁饮含糖饮料 4～6h，可饮水，心肌 PET、PET-CT 检查根据需要由医生安排饮用含糖饮料。检查前 24h 内避免剧烈运动。

（4）检查当日不穿带有金属拉链、纽扣、金属装饰品的衣物，女士还应去除带有金属垫圈的胸罩。

（5）扫描前应排尿（必要时导尿），避免尿液污染体表、衣裤及鞋套等，以免影响图像质量；若被污染，立即去除被污染的衣物或鞋套并洗手。

（6）患者或家属应主动向接诊医务人员说明实际病情以及治疗情况，如近期内进行过消化道钡剂、胃肠镜等检查需特别说明，以便合理安排检查时间。

（7）扫描前让受检者饮入 1 杯白开水，避免因空腹影响胃部显影。

（8）PET-CT 检查使用的是诊断剂量的放射性药物，对患者以及其周边人群无健康方面的影响，但受检者如果是妊娠或哺乳期女性，需提前告知检查科室，以便得到合理的检查指导。

3. PET-CT 检查后有哪些注意事项？

（1）PET-CT 检查后嘱患者脱下鞋套，丢入铅桶内，至候诊区静候，待医师通知后方可离开。

（2）建议检查结束 0.5h 内不要离开医院，以便医师根据需要安排或延迟增强扫描。

（3）大量饮水加速药物的排泄。

（李瑞新）

四、支气管镜检查

【案例简介】

患者，男，67 岁，2012 年 12 月中旬无明显诱因出现咳嗽、咳痰，伴痰中带血，无发热等不适，就诊当地医院。胸部 CT 示右肺下叶占位性病变，支气管镜检查示右肺中间段新生物，病理示鳞状细胞癌。行 4 周期 DP（多西他赛＋顺铂）方案化疗。患者目前精神状态良好，体力、食欲、睡眠均正常，体重无明显变化，排便正常。

【案例分析】

1. 疾病特点　患者，老年男性，既往有吸烟史 40 余年；入院前因咳嗽、咳痰等不适就诊，结合胸部 CT 右肺下叶占位，为明确诊断行支气管镜检查，病理示肺鳞癌。

2. 所做检查　拟诊肺部肿瘤的确诊最终需要病理明确，其诊断手段包括浅表淋巴结穿刺活检、CT 引导下肺结节穿刺活检、支气管镜活检术等，其中支气管镜活检是肺部占位诊断应用最为广泛手段之一。

【问题解析】

1. 支气管镜检查适应证有哪些？

（1）诊断适应证：①不明原因咯血、无法解释慢性咳嗽、不明原因声音沙哑、不明原因横膈上升者；②肺癌患者诊断及分期的依据，利用支气管镜活检以得到组织诊断；③良性支气管病变诊断：急性或慢性支气管炎、支气管结核、呼吸道吸入性伤害、气管或支气管狭窄、怀疑支气管食管瘘；④诊断弥漫性肺部疾病。

（2）治疗适应证：①气管内异物取出；②抽取气管内分泌物及血块；③配合镭射装置切除支气管内肿瘤或肉芽组织；④气管狭窄病患可施行扩张术或放置气管内支架。

2. 支气管镜检查有哪些禁忌证？

（1）一般情况极差，体质十分虚弱者。

（2）肺功能严重损害，呼吸明显困难者。

（3）严重心脏病，心功能不全或频发心绞痛，明显心律失常者。

（4）严重高血压者。

（5）主动脉瘤有破裂危险者。

（6）近期有大咯血、哮喘急性发作者。

（7）出、凝血机制异常者。

3. 支气管镜术前准备有哪些？

（1）支气管镜检查或治疗前需禁食、禁水 6h 以上，特殊情况遵医嘱。

（2）有下列情况者检查前需向医生说明：支气管哮喘等呼吸道疾病病史、大咯血、高血压、心绞痛、恶性肿瘤脑转移、精神疾病史、近期服用阿司匹林等抗凝药物。

（3）对麻醉药物过敏者禁行支气管镜检查。

（4）控制肺部感染，给予有效抗生素及雾化吸入，控制支气管炎症，解除支气管痉挛，减少呼吸道分泌物。

（5）劝导戒烟，有报道严重吸烟者术后肺部并发症的发生率较非吸烟者高 2～3 倍。术前停止吸烟 48h 可改善供氧，术前停止吸烟 2 周以上可改善清除呼吸道分泌物的能力。

（6）指导患者深呼吸及有效咳嗽、吹气球等呼吸功能训练。

4. 支气管镜检查术后护理有哪些？

（1）检查后 2h 内，因为局部麻醉药药效未退，应避免进食水，以免造成误呛，如 2h 后饮水不呛咳方可进食。

（2）术中活检者，应加强随诊，注意观察有无气胸及活动性出血迹象，咯血多者给予止血药治疗。

（3）如有下列情形：持续咯血，量较大；剧烈胸痛；呼吸困难，应立即就诊。住院患者立即告知医生或护理人员进行处理。

5. 支气管镜检查常见并发症及护理对策有哪些？

（1）出血：是最常见的并发症。一般见于活检时损伤血管或撕裂病灶的血管而引起。因此，活检前备好 1:1000 肾上腺素，对于高危活检部位出血者，可先注入适量肾上腺素盐水，活检后轻度出血者可经纤维支气管镜吸出，出血多者再注入适量肾上腺素盐水；当活检钳进入支气管腔内到达活检部位，根据医师的指令张开或关闭活检钳取组织，同时叮嘱患者屏住呼吸，控制咳嗽，一旦患者出现剧烈咳嗽，应立即关闭活检钳，并迅速退出，以防损伤肺组织。如出血量少，无需特殊处理，可自行停止；少量痰中带血或咯血亦无需特殊处理，鼓励患者轻轻咯出。一旦出现咯血，立即抢救，并采取有效的护理措施：①去枕平卧，头偏向患侧，清除鼻腔、口咽内的积血，保持呼吸道通畅；②消除患者的恐惧、紧张情绪，避免用力咳嗽；③建立静脉通道，给予止血药，必要时输血；④监测生命体征的变化，避免休克、窒息的发生，备好抢救药品、器械。

（2）喉、支气管痉挛：声门、气管麻醉不良，患者过度恐惧、紧张等常为诱发因素，主要表现为呼吸困难、缺氧。若不严重可通过加注麻醉药予以缓解，若痉挛症状加剧，应立即拔出支气管镜，让患者平卧，加大吸氧流量，并做好心理护理，减轻患者紧张情绪，增强对检查的信心，积极配合。

（3）低氧血症：一般认为，80％左右的患者会出现 PaO_2 下降，下降幅度 10mmHg 左右，操作时间越长下降幅度越大。PaO_2 下降主要由于纤支镜占据气道一部分空间，加上气道反应性增加，造成气管特别是支气管痉挛所致，因此要掌握检查指征。在检查过程中护士要密切观察患者反应，若出现缺氧、发绀明显，呼吸困难加重，应立即报告医师停止操作，并给予氧气吸入至缺氧症状改善。

（4）气胸：周围型肺癌行纤维支气管镜活检，伤及脏层胸膜可能出现气胸，但一般仅为少量气胸，注意休息及观察便可。术中应密切观察患者有无胸闷或呼吸困难、气促、发绀，如发生气胸，迅速安置患者半卧位，绝对卧床，如气体量少，嘱患者卧床休息，减少活动，气体可自行吸收，如气体量大，可行胸腔闭式引流术以排出气体。

（5）麻醉药物过敏：行纤维支气管镜检查使用黏膜浸润麻醉，一般先用 2％利多卡因溶液做咽喉部或鼻腔喷雾麻醉，亦可用 2％～4％利多卡因超声雾化吸入，然后行纤维支气管镜滴入。在行纤维支气管镜检查准备时，护士应询问患者有无药物过敏史。术中若发现麻醉药物过敏，应立即停止给药，并报告医师，使患者平卧给氧，密切观察生命体征变化，取消纤维支气管镜检查。

（李瑞新）

五、胃镜检查

【案例简介】

患者，女性，72 岁，确诊左肺腺癌近 3 个月。患者于 2013 年 8 月 27 日支气管镜检查示左肺上叶黏膜充血、水肿明显，舌叶开口狭窄，固有上叶黏膜可见多个结节样新生物。于左固有上叶取活检 7 块送病理，病理示低分化腺癌。已进行 2 周期的 PC 方案（培美曲塞二钠、卡铂）化疗。入院复查腹部 CT 示贲门壁增厚并周围多发淋巴结，需行胃镜检查，必要时取活检明确诊断。

【案例分析】

1. 疾病特点 老年女性，确诊左肺腺癌近 3 个月，曾行 2 周期化疗，此次入院行腹部 CT 提示贲门壁增厚并周围多发淋巴结，目前等待病理报告。

2. 所做检查 胃镜检查是明确胃肠道疾病的重要手段，有助于明确胃部疾病类型（如胃炎、胃溃疡及胃部占位性病变等）。该患者腹部 CT 提示贲门壁增厚并周围多发淋巴结，行胃镜必要时取活检，明确诊断。

【问题解析】

1. 什么是胃镜检查？

胃镜检查的全名为上消化道内视镜检查，它是利用一条直径约一公分的黑色塑胶包裹导光纤维的细长管子，前端装有内视镜。由口进入受检者的食管→胃→十二指肠，借由光源器所发出之强光，经由导光纤维可使光改变方向，医师从另一端清楚地观察上消化道内各部位的健康状况。必要时，可由胃镜上的小洞伸入活检夹钳取组织可行病理检查。胃镜是确诊胃癌最有效的检查方法。

2. 护士接到检查医嘱时应做哪些？

（1）护士接到检查医嘱后应认真核对患者姓名、检查目的、检查时间是否正确，并核对检查前所需化验结果。

（2）立即通知患者，与患者讲解注意事项及禁食目的和要求。

（3）安慰患者，告知患者检查过程，减少患者的紧张情绪。

（4）做好交班，责任护士每班观察患者禁食情况，如需洗胃患者严格按要求落实。

（5）如患者紧张，睡前可遵医嘱给予镇静药确保睡眠质量。

3. 胃镜检查之前患者的准备有哪些？

（1）检查前 1d 禁止吸烟，以免检查时因咳嗽影响插管；禁烟还可减少胃酸分泌，便于医生观察。

（2）为了消除患者紧张情绪，减少胃液分泌及胃蠕动，驱除胃内的泡沫，使图像更清晰，必要时在检查前 20～30min 给予镇静药、解痉药和祛泡药，患者应有所了解，并积极配合。

（3）为了使胃镜能顺利地通过咽部，做胃镜检查前给予咽部麻醉药。

（4）饮食准备：①检查前患者至少要空腹 6h 以上。如当日上午检查，前 1d 晚饭吃少渣易消化的食物，晚 22：00 后开始禁食，检查当日晨禁食早餐；如下午检查，可让患者当日 8：00前喝些糖水，中午禁食。因为患者即使饮少量的水，也可使胃黏膜颜色发生改变，如显著萎缩性胃炎的本色病变，饮水后胃黏膜可变为红色，使诊断出现错误。②幽门梗阻患者，在检查前一天晚上必须进行洗胃，彻底洗清胃内容物，直到冲洗的回流液清晰为止。在洗胃后胃管抽出前，病人采取头低足高仰卧姿势，以使胃内残留液完全排出。不能在检查当天洗胃，因为洗胃后能使胃黏膜颜色改变。已做钡剂检查的患者，钡剂可能附于胃肠黏膜上，特别是溃疡病变的部位，使纤维胃镜诊断发生困难，故必须在钡剂检查 3d 后再做胃镜检查。

（5）重症及体质虚弱患者禁食后体力难以支持者，在做胃镜检查禁食过程中出现虚脱应给予静脉注射高渗葡萄糖液。

4. 胃镜检查患者要做哪些准备？

（1）检查前 3d 抽血查肝功能、血清 4 项、凝血 4 项，检查时携带化验单。

（2）已做钡剂检查最好 3d 之后再做该项检查。

（3）检查前禁食 8h、禁水 4h。

（4）检查当日请携带病历、相关检查资料、身份证，陪伴 1 人。进行胃镜下治疗时，必须有家属陪同并签署相关知情同意书。

（5）检查前医护人员给患者服用祛泡药和局部麻醉药，患者仰头使药物在咽喉部停留一会自然咽下，如对麻醉药物过敏，需向医师说明。

（6）术前排空大、小便，取下活动义齿及眼镜，松开领口及裤带，取左侧卧位。入镜后，不能用牙齿咬镜，以防咬破镜身的塑管。如有不能忍受的不适，可用手势向施术者（医师或护士）示意，以便采取必要措施。

5. 胃镜检查的适应证及禁忌证有哪些？

（1）适应证：上腹不适，疑是上消化道病变，临床不能确诊者；失血原因不明，特别是上消化道出血者，可行急诊胃镜检查；对 X 线钡剂检查不能确诊或疑有病变者；需要随诊的病变如溃疡、萎缩性胃炎、胃癌前病变；需内镜治疗者；体检。

（2）禁忌证：严重心脏病：如严重心律失常、心肌梗死活动期、重度心力衰竭；严重肺部疾病；哮喘、呼吸衰竭不能平卧者；精神失常不能合作者；食管、胃、十二指肠穿孔的急性期；急性重症咽喉疾病内镜不能插入者；腐蚀性食管损伤的急性期。

6. 无痛胃镜检查注意事项有哪些？

(1) 预约无痛胃镜时需详细说明曾患过哪些疾病及过敏史、手术史和现在的用药情况，检查前签署麻醉知情同意书。

(2) 检查前禁食 8h 以上、禁水 4h 以上，须有家属陪同；检查术后当天禁止驾车、高空作业、签署重要文件或做重要决定。进入操作间检查前需将活动义齿、手表、手机、项链及随身物品交给家属保管。

7. 做胃镜时患者应该如何配合？

(1) 患者与医生要合作，检查前患者先去小便排空膀胱，进入检查室后，松开领口及腰带，取下义齿及眼镜，取左侧卧位，或根据需要改用其他体位。

(2) 身体及头部不能转动，以防损坏内镜并伤害内脏。

(3) 如有不适情况，可用手势向施术者（医师或护士）示意，以便采取必要措施。

(4) 患者常在刚进镜时反应较大，指导患者做深呼吸，保持呼吸均匀，不要剧烈呕吐，这样既能减轻不适反应，又能缩短检查时间。

8. 检查结束后的饮食及注意事项有哪些？

(1) 检查结束后由于内镜管及呕吐对咽部黏膜刺激，可有疼痛或异物感，可口含碘喉片、草珊瑚含片等，症状可减轻或消失。

(2) 在饮食上要避免冷热刺激，避免暴饮、暴食，避免油腻食物，少食酸甜食物，避免辛辣刺激性食物，饮食要柔软易消化，多食新鲜蔬菜水果，少食多餐。

(3) 为避免食物进入气管，应在检查 2h 后进温凉半流质饮食。行活检的患者（特别是老年人），检查后 1～2d，应进食半流质饮食，忌食生、冷、硬和有刺激性的食物。禁止吸烟、饮酒、喝酽茶和浓咖啡，以免诱发创面出血。

(4) 检查后 1～4d，可能感到咽部不适或疼痛，但多无碍于饮食，可照常工作。

(5) 胃镜检查后注意有否黑粪（呈柏油或沥青样，是上消化道出血现象），如出现黑粪便要及时到医院就诊。

9. 胃镜检查会出现哪些并发症？

胃镜检查虽然比较安全，但也有一定并发症，严重者甚至可以发生死亡。严重并发症包括心、肺意外，严重出血、穿孔；一般并发症有下颌关节脱臼、喉臼、喉头痉挛、癔症等。对老年及急重症患者应进行监护操作。

10. 如何做好胃镜检查患者的心理护理？

(1) 用通俗易懂的语言向患者讲解胃镜检查过程、目的、重要性及检查中可能出现不适，使患者对胃镜检查有所了解，从而消除紧张和恐惧；保持良好心态。

(2) 胃镜检查中保持室内安静，清洁整齐；密切观察患者的表情、脉搏、呼吸的变化，鼓励和安慰患者，使其增强信心，坚持配合检查。胃镜检查术后询问患者是否有咽部不适或疼痛，甚至唾液中带有血丝，告知这是胃镜刺激咽部黏膜组织所致，不必特殊处理，可自行缓解；避免剧烈咳嗽。

(3) 检查后，患者希望尽快知道检查结果，护士应用耐心、细致、恰当的语言，回答患者的问题，以取得最佳治疗效果。

（李瑞新　郭洪霞　李　娟）

六、肠镜检查

【案例简介】

患者，男性，29 岁，胆囊癌腹腔淋巴结转移姑息术后 9 个月余，已进行 6 周期的尼妥珠单抗＋盐酸吉西他滨＋替吉奥胶囊化疗、口服 1 周期的单药替吉奥胶囊及 1 周期的紫杉醇（白蛋白结合型）化疗。患者此次入院诉无排便及排气，行腹部 CT 检查考虑腹部肿块压迫肠道，不排除肠梗阻可能，需行肠镜检查以明确诊断。

【案例分析】

1. 疾病特点　青年男性，胆囊癌腹腔淋巴结转移姑息术后 9 月余，已行多周期的化疗，此次入院考虑肠梗阻。入院后需行肠镜检查，以排除肠梗阻可能。

2. 所做检查　肠镜检查是临床上常用的消化道检查手段，有助于明确肠道病变情况（如肠炎、肠道息肉、肠癌、肠道梗阻等）。对于肿瘤患者，考虑肠道转移时，行肠镜检查有助于明确占位性质，及时给予相关治疗。

【问题解析】

1. 什么是肠镜检查？

肠镜检查是利用一条长约 140cm、可弯曲，末端装有一个光源带微型电子摄影机的纤维软管，由肛门慢慢进入大肠，以检查肠道部位之病变、肿瘤或溃疡，如有需要可取组织检验或行大肠息肉切除。

2. 什么情况下适合做肠镜检查？

原因不明的下消化道出血，包括明显出血和持续粪隐血阳性者。腹痛、里急后重、黏液血便、排便习惯改变、慢性腹泻、便秘、排便困难、贫血、不明原因的体重减轻、乏力。肠癌术后、肠息肉摘除后随访，对某些癌前期病变做定期防癌随访，药物疗效观察随访。

3. 肠镜检查前饮食要求有哪些？

（1）检查前 3d，停服铁剂药品，开始进食半流质或少渣饮食，如鱼、蛋、牛奶、豆制品、稀饭等。禁食含粗纤维类食物，检查当天禁食。

（2）检查当日进无渣流质饮食或禁食，检查前 2h 清洁洗肠，检查前 0.5h，安静休息。

4. 肠镜检查前排空肠道的药物有哪些？如何使用？

（1）清理肠道的药物一般有口服蓖麻油、甘露醇、硫酸镁、聚乙二醇等，如若口服药物无效，则及时给予灌肠处理。

（2）口服药物方法：①肠镜检查当天凌晨 5：00 开始，先喝下 250ml 甘露醇，然后饮水 2000ml，待排泄，标准是排出清水样便。②肠镜的前 1d，进流食，番泻叶代茶饮，肠镜当日晨 5：00，口服硫酸镁 30g，继之饮水 2000ml，待排出清水便即可。③聚乙二醇是最常用的药物，一般患者从当日早晨 5：00 开始服泻药。聚乙二醇用法：每两小包药物（A 包、B 包各 1 包）兑 250ml 温开水，每 15 分钟喝一次药物。直到大便为清水样为止。

（3）大便未排净者在检查当日 6：00—7：00，用温开水 800～1000ml 高位清洁灌肠 2～3 次，直至排出清水样便为止。

5. 肠镜检查的禁忌证有哪些？

有严重心脏病、心肺功能不全、严重高血压、急性腹泻、严重溃疡性结肠炎、结肠克罗恩病、腹膜炎、妊娠、精神病、腹部多次手术且有明显粘连者禁止做此项检查。

6. 结肠镜检查前有哪些注意事项？

(1) 检查前抽血查肝功能、血清8项、凝血4项，检查时携带化验单。

(2) 检查前2d进食易消化无渣饮食（如稀粥、牛奶、蛋羹、面条、面包、馒头、豆腐等），禁食蔬菜、鱼、肉类及水果。

(3) 检查前肠道清洁准备：检查前2d，睡前服果导片2片，检查当日晨5：00，口服和爽散2袋＋温开水2000ml，2h内饮完。疑有肠梗阻者禁用（或服硫酸镁50g＋温开水1000ml后，饮温开水2000ml，40min内饮完，年老、身体虚弱者慎用）。检查当日早晨禁食，肠道准备符合要求（大便为清水样便）。

(4) 糖尿病患者需自备糖块，必要时服用。

(5) 检查当日携带病历、相关检查资料、身份证，家属陪伴。

(6) 进行各种结肠镜下治疗，必须有家属陪同并签署相关知情同意书。

7. 结肠镜检查肠道准备的重要性是什么？

结肠镜检查的成败，肠道的清洁度是关键，如果检查时肠道仍有许多粪便，就会影响进镜和观察，甚至不能完成全结肠检查，或因粪便掩盖造成漏诊。因此检查前肠道清洁准备十分重要。检查前服用泻药是最常用、最可靠的方法。如采用清洁灌肠法，通常只能清洁左半结肠，不能行全结肠镜检查，不利于疾病的诊断。

8. 肠镜检查时患者应如何配合？

(1) 检查时，患者先取左侧卧位，腹部放松，并屈膝。检查中按医师的要求更换体位。检查中如有疼痛，告知医师，以确保安全。

(2) 为了便于进镜或观察肠黏膜形态，医师需要向肠腔内注入少量气体以扩张或显露肠腔，此时患者常感到腹胀，有排便的感觉；另外，由于大肠弯曲迂回，有时大肠的弯曲角度大，或患者有腹部手术史、肠粘连，肠镜在通过时，患者会感到胀痛。这时请患者做深呼吸，放松，否则易发生肠痉挛，增加进镜难度与风险，延长操作时间。

(3) 肠镜检查存在一定风险，为了安全，60岁以上老人应行心电图检查。

9. 肠镜检查后注意事项有哪些？

(1) 饮食：未做组织活检者，检查后2h即可进食，如果进行了组织活检，4h后进食清淡、温凉的食物。

(2) 检查后休息1~2d，如若出现持续性腹痛，或粪便带血、腹胀、头晕等症状，应及时告诉医师。

(3) 取活检或息肉电切除术后要绝对卧床休息，3d内勿剧烈运动，不做钡剂灌肠检查。息肉电切除术后，一般禁食3d，给予静脉输液。感到腹胀不适，但数小时后会渐渐消失。如腹胀明显，及时告诉医师或护士。

(4) 注意膳食搭配，忌食油腻、辛辣、刺激性食物，规律作息。

10. 肠镜检查的并发症有哪些？

(1) 肠穿孔、肠出血，肠系膜、浆膜撕裂较罕见。

(2) 感染：极少数抵抗力低下的患者，在取活检或内镜切除治疗后可能会出现菌血症。

(3) 心、脑血管意外：在患者原有心、脑血管疾病的基础上可发生心力衰竭、急性心肌梗死、心搏骤停、脑出血等并发症。

11. 如何做好肠镜患者的心理护理？

(1) 检查前心理护理：根据患者的年龄、文化程度等，简单地向患者介绍肠镜检查的目的和重要性，以及检查步骤和插管过程如何配合等，使患者对检查有初步认识，解答患者提出的疑问，解除不良心理因素，保证肠镜检查顺利完成。检查时为消除患者对陌生环境的恐惧，医护人员应主动自我介绍，做好术前宣传教育，如协助患者摆好体位，询问身体有无不适，再次讲解检查步骤和配合方法等。

（2）检查过程中，为了减轻患者腹胀或腹痛，转移患者注意力，安慰患者，如"现在检查到了哪个部位，没有发现异常""你配合得很好，再忍耐一下，检查准备结束了""为了减轻腹胀，现在边退镜边吸出肠内气体，请配合，马上就好"等；指导患者做深呼吸以转移注意力放松腹部，减少对抗。既分散患者注意力，又能增强患者的意志，使患者有信心和耐力配合整个检查过程。

（3）检查后的心理护理：患者检查后心理十分矛盾，一方面想知道检查结果，另一方面又担心结果异常，特别是害怕得了恶性肿瘤。此时，医护人员应安慰患者，将检查结果告知家属。如为肿瘤应告知患者及家属该病目前的治疗方案及手术的必要性。嘱家属配合安慰患者，以积极的心态对待疾病，这样才有利于下一步的治疗和护理，并交代术后注意事项，做好饮食指导。

（李瑞新）

七、胸腔穿刺

【案例简介】

患者，女性，51 岁，主因胸闷、气喘、呼吸困难、刺激性干咳 15d 入院，无明显胸痛、咳痰，就诊于当地医院。超声发现右侧胸腔大量积液，行右侧胸腔闭式引流术，引出血性胸腔积液 3500ml，胸腔积液脱落细胞学检查示渗出物中可见红细胞、淋巴细胞及少量异型细胞，不除外腺癌细胞。门诊行胸部 CT 检查考虑右肺癌，右侧胸膜转移，右侧胸腔大量积液；纵隔淋巴结转移。入院后给予吸氧、间断胸腔引流等，患者目前憋喘等较前明显改善。

【案例分析】

1. 疾病特点　患者主因气急、憋喘等呼吸困难症状入院，曾于当地医院行胸腔超声，发现右侧胸腔大量积液，给予胸腔闭式引流术，引流液为血性胸腔积液，结合胸腔积液脱落细胞学诊断，考虑肺腺癌可能性大。

2. 所做检查　胸腔穿刺可明确胸腔积液性质，解除肺压迫症状等。

【问题解析】

1. 胸腔穿刺的适应证有哪些？

（1）胸腔积液性质不明者，需做胸腔穿刺抽液检查以协助诊断。

（2）有大量积液或积气而产生肺压迫症状者，以及脓胸患者须抽液进行治疗时。

（3）脓胸抽脓灌洗治疗或恶性胸腔积液，需胸腔内注入药物者。①硬化剂腔内灌注：常用的药物有米帕林、四环素、碘酊、硝酸银及苯酚等。硬化剂常引起高热、胸痛、急性呼吸窘迫综合征等严重毒性反应，患者常无法耐受，目前已较为少用。②化疗药物腔内灌注：常用的有顺铂、氟尿嘧啶、多柔比星、依托泊苷、博来霉素、吉西他滨及长春瑞滨等。③生物制剂腔内灌注：常用的有 IL-2、重组 5 型腺病毒。④腹腔热灌注治疗（热疗）：热疗技术从治疗范围上可分为全身和区域（局部）治疗，通过胸腔置管引流胸水后行胸腔内药物灌注（化疗药物、生物制剂等），实施区域（局部）热疗，局部热疗对局部实体瘤治疗疗效明显，并对浆膜腔积液有很好的控制作用。

2. 胸腔穿刺的禁忌证有哪些?

(1) 剧烈咳嗽难以定位者。

(2) 穿刺部位有炎症、肿瘤、外伤。

(3) 病情危重、有严重出血倾向、大咯血、严重肺结核、肺气肿患者。

(4) 严重心肺功能不全,极度衰弱不能配合的病人。

3. 胸腔穿刺术前准备有哪些?

(1) 胸腔穿刺前向患者说明穿刺目的和术中注意事项,以取得患者配合。

(2) 协助患者反坐于靠背椅,双手平放于椅背上,前额伏于前臂;不能起床者可取半卧位,患者前臂上举抱于枕部,使肋间隙增宽。

(3) 用物准备:胸腔穿刺盘。

(4) 药品准备:2% 利多卡因 10ml 或按医嘱准备。

(5) 需胸腔闭式引流者准备胸腔闭式引流储液装置。

4. 胸腔穿刺术有哪些并发症,如何处理?

(1) 胸膜反应:主要与患者个人体质、精神紧张、穿刺过程中反复穿刺、活动、穿刺针寻找最多胸腔积液、抽液过多、过快等相关。

处理对策:术前 B 超定位最多积液处,向患者及家属交代胸腔穿刺的目的及方法,消除患者顾虑,术中、术后询问及密切观察患者反应。一旦出现胸膜反应立即停止操作,拔出穿刺针或导管,吸氧,卧床休息,监测生命体征,必要时给予肾上腺素等抢救药物,患者症状多在 30min 内缓解。

(2) 局部感染:常见于穿刺操作过程中无菌操作不严格,置管过程中反复送管,置管后引流不畅,反复调整胸腔置管,更换敷料不及时、引流时间过长等。

处理对策:操作过程中严格无菌操作;引流不畅禁止向胸腔内推送或反复调整胸腔置管;每天更换敷料;观察局部变化,如有感染迹象,立即拔出引流管,给予消毒,更换无菌敷料;必要时给予局部或全身使用抗生素。

(3) 引流管脱出:常见于置入管道偏短,胸腔积液量大,胸腔内压力高,置管固定不良,患者过度活动及不当牵拉。

处理对策:一般置入深度 15~20cm,无菌纱布覆盖,敷贴贴覆,胶布固定,必要时给予局部缝扎固定,嘱患者注意休息,避免剧烈活动;胸腔积液量大者,给予接闭式引流袋持续引流,或者缩短引流间隔时间。如引流管脱出,应给予消毒及无菌敷料包扎,避免感染。

(4) 气胸及局部肿胀:常见局部气胸,多见于反复置管,刺破脏层胸膜所致可能性大,少量气胸给予吸氧对症处理可自行吸收,大量气胸需胸腔闭式引流对症处理。局部血肿患者,常见于穿刺过程中损伤肋间血管、皮下较大血管、胸腔积液量大、沿导管渗入皮下组织有关,常规给予消毒、包扎,如有皮下积液、血肿,应给予局部处理。

5. 胸腔穿刺后护理有哪些注意事项?

(1) 穿刺完毕,注意观察有无胸痛、憋气等症状,特别注意观察有无气胸发生。

(2) 胸腔内注药者,应嘱患者卧床 2~4h,并反复改变体位,以便药液在胸腔内均匀分布,并观察注药后反应,如发热、胸痛等。

(3) 观察穿刺处敷料是否包扎固定好,有无渗血渗液、穿刺处皮肤有无红肿、破溃等。穿刺处敷料因出汗卷边时,根据情况随时更换,更换敷料时应避免导管脱出。

（4）导管及引流瓶：置管成功后，应保持引流通畅；固定时导管不能打折弯曲，胸腔穿刺引流时保持引流瓶处于负压状态，引流至瓶满或需要量时及时夹毕，请医生及时更换或封管；引流过程中，引流瓶盖应拧紧密闭，需要再次给负压时，要先将瓶子上端的塑料导管反折夹毕；引流瓶注明更换时间；经常主动巡视，发现置管后不良反应及时报告医生。

（5）准确记录胸水的颜色、性状和量，及时送检标本。

（李瑞新）

八、腹腔穿刺

【案例简介】

患者，男性，66岁，2013年10月26日在我院内镜中心行内镜下逆行ERCP（胰胆管造影）术和超声内镜下胰腺穿刺活检术，行病理检查提示：不除外胰腺癌。患者入院后诉腹胀，查体考虑腹水，行腹部超声提示腹腔内游离液体，最大深度7.5cm，需行腹腔穿刺置管引流术。

【案例分析】

1. 疾病特点　老年男性，确诊胰腺癌1个月，入院时伴腹水，为行下一步治疗入院。入院后行腹腔穿刺置管，引流腹水，缓解腹胀症状。

2. 所做治疗　腹腔穿刺是临床上常见的一种操作手段，通过腹穿置管可以引流腹水，缓解患者腹胀，同时通过引流通道向腹腔注入治疗药物。另外，临床上腹部疾病未确诊患者，通过腹水检验可以明确临床诊断（如腹水查出癌细胞等）。

【问题解析】

1. 腹腔穿刺的适应证有哪些？

（1）诊断未明的腹部损伤、腹水，可做诊断性穿刺。

（2）大量腹水导致腹部胀痛或呼吸困难时，可穿刺放液以缓解症状。

（3）某些疾病，如腹腔感染、肿瘤、结核等可以腹腔给药治疗。

（4）行人工气腹作为诊断和治疗手段。

2. 腹腔穿刺的禁忌证有哪些？

（1）严重肠胀气。

（2）妊娠。

（3）既往手术或炎症腹腔内有广泛粘连者。

（4）躁动、不能合作或肝性脑病先兆者。

3. 腹腔穿刺术前患者需要做好哪些准备？

（1）向患者做好解释工作，消除顾虑，告知检查的内容、目的、可能发生的危险、配合方法等，取得患者同意及配合。

（2）协助患者取半坐卧位、平卧位或侧卧位，嘱患者放松并排尿，以免刺伤膀胱。如放腹水，背部先垫好腹带。

4. 腹腔穿刺的过程中需要注意观察患者哪些症状？

术中询问患者有无头晕、恶心、心悸等症状，注意观察患者的面色、心率、血压及腹痛情况，如出现冷汗、面色苍白，应立即停止操作，并做相应处理。

5. 腹腔穿刺后护理有哪些注意事项？

（1）腹腔穿刺术后嘱患者平卧4h。应加强巡视，询问患者有无不适，一旦发现病情变化，及时报告医生，并给予对症处理。

（2）随时观察穿刺部位有无渗液、渗血情况；观察穿刺部位及周围皮肤有无发红、发痒。如有渗液，给予更换敷料，并用纱布加压或用蝶形胶布固定。

（3）加强健康宣教，嘱患者注意休息，限制钠盐摄入，配合医师做各项治疗，以达到检查或治疗的最佳效果。

（4）大量放腹水可能引起电解质紊乱、血浆蛋白大量丢失，除特殊情况下一般不予大量放液。初次放腹水不宜超过 1000ml。

（5）腹带不宜过紧，以免造成呼吸困难。

（6）大量放液者，应卧床休息 8～12h，并密切观察病情变化。

（李瑞新）

九、肾穿刺

【案例简介】

患者，女性，76 岁，于 2012 年 3 月 10 日无明显诱因出现右侧腹部间断针刺样疼痛，不影响日常生活，未诊治。后疼痛症状持续存在，且疼痛症状渐加重，门诊腹部 CT 提示右肾门肿块，考虑恶性。遂加做腹部磁共振检查考虑输尿管癌可能性大。肾盏及右侧输尿管右肾积水。2012 年 5 月 13 日行超声引导下肾区肿瘤穿刺活检示小细胞恶性肿瘤，符合小细胞癌。PET-CT 检查示右输尿管或右肾来源的恶性肿物，继发右肾盂、肾局部扩张积水，伴腹膜后淋巴结转移。

【案例分析】

1. 疾病特点 老年，女性，以右侧腹部间断针刺样疼痛起病，期间无血尿、尿频、尿痛等不适，后结合影像学检查及病理活检诊断成立。

2. 诊断要点 患者以腹部疼痛起病，结合腹部 CT、MRI 等，考虑右肾占位，恶性可能性大。入院后，给予行超声引导下肾区肿瘤穿刺活检示小细胞恶性肿瘤，符合小细胞癌。

【问题解析】

1. 肾穿刺前准备有哪些？

（1）练习憋气：肾随呼吸上下移动，穿刺时呼吸会划伤肾，导致出血可能。练习憋气时，要平趴在床上，腹部垫一枕头，使腰部呈水平，胸及肩膀紧贴床面，头部直接枕在床面，双手置于头部两侧。摆好位置后缓慢吸气（吸气时不能耸肩、抬屁股），一直吸到最大量憋住，听医师口令，然后缓慢吐气、放松，重复练习 1～2 次。

（2）练习床上排尿：因为肾穿刺后需要卧床休息 24h，需要在床上排尿。所以床上排尿训练有助于避免术后排尿困难。

（3）保持排便通畅：如果大便干燥，肾穿刺前两天遵医嘱服通便药。肾穿刺前两天最好素食，否则容易产气，造成 B 超显示肾不清晰，影响穿刺。

2. 肾穿刺当天的准备及配合有哪些？

（1）肾穿刺当天少量饮食，按时服药。

（2）肾穿刺是在 B 超引导下进行，穿刺前排空大小便。

（3）穿刺时嘱患者不要过度紧张，全身尽量放松。

（4）配合医师口令进行吸气、憋气及呼气。在吸气憋气过程中一定不可说话、咳嗽或活动，如果感到不适，可以用手拍床示意。

（5）术后备有尿垫和尿壶。

3. 肾穿刺后的注意事项有哪些？

（1）患者肾穿刺术后，进行生命体征监测，重点监测血压、脉搏。

（2）肾穿刺后要少量多次喝水，防止血块堵塞尿路。可正常进食，避免进食产气多的食物，如甜食、牛奶、豆浆，防止腹胀；进食少渣或无渣食物，减少肾穿刺后卧床 24h 内排便带来的不适。

（3）肾穿刺后如果排尿困难，可以听流水声、用热毛巾热敷下腹部诱导排尿，必要时可导尿。

（4）如果肾穿刺后发现尿的颜色发红、有头晕等症状时，立即平卧，及时告知医护人员。

（5）肾穿刺后 1 周内不能剧烈活动腰部，如跑步、游泳，以免出血。

（6）肾穿刺 1 周后可以洗澡，但洗澡时不能剧烈活动腰部。

4. 肾穿刺常见的并发症有哪些？

（1）血尿：有 60%～80% 的患者出现不同程度的镜下血尿，部分患者可出现肉眼血尿，为了使少量出血尽快从肾排出，除绝对卧床外，应嘱患者大量饮水，观察尿液颜色的变化以判断血尿是否减轻。血尿明显者，应延长卧床时间，持续性肉眼血尿或伴出血性休克体征，立即建立静脉通道，给予垂体后叶素、维生素 K_1 等止血药，留置三腔导尿管、持续膀胱冲洗及引流；非手术治疗止血效果不佳时给予备血、输血，做好介入止血或手术止血的术前准备。

（2）肾周围血肿：肾活检后 24h 内应绝对卧床，若患者不能耐受，应及时向患者讲解绝对卧床的重要性及剧烈活动可能出现的并发症。以取得患者的配合。在卧床 24h 且无肉眼血尿后，开始逐渐活动，不可突然增加活动量，以避免伤口出血。术后 B 超检查确诊肾周围血肿的患者应延长卧床时间。

（3）腰痛及腰部不适：多数患者有轻微的同侧腰痛或腰部不适，一般持续 1 周左右，一般服用镇痛药可减轻疼痛，但合并有肾周围血肿的患者腰痛剧烈，可给予麻醉性镇痛药镇痛。

（4）腹痛、腹胀：个别病人肾活检后出现腹痛，持续数日，少数患者可有压痛及反跳痛。由于生活习惯的改变加之腹带的压迫，患者大量饮水等可出现腹胀，一般无需特殊处理，对腹胀、腹痛明显者可给予乳酶生及解痉药等以缓解症状。

（5）发热：伴有肾周围血肿的患者，由于血肿的吸收，可有中等程度发热，应按发热患者护理，并给予适当的药物处理。

（李瑞新）

十、血管造影

【案例简介】

患者，女性，46 岁，2013 年 4 月 19 日体检腹部超声发现肝占位，无恶心呕吐、黄疸、腹泻等不适，遂就诊当地医院。行腹部 CT 示肝多发占位性病变，胰腺体尾部增粗，密度不均匀，于 2013 年 4 月 24 日行超声引导下肝占位活检术，术后病理考虑上皮样肿瘤，免疫组化结果，诊断为胰腺神经内分泌肿瘤，先后行 6 周期化疗（贝伐珠单抗注射液＋替莫唑胺胶囊＋卡培他滨片）。2013 年 10 月 12 日检查肝转移瘤较前明显缩小，请介入放射科会诊后，建议局部血管造影及栓塞治疗，于 2013 年 10 月 18 日在我院介入放射导管室局麻下行肝动脉化疗栓塞术及胰腺动脉灌注化疗，术后恢复好。

【案例分析】

1. 疾病特点　该患者中年、女性，因体检发现肝多发占位，结合腹部影像学资料，考虑胰腺肿瘤、肝转移，经靶向及化疗后效果尚可，考虑患者肝转移瘤较前明显缩小，建议配合肝局部血管栓塞治疗。

2. 诊治血管介入指征　诊断为胰腺神经内分泌肿瘤、肝转移，经 6 周期靶向及化疗后，患者肝转移瘤较前明显缩小，但结合影像学资料，考虑肝转移瘤仍可见肿瘤活性，行肝血管造影及栓塞治疗。

【问题解析】

1. 血管造影前需做哪些准备？

(1) 术前禁食水 4~6h，避免因麻醉或手术过程中呕吐发生误吸。

(2) 术前 1d 进行术前健康知识宣教，包括治疗目的、必要性、操作方法及术中配合。

(3) 术前 1d 备皮，避免切口感染可能。

(4) 讲解术后多饮水的重要性，尽可能排出体内造影剂以减轻肾负担。

2. 术中造影剂过敏的观察及处理措施有哪些？

在血管内介入治疗中，造影剂过敏是常见反应，尤其是在患者本身存在高危因素时，当患者出现皮肤潮红、恶心、呕吐、头痛、血压下降、呼吸困难、惊厥、休克和昏迷时，则考虑是造影剂过敏反应，重者可危及生命，需紧急处理。处理措施如吸氧、肾上腺素皮下注射以及应用激素等抗过敏、抗休克药物。如果患者对碘伏或麻醉药等药物过敏者，请及时告知主管医生，及时预防过敏事件发生。

3. 如何缓解术中患者焦虑情绪？

由于手术采取局麻，患者在整个手术过程中意识清楚，术者的言谈举止、环境及手术部位疼痛都将影响患者，造成其紧张、焦虑的心理。因此护士需做到以下几点以缓解患者紧张、焦虑的情绪。

(1) 要认真、仔细观察手术进程，快速为医师准备好所需物品及手术器材。

(2) 关心患者感受，及时疏导其心理疑问，使用语言或非语言技巧让患者感到安全；或者提供能使患者转移注意力的活动以降低紧张程度。

(3) 协助患者对即将发生的事件做出符合现实的描述，应用陪伴技巧及非语言行为传达对患者的关怀。

(4) 提供有关疾病治疗及预后的信息，指导使用放松方法减轻焦虑，向患者保证在其痛苦时护士会随时给予支持、鼓励。

4. 血管造影术中患者可能出现恶心、呕吐，应如何处理？

检查前遵医嘱给予止吐药并鼓励患者深呼吸，转移注意力，也可用拇指按压内关穴与合谷穴。

5. 血管造影术中患者出现疼痛应如何处理？

由于栓塞药或化疗药到达靶血管，刺激血管内膜，引起血管强烈收缩或血管逐渐被栓塞，致血管供应区组织缺血而发生疼痛。应密切观察疼痛发生的时间、部位、持续时间，在注射药物的短时间内患者可感觉到下腹胀痛伴有发热，属于正常现象，给予安抚。对较严重者，术前可遵医嘱注射布桂嗪或使用镇痛泵，同时应多与患者交流，分散其注意力。

6. 血管造影术应严密观察患者哪些情况？

术前、术中、术后严密观察患者心率、血压变化。由于操作刺激心血管，患者会发生胸闷、呼吸困难、低血压或心律失常等，应及时报告医师给予积极处理。当每分钟心率<60次时，遵医嘱给予阿托品。

（李瑞新）

十一、核素扫描

【案例简介】

患者，男性，36 岁，2012 年 10 月因发现左耳前下区肿大，确诊腮腺癌 6 个月余入院。病理报告示左腮腺低分化腺癌，导管癌不除外，行腮腺癌局部碘-125 治疗。2013 年 3 月因出现右侧肋部疼痛不适，骨 ECT（核素扫描）示多发骨转移，其中右侧第 4、7 肋骨病理性骨折。给予唑来膦酸、盐酸羟考酮等治疗后，患者目前疼痛较前好转。

【案例分析】

1. 该病例疾病特点　患者因左耳前下区肿大不适就诊，行局部淋巴结穿刺活检术，诊断为腮腺癌，给予局部碘-125治疗。后因右侧肋部疼痛就诊，结合影像学检查，考虑腮腺癌骨转移，给予抗骨转移药、镇痛等对症治疗后，目前疼痛控制尚可。

2. 该病例骨转移常见临床表现　骨转移最常见的症状是局部疼痛，也可以出现病理性骨折和由于骨破坏塌陷或骨外广泛扩散而导致相应脊髓、脑神经和周围神经受压所致的神经系统症状。

3. 该病例容易发生骨转移的肿瘤　骨转移瘤最常见的原发肿瘤是乳腺癌、肺癌、甲状腺癌和肾癌，其他有鼻咽癌、子宫颈癌、胃癌、结肠癌、卵巢癌、食管癌、黑色素瘤及淋巴瘤等。

【问题解析】

1. ECT 需要注意哪些问题？

（1）注射药物后嘱患者应尽量多饮水，2h 内达到 1000ml 以上，加速排出血液和软组织内的放射活性物质，增加骨及软组织的放射性计数比，提高显像质量，减少全身的辐射剂量。不能饮水的患者亦可给予静脉输液。但避免临显像前饮水，以免胃内容物过多致左上腹部放射性减低或在显像过程中膀胱迅速充盈影响骨盆显像。

（2）检查前应排尽尿液，以减少膀胱内的放射活性对骨盆的影响。保留导尿管者显像前要尽量排空尿袋，并标明位置，在排尿时应注意尿液不要污染衣裤和皮肤，防止扫描时形成伪影，影响正确诊断；如果污染衣裤和皮肤需更衣或清洁皮肤；显像前取走金属饰物及皮带，不能取走者，需记录性质及位置，并询问患者近期有无消化道钡剂检查史，如有应提醒医生注意，以免造成误诊。

（3）注射造影剂选择合适静脉通道，不可利用其他正在输液的静脉通道，以免影响显像效果；不可应用带有三向瓣膜的 PICC 导管注射造影剂，以防三向瓣膜损坏，关闭不全，血液回流入 PICC 导管致堵塞；如果患者有可疑一侧上肢病变时，注射部位应选择在健侧上肢穿刺；老年患者注射后压迫注射点时间要长，注射点应避免选在肿胀肢体的下端，患者在注射^{99m}Tc-MDP（锝 99m-亚甲基二膦酸盐）后应限制其活动，注射完成后，无不良反应发生，可到候诊室待查。随时观察患者情况，发现不良反应及时处理。静脉注射显像剂后 2~4h 进行骨扫描，一般需要 20～40min，需要平卧，如果患者因疼痛不能平卧，请提前告知临床医生，以便能在显像前注射镇痛药，顺利完成检查。为了减少环境的污染，扫描后患者每次排尿及时冲洗厕所。

2. 核素骨扫描可用于哪些检查？

(1) 原发性骨肿瘤及骨肿瘤的软组织和肺转移的早期诊断。

(2) 检查原因不明的骨痛。

(3) 选择骨骼病理组织学检查部位。

(4) 制订放疗计划。

(5) 淋巴瘤、乳腺癌、肺癌、前列腺癌等其他系统肿瘤的术前分期及治疗后的随访。

(6) 对可疑肿瘤患者进行筛选。

(7) 骨骼炎性病变的诊断及随访。

(8) 压力性骨折、缺血性骨坏死等骨关节创伤的鉴别诊断。

3. 全身骨扫描检查与其他检查项目相比，具有哪些优势？

(1) 检查灵敏度高，只要骨骼的代谢、血流等发生改变，骨扫描就能发现异常，可在出现骨痛症状之前就发现骨转移，通常可以比 X 线片提早 3～6 个月甚至更长时间发现骨转移病灶。

(2) 癌症骨转移发生的部位是随机的、无规律的，可发生在身体任何部位，而 ECT 全身骨扫描可以一次检查完成全身骨骼显像，有利于发现多发性病灶及无临床症状的骨转移病灶，而这是其他检查都不可能做到的。

(3) 骨扫描已成为临床检查骨骼病变，尤其是癌症患者复查和随访的最有效、最简便、最快捷、最常用的检查。全身任何部位不明原因的骨痛也是骨扫描的临床适应证之一。

4. 骨扫描造影剂外渗的处理措施有哪些？

因显像剂的外渗可造成注射局部显影热区，外渗局部可用 25%～35% 乙醇反复擦拭，促进局部血液循环，加速外渗药物吸收。

（李瑞新）

第5章　癌症患者的沟通及心理护理问题

第一节　癌症患者沟通中的常见问题

一、患者内心冲突

(一) 初诊患者的心理冲突

【案例简介】

患者，女性，43岁，已婚，教师，确诊结肠癌2个月余。患者主诉9月初无诱因出现排便次数增加，口服止泻药可缓解，但效果不佳，随后开始解稀水样便，并且次数增多。住院诊断为结肠癌。患者得知实情后，在护士输液时，患者经常问护士："护士，你给我输的液是治疗我疾病的吧，是不是输完液，我就可以回校继续教学了"。"从今天开始我每天坚持锻炼，我一定会与病魔抗战到底的"。当患者出现严重恶心、呕吐时，护士建议患者早晨可以停止一次晨练，让其回病房休息看电视，遭到患者拒绝说："没事，放心吧，我不会向病魔低头的，我对看电视不感兴趣"。某次检查较晚，就大喊大闹，说："我现在与癌症赛跑，你耽误了我治疗的时间，这责任你能负得起吗?"

【案例分析】

该患者由于不能接受突如其来的打击，非常痛苦，恐惧死亡的到来，表现为：似乎乐观、过分运动、兴趣丧失、注意力散漫、易激惹等隐匿性抑郁。所以，患者表现为以运动和外在的活力来对抗内心深处的死亡恐惧及隐匿性抑郁情绪。每个人都有对抗焦虑、恐惧的方式方法，该患者以积极的方式来抵消或掩饰不良情绪。如果患者长期处于这种焦虑、恐惧中，其心理障碍将会越来越严重，生活质量受到影响，甚至走向极端。

【问题解析】

1. 癌症患者的心理反应有何规律?

当患者得知自己的病情后，其心理反应复杂多变，一般都会经历6个阶段，即体验期、怀疑期、恐惧期、幻想期、绝望期和平静期。由于每个人的内外条件存在着差异，所以他们的表现形式也千差万别。因此，了解癌症患者心理反应的规律，是医护人员指导癌症患者获得最佳身心状态及增强治疗效果的重要前提。

2. 如何与癌症初期诊断患者进行沟通?

(1) 建立信任关系：对于一个中年教师来说，得知自己身体状况发生变化，角色发生了改变，这种突如其来的刺激打破了她原来的心理平衡，成为一个情感上脆弱的人，从心理需求上她希望得到最有效、最好的治疗。护士应该充分识别患者的真实心理变化，真诚帮助患者，努力理解患者的感受，在交谈和接触中取得患者的信任，没有信任就没有接受。

(2) 倾听患者内心世界：在护理工作中最重要的任务就是倾听备受磨难的患者的声音。护理人员要学会倾听，让患者敞开心扉，在倾听的时候不需要做什么，只用心倾听，认真对待患者的感受，而不是敷衍。如果护士在倾听时能够关闭自己的内心独白，不再寻找所谓

"正确的"回答，而是充满同情地倾听，就足够了。因为这种无声的表达其实就是在向病床上的那个人大声而清晰地说"你对我很重要。你和你所有的感受都是那么的真实，它们同样对我很重要"。当我们真正感同身受时，那一时刻就将我们内心的需求联系在一起了。

（3）增加战胜疾病信心：要使患者摆脱疾病给她造成的心理恐惧阴影，树立战胜疾病的信心，首先要让患者正确认识疾病的可治性，帮助患者渡过"恐癌"关，给患者讲明现代医学科学技术的发展，癌症已不是"绝症"，只是同高血压、糖尿病一样的慢性病。护士用坚定的表情，不容置疑的语言，可以取得患者的信任，点燃她对生的希望之灯。

（二）面对治疗不良反应时患者的心理冲突

【案例简介】

患者，男性，40 岁，已婚，确诊左肺腺癌多发淋巴结转移 5 个月余。患者已接受 8 次治疗，护士在给患者做治疗时，发现患者这次来住院与往常不同，平时喜欢和工作人员及病友说笑的他，这次变得沉默寡言，你问一句他答一句，不愿多说一句话，有时还向护士发脾气。有经验的护士把患者带到心理减压室，然后播放一些轻柔的曲子，一边让患者玩沙盘游戏，一边与患者进行谈心。患者诉说到："我接受了那么多次的治疗，每次我都要经受恶心、呕吐、脱发等治疗的痛苦，每做完一次治疗，我认为我会好，可是到现在为止我依然忍受着病痛的折磨。我每次向医生及家属询问病情时，他们总是有意逃避我的问题，用其他的语言来敷衍我。其实他们越是逃避我的问题，我越是感觉有一种不好的预感，这种不好的预感使我不想饮食、不愿和任何人进行交流、睡眠也越来越差了，感到一种对生命的绝望，性格也渐变孤僻，也不愿意再配合治疗了。"

【案例分析】

患者在治疗期间由于药物不良反应感到非常痛苦，治疗的痛苦与家人同医护人员间的"神秘"谈话，使他产生了一种压抑的情绪，为此也使患者失去了配合治疗的信心和决心，造成了患者孤独、多虑、无援，认为他的世界里充满了对生的渴望与绝望的矛盾心情，对外界一切都感到无兴趣，昔日开朗、谈笑风生的他已不见踪影。

【问题解析】

1. 患者治疗过程中有哪些不良反应？易被忽视的是什么？

治疗过程中常出现的不良反应有：胃肠道反应，如恶心、呕吐、食欲不佳等；骨髓抑制，如白细胞减少、红细胞减少、血小板减少等；另外，还有脱发、心脏毒性、泌尿系统毒性、肺毒性，肝毒性、神经系统毒性等。其中最主要的是由身体反应而带来的心理反应。该患者治疗过程中出现很多不良反应，但易被忽视的是患者心理方面的反应，不愿意多说话、变得沉默寡言甚至发脾气、睡眠不好等。

2. 治疗过程中出现严重不良反应时，如何帮助患者树立信心？

（1）帮助患者解除不良反应所带来的痛苦：当患者出现胃肠道反应时，告知患者尽量在治疗前 4~6h 补充营养，多食清淡、爽口有食欲的食物。对于治疗中出现恶心、呕吐，遵医嘱给予镇吐药。对于血细胞下降的患者，要预防感染和出血。告诉患者放、化疗会造成血细胞下降，经过一段时间身体的调养，血细胞还会逐渐恢复。

（2）疏泄内心痛苦：首先用疏泄疗法让患者说出自己的郁闷及痛苦的心情。在医务人员的鼓励下，使患者心里的悲观、失望、乃至绝望、痛苦的情绪全部"排泄"出来，即使大哭一场也好，这样能消除 40% 的抑郁情绪。通过这一次倾吐，使患者自己心中仿佛沉积了不知多少年的郁闷得到了宣泄，自己顿时感到轻松了许多，对癌症也并不感到"恐惧"了。

（3）做好宣教工作：目前无法很好地预防化疗给患者带来的多种不良反应，所以由此而引起的心理问题相当普遍。护士应通过自己的表情、语言、行为影响患者，多关心患者，给患者积极乐观的情绪，对于患者负面情绪的心理原因，有针对性地进行宣教、疏导，提高患者对疾病和治疗的认知程度，这样可以明显改善患者的情绪，消除疑虑和担忧，增强患者的自信心。

（4）积极配合治疗：化疗前就把可能出现的不良反应告诉患者，让患者有充分的思想准备，并做好应对的措施，尽可能降低药物的不良反应。在关心患者的同时，把治疗效果好的案例介绍给他，让患者看到生的希望，抓住这个机会，把医生的治疗计划告知患者，帮助他战胜治疗中所出现各种不良反应，提高患者与疾病做斗争的信心和决心，保持一种乐观向上的良好心态。

（三）面对治疗无效时患者的心理冲突

【案例简介】

患者，女性，49岁，工人，确诊结肠癌根治术后1年8个月，卵巢转移切除术后5个月。患者向护士诉说："自从我去年3月份得病开始，我做过两次手术了，治疗方案都已经更换4次了，家里的积蓄也花得差不多了，我爱人也是一名工人，挣钱也不多，我还有一名14岁的女儿"。这时患者紧紧握着护士的手含泪而问："护士我还有希望吗？难道我真是个罪人吗？现在我感觉全身无力、体重也逐渐下降，也许只有我死了才能摆脱这种痛苦，才能把钱省下来给我女儿上学，可是如果我真的死了，我不放心我的女儿呀！"

【案例分析】

该例患者中年女性，治疗效果不明显，医疗负担重，女儿小，她一方面担心家庭经济负担，另一方面舍不得离开女儿，这种是治疗还是放弃的矛盾心理折磨着她。病情的恶变让患者失去了治疗信心，看不到生的希望，感觉自己是家里的罪人，点燃了患者死亡的火种，造成了患者情绪低落、焦虑、恐惧、悲观的心理现象。

【问题解析】

1. 面对治疗无效或病情恶化时患者是怎样的心理感受？

对于患者及家属来说，面对治疗无效的结果是令人恐惧的，这种恐惧可将患者的精神击垮。患者会因生理功能潜在的变化和生命缩短的预期而感受精神和心理上的压力，疾病进程和治疗的无效会影响到患者的生理、心理、精神等多方面，他们可能会对未来的生活感到悲观绝望。

2. 如何帮助治疗无效、病情进展的患者？

（1）给予温暖和关怀：护理人员要用真诚的语言及行动，让患者改变对待疾病的态度，要保持乐观的心情。动员患者的家属及亲朋好友体贴患者，把握其微妙心理变化，及时消除悲观厌世、焦虑的不良情绪。护士与患者的亲人一起关心、爱护他们，给予温暖与帮助，让他们回到正常人的生活中，树立战胜癌症的坚定信念。护士一句关心的问候，一句贴心的关怀，一个鼓励的眼神，一次坚定鼓励的握手或抚摸都能给患者带来正面能量。让患者保持一个良好的心境，适当转移和宣泄不良的情绪，才能获得良好的心情，点燃对生的希望。

（2）让患者认识肿瘤是一种慢性疾病，鼓励患者积极配合治疗：肿瘤和其他慢性病一样，需要长期的治疗与康复，对该患者要制订一份规范的个体方案，依据患者不同心理状态，及时调整心理干预措施。让患者充分认识肿瘤是慢性疾病的理念，消除患者的恐惧心理，告诉她癌症不等于死亡；让患者认识到，自杀不仅给自己带来痛苦，也给亲人、好友带来不幸，同时也对其他癌症患者带来负面影响，给医护人员造成内疚与遗憾。渐渐地患者意识到了自杀是不对的，会带来诸多负面影响，尤其是对不起那么多关心及帮助她的人，应该坚强地活下去，积极配合治疗。

（3）帮助建立坚固的社会支持：社会支持是一个多维的概念，包括对患者的情感支持、信息支持、实际支持 3 个方面。医务人员和患者家属可根据患者的喜好、宗教信仰、社会交往、生活习惯等制订一个周密的生活计划，让亲朋好友以及患者的同事、领导等社会资源也参与进来，按正常的工作、学习、生活方式为患者提供足够的正性社会支持，切实让患者能体会到自己仍处在一个和谐、平稳、有规律的生活轨迹当中。

（四）面对大手术时患者的心理冲突

【案例简介】

患者，女性，45 岁，主因 1 个月前体检发现右肝占位。腹部超声检查示肝内低回声团块；腹部 CT 检查示肝右叶占位性病变、不典型海绵状血管瘤、肝腺瘤；行腹部 MRI 检查示肝右叶下段占位并多发卫星灶，为行进一步诊断治疗入院。患者入院时一般情况良好。患者入院后，主诉看到其他病友手术后身上带有很多根引流管，十分紧张；手术前听到医生告知自己第 2 天准备手术后，非常紧张和焦虑，手脚哆嗦、出汗、坐立不安。在与患者的交流中询问到为何这么紧张，患者说："我要做这么大的手术，把我一半的肝都切了，我的肝少了一半该怎么生活？你们经常有这种疾病的患者吗？术后恢复怎么样？"等，患者顾虑重重。通过与患者的沟通交流后，患者主诉紧张、焦虑的状态明显减轻，最终安全地度过围术期，顺利康复出院。

【案例分析】

该患者主要因对手术、疾病相关知识缺乏，导致紧张、焦虑。护士针对围术期患者的术前、术中、术后各阶段的护理特点和心理需要，做好患者的围术期护理沟通工作，使患者顺利完成手术并康复出院。

【问题解析】

1. 什么是围术期？围术期患者常见的心理反应有哪些？什么原因导致患者紧张？

围术期是指患者决定接受手术治疗开始，经过术前、术中、术后直至基本康复出院的全过程，又称手术全期。此期对手术患者至关重要，若能帮助患者做到良好的心理准备，可使患者顺利地通过手术和术后迅速康复，减少或避免术后并发症的发生。

围术期患者普遍会产生紧张、焦虑、恐惧心理，此时做好患者的心理护理，通过医护人员耐心、细致的讲解和指导，消除患者对手术的紧张、恐惧心理，让患者心理有所准备，护患配合良好，提高患者对手术及麻醉的耐受力，提高手术的成功率。

造成围术期紧张的主要原因有以下几个方面：①对手术缺乏了解；②怀疑手术效果；③担心麻醉和手术发生意外；④害怕术中、术后疼痛难忍；⑤担心发生手术后并发症及住院费用过高等。

2. 围术期护理人员应如何与患者沟通？

为提高手术的成功率，围术期的护理除了完成常规的护理操作外，护理人员做好患者的心理护理尤为重要。要做好患者的心理护理，不仅要求护士要具备专业理论、心理教育、伦理、哲学和美学诸多方面的知识，而且促使护士不断学习新知识和积累工作经验，不断提高自身素质，以综合的护理模式去实现手术患者在各阶段的心理指导工作，使患者在术前有信赖感、术中有安全感、术后让患者体会到多方位护理的温暖，促进其身心早日康复。

（1）手术前期：护士要针对每一位不同的手术患者进行详细的术前宣教，包括皮肤准备（备皮）、肠道准备、术前备血、药敏试验及术中药物准备及术后所需物品准备等；常规术前留置胃管，术后根据手术情况留置不同的引流管并告知引流目的；正确指导患者术后康复锻炼，采取治疗卧位并告知其目的和重要性，教会床上翻身活动及下床活动前准备；告知患者术后进行有效咳痰，手术后 2～3d 可能出现体温升高的过程，为手术吸收热，属正常现象，无需紧张。无论是任何年龄、手术大小的患者，都可能出现紧张、焦虑、恐惧等消极心理，抑制患者积极配合手术的主动性，并有可能造成意外，出现术后并发症，影响患者机体康复，护理人员必须要耐心讲解，说明手术的必要性和安全性。

（2）手术中期：手术室护士应主动向患者介绍手术室内环境，相关设备，主动关心、安慰患者，术中巡回护士善于观察患者的神态，减轻和消除患者紧张、恐惧心理，以取得配合。

（3）手术后期：术后患者最为关心的是渴望知道手术效果如何，及时告知患者手术成功的消息，改善患者的心理状态。患者常有疼痛现象，护士要理解患者，给予耐心、细致的解释，可通过交谈分散患者注意力，必要时给予镇痛药。术后向患者及家属详细交代协助翻身、防止术后并发症及下床前准备的方法等，做好病情观察、引流管护理等会加强患者的安全感，达到顺利康复的目的。

围术期护士与患者的沟通尤为重要，直接关系到手术的成败、患者是否顺利康复，与患者建立良好的护患沟通可以提高患者的依从性和手术治疗效果，使患者早日康复出院。

（林　琳　李继东　罗莎莉）

二、知情权冲突

（一）家属要求隐瞒病情

【案例简介】

患者，男性，25 岁，汉族，未婚，大学一年辍学，工人，月收入 4000 余元，无宗教信仰。2011 年 6 月中旬确诊为双肺弥漫性细支气管肺泡癌多发转移，已行 15 周期化疗（多西他赛 75mg/m² 静脉滴注第 1 日，顺铂 25mg/m² 静脉滴注第 1 日，21d 后重复），前 4 个周期后病情部分缓解，第 5～8 周期化疗后复查病情进展。2012 年 5 月开始行化疗加靶向药物治疗，到 2012 年 8 月 29 日完成 15 周期化疗，疗效评价部分缓解，有轻度胃肠道反应，肝功能有轻度损害，肿瘤标记物轻微升高。病前生活方式不健康，几乎不运动，有饮酒、熬夜、网瘾嗜好，常处在二手烟环境中，工作环境有化学污染。性格外向，情绪不稳定，脾气急躁。患者父母要求不要向其透露真实病情，而患者认为自己得了一种很难治好的肺病，现在特别需要向人倾诉，非常担心自己的病治不好，为此和女朋友分了手，身体也经常不舒服，有时发热，有时感骨痛，心情郁闷，心理压力大，不知如何应对，要求得到帮助。心理压力评分 49 分（常模值＜32 分），经过 4 次专业心理疏导，依次为 36 分、25 分、23 分、21 分。

【案例分析】

1. 疾病特点　确诊为双肺弥漫性细支气管肺泡癌多发转移（Ⅳ期），病程 1 年 2 个月，已行 15 周期化疗，病情部分缓解。治疗周期较长，有治疗副作用带来的痛苦，对情绪产生不良影响。

2. 社会支持系统　为独生子女，得父母家人疼爱，自我意识较强，加之患病后和女朋友分手，和单位同事、朋友和同学也逐渐疏远，易造成情绪不稳定，脾气急躁，幼稚，不够自信。

3. 该病例认知系统　大一时辍学，说明没有主动学习的兴趣和动力，患者本人也不了解自己疾病的真实情况，父母担心其不能承受真实病情的打击而选择隐瞒病情，告诉其得的是一种很难治好的肺病，而其多次入住肿瘤科化疗均未曾怀疑过诊断。由于治疗周期长，加之和女朋友分手，又非常担心自己的病治不好，心里很是烦躁，不知该怎么办。

4. 该病例心理问题表现及诊断

（1）焦虑抑郁情绪：表现在情绪不稳定、遇事急躁、感情用事、心情郁闷。患病后多次住院，治疗周期长，治疗效果不理想，期间与女朋友分手，都使患者心理压力增加，担心自己的病治不好了，内心体验到的焦虑抑郁情绪，无处宣泄，心理压力测量 49 分。

（2）一般心理问题：烦躁郁闷情绪尚在可控制范围，社会功能有轻度下降，持续时间未超过 3 个月，经过专业心理疏导及自我情绪调节，心理压力逐渐减轻。

【问题解析】

1. 该患者诊断为一般心理问题的依据有哪些？

一般心理问题是指近 2 个月发生的，内容尚未泛化，反应强度不太强烈的情绪问题，常能找到相应的原因，思维合乎逻辑，人格也无明显异常。该患者诊断为一般心理问题的依据是平素易感情用事，生病后对工作和生活常有无力感，有焦虑抑郁情绪，但情绪尚未失去控制，内容未涉及其他范畴，持续时间在 2 个月内，虽然社会交往有所减少，但人格未见明显异常。

2. 癌症诊断是否应该全盘告诉患者本人？

任何一个人如果被诊断为癌症都会是个重大打击，有的人不能承受，从此一蹶不振，病情急转直下；有的人过了最初的反应期后逐渐恢复积极心态，配合进行各种治疗，并逐渐挖掘、发挥出内在的力量，最后获得康复；还有一部分患者经过各种综合治疗后病情趋于稳定，维持带瘤生存状态。在临床实践中，鉴于每个癌症患者的性格差异，认知水平不一，心理承受压力不同，患者家属要求的区别，以及病程早晚、病变类型、病情轻重、治疗效果、医疗资源和选择、经济实力、社会支持等方方面面的差异造成千差万别的预后和转归，病情究竟告知与否？如何告知？目前尚无确定规范可循，如何把握还须医务人员根据患者具体情况具体分析，然后小心加以具体实施。

就该患者而言，其为 20 多岁的年轻男性，涉世未深，心智尚未成熟，情绪自控能力不强，大学一年辍学，宁愿选择早点工作，也不愿继续学业（无家庭重大变故），知识结构尚未很好搭建，平素学习知识的愿望不强，故认为认知水平有限；另外，因其为独生子女，平素父母对其较溺爱，养成遇事急躁、感情用事、自我中心的性格特点，加上其父母害怕患者心理素质不强，若将患癌实情告知，也许会比现在的焦虑抑郁情绪严重，恐其承受不了。最后我们尊重其父母隐瞒真实病情的选择，只告诉患者他患的是一种很难治好的肺病。奇怪的是在肿瘤病房间断治疗了 1 年多时间，随着病情逐渐进展，躯体症状明显加重，行走都有困难了，焦虑抑郁情绪却有所减轻，患者一直未怀疑过他的诊断。这不得不引起我们的思考，究竟当初选择相信患者的力量告知实情，也许能激发他的求生本能和成长潜力呢，还是像目前这种让患者蒙在鼓里，虽然没有出现令人害怕的心理危机事件，但也剥夺了作为一个独立的人对自己病情的知晓权，剥夺了他直面癌症、勇敢应对的机会，剥夺了他在生死考验中重新认知生命的本质，激发无穷生命力的机会。真实的情况源于患者父母的不相信，如果他的父母选择相信他们的儿子，全盘告知实情的话，又会是一种什么情况呢？这类问题有赖于以后的情景实践中解决。

3. 该案例心理减压中所遇到的难点在哪？如何解决？

（1）难点：因为该案例的特殊性，选择尊重患者父母要求对患者隐瞒真实病情，故在实施具体心理减压时，首先制订的减压方案中充分考虑到这点，避免触及敏感话题而增加患者心理压力，这是本案例的难点。

（2）解决方法：在迂回交谈中鼓励患者有意识地去觉察自己的想法、情绪和感受，并记录下来，在这个过程中学会多体会多思考，提升自我感知能力，好好感知内心能量的流动，认识到无论何种疾病均该相信自己的力量，多练习如何调动自己的内在力量，逐渐熟练起来；同时要重建坚定的信念，通过冥想挖掘出内在的潜能，用不断强大的内心去面对焦虑抑郁情绪，就如同拥抱生命的阴影部分，接纳阴影将使之成为自己完整生命的一部分，有了完整生命的整合，会让自己容易做到以正面的能量及积极的心态，调动所有可以调动的力量，重建健康的生活模式，改善及提升机体免疫力，提高社会支持系统的力量，提高认知水平，对心理压力可以起到消减或化解作用，心理压力自然得以下降。此例心理援助的结果是经过大家共同努力，患者虽然没能完成上述的要求，但他的焦虑抑郁情绪有明显减轻，与父母的交流趋于平静，心理压力复测 4 次，逐渐恢复正常，分别是 36 分、25 分、23 分、21 分，后 3 次均为正常。

（二）坏消息的告知矛盾

【案例简介】

患者，男性，44 岁，汉族，已婚，大学学历，公务员，月薪 4000 元，无宗教信仰，2012 年 3 月肠镜确诊为直肠中分化腺癌。遂行腹腔镜辅助下直肠癌根治术，病理示直肠溃疡型中分化腺癌，少部分呈黏液性腺癌。同年 4 月因左下肺有转移可能，开始第 1 周期化疗，方案为 FOLFOX4，具体用药：奥沙利铂 150mg 静脉滴注第 1 天，左亚叶酸钙 200mg 静脉滴注第 1 天、第 2 天；氟尿嘧啶 500mg 滴斗入第 1 天、第 2 天，氟尿嘧啶 2500mg 泵入 48h，出现消化道反应 1 度，骨髓抑制 2 度。5—7 月行 2~4 周期 Xelox 化疗，具体用药：奥沙利铂 250mg 静脉滴注第 1 天，卡培他滨 3500mg 口服第 1~14 天，不良反应同前，血小板明显下降，肺部转移灶缩小。7—9 月行 5~7 周期化疗，具体用药：奥沙利铂 200mg 静脉滴注第 1 天，卡培他滨 3500mg 口服第 1~14 天，血小板下降明显，左肺下叶病灶消失。10—12 月行 8~11 周期化疗，改单药卡培他滨 4000mg 口服第 1~14 天，无明显不良反应。病前生活方式不健康，因工作应酬常饮酒，经常熬夜、便秘，有癌症家族史。性格内向，情绪不稳定，工作压力大，感到不太快乐，得知患癌第一时间情绪无明显波动，知晓部分病情，不知道有可疑转移灶。压力应对方式消极，最担心病灶转移，有想改变自己现状的愿望，主动求助。心理压力评分 32 分（正常值＜32 分），经过 4 次专业心理疏导，评分为 33 分、31 分、26 分、25 分。

【案例分析】

1. 一般情况　青年男性，大学学历，公务员，月薪 4000 元。疾病特点：2012 年 3 月诊断为直肠癌后行腹腔镜辅助下直肠癌根治术，术后 1 个月发现左下肺转移行 11 周期化疗，不良反应不大。

2. 社会支持系统　夫妻恩爱，住院期间妻子全程陪同，照顾细致周到，宽慰呵护备至；女儿 13 岁，父女关系亲密；交友谨慎，注重质量，能得到领导、同事、朋友的关心和问候；精神情感支持较好，公费医疗，经济状况良好，社会支持良好。

3. 性格及人格特点　性格内向，心思细腻，情绪不太稳定，交友少而精。

4. 该病例认知系统　政府机关中层领导，好学上进，做事小心谨慎，常感工作压力大，心情常不快乐，压力应对方式消极，知晓部分病情，得知患癌第一时间情绪并无明显波动，不知道有可疑转移灶，最担心的也是病灶转移，有想改变自己心态的愿望，主动求助。

5. 该病例心理问题表现及诊断　焦虑抑郁情绪。患者性格天性内向细腻，做事小心谨慎，有抑郁特质，压力应对方式消极，知晓部分病情，最担心病灶有转移，有焦虑抑郁情绪，以抑郁为主，想调整自己的心态，主动求助。

【问题解析】

1. 如何向患者谈论与告知癌症病情？

目前，整个社会的医疗模式已有所转变，除了治病之外，心理辅导也是非常重要的，癌症康复包括身体康复和心理康复两方面。国外研究表明，患者被确诊患癌后，及时告知病情比隐瞒真相要更好，实际上人的承受能力很强，经过适应期，通过病友之间的交流，患者就会渐渐地接受病情并勇敢地生活下去。根据国外相关调查显示，92% 的肿瘤患者表示希望医生能够明确告知其病情，然而只有 64% 患者家属希望如此。目前中国的现状是还没有统一规范可循。在癌症治疗的临床实践中，在与患者及家属进行交流时体会到，可根据医疗的需要、家属要求、患者本人愿望来决定谈话的内容和方式，个中的原则和技巧需要每个临床医护人员悉心体会。而其中每个患者个人的特质不容忽视，具体操作时要因人而异，可将他们分为三大类：控制型、依赖型、混合型。控制型的患者喜欢凡事有掌控感，在医疗过程中，对自己病情的现状、发展、转归、预后以及国际国内疾病研究的动态有知晓的诉求，希望与相关医务人员建立良好的沟通关系，及时得到上述资讯，希望亲自参与对疾病治疗方案的制订和选择。这些应该被视为合理诉求，在确认患者有相应和适宜的自我认知能力后应予以满足，还应避免过度控制的情况出现，以最大限度地调动医患各方的力量达成最优治疗效果。依赖型的患者一般不具有控制型患者的内心力量和主动参与治疗过程的能力，不愿也不敢面对真实的病况，如果贸然采取同控制型患者一样的方法，就可能铸成大错，甚至形成难以收拾的局面，这样的患者我们应该与家属配合采取适当保护措施和保密行动，有机缘的话还可做些促进其心理健康水平、增强其内心承受力的工作，最佳结果就是从依赖型转变为控制型，但难度也是不容忽视的。

就此例患者的情况结合家属意见应该属于混合型，有掌控的愿望和诉求，但内心深处又缺乏全盘面对的勇气。家属强烈要求仅告知病人患有肠癌的诊断，但隐瞒其肺部已有转移灶的信息，经讨论以尊重家属意见实施，这种选择在临床上比较多见，与国外情况比较尚无有效统计学数据参考。从此病例看来近期效果尚可，远期效果有待进一步观察。

2. 癌症患者群体的特殊性和期待有哪些？

癌症患者是一个特殊群体，一般情况下，他们是一群经受着死亡前漫长的精神、肉体折磨，感受各种紧张、疲惫、沮丧、抑郁、焦虑、烦躁、愤怒、恐惧、孤独等负面情绪的特殊人群，这些负面作用力具有的作用如下。①影响生命意义：坐卧不安的感觉使生活全无乐趣，使生命失去意义；②影响生活质量：打乱患者本人和亲友的生活轨道，难以正常生活；③影响医疗质量：这种心理使患者免疫力降低，癌症扩散加速；④影响人的尊严：痛不欲生的感觉使患者失去生活信心，情绪低落，自杀率提高；⑤向亲友和环境"辐射"痛苦的作用。

癌症患者的期待：①心里明白，渴望信息对等，了解真实病情和相关知识；②治疗正确，得到适宜的、效价比最高的治疗；③亲情依赖，在生命关怀、生活支持方面得到亲友的关心和重视；④友情浓浓，医护人员及社会的理解、关心与辅导，与周边人群形成友好的互动与交流；⑤贡献社会，部分"带瘤生存"的患者期待摘掉"癌症"帽子，对社会及家庭有所贡献，得到酬劳和承认。⑥满意辞世，无痛苦，有尊严。

此例患者的特点：天性内向细腻，做事小心谨慎，情绪不太稳定，有抑郁特质，平时感工作压力大，心情常不快乐，压力应对方式消极，患病后只知晓部分病情，不知道肺部有可疑转移灶，情绪未见明显波动，非常担心原发病灶转移，有轻度焦虑抑郁情绪，以抑郁为主，生活质量有所下降，不愿告知朋友和同事自己的现状，尊严感受挫，向亲友和环境"辐射"痛苦不明显。

此例患者的期待：因患者自认为是社会精英，自我评价较高，希望清楚了解自己的全盘病情，希望得到最好的医疗资源，对亲情的陪伴和理解充满期待，同时又非常担心有转移的情况，很想治疗结束后尽早回归社会，早日恢复工作，对社会有一定的价值，有尊严地生活。但其家属的期待有所不同，希望隐瞒患者肺部有转移灶的信息。

（黄　瑛　罗莎莉）

三、认知问题

【案例简介】

患者，女性，48 岁，汉族，离异，大专学历，驾校校长，年收入 50 万，无宗教信仰，2011 年 5 月体检发现盆腔肿物伴有腹水，行全子宫切除术＋左侧附件切除术。病理结果示左侧卵巢印戒细胞癌，予以化疗 6 周期，具体用药为：奥沙利铂 200mg 静脉滴注第 1 天，卡培他滨 3000mg 口服第 1～14 天，3 周重复，有中度消化道反应和重度骨髓抑制。2012 年 2 月复查发现盆腔有直径约 7cm 的包块，再行经腹盆腔粘连松解＋右附件切除术，术中见右卵巢 13cm×12cm×10cm 肿物，病理结果示右卵巢印戒细胞癌。2012 年 4 月疑似肝转移，予以第 7 周期化疗，方案为 FOLFIRI，具体用药：伊立替康 280mg 静脉滴注第 1 天，左亚叶酸钙 200mg 静脉滴注第 1～2 天，氟尿嘧啶 500mg 滴斗入第 1～2 天、氟尿嘧啶 2000mg 泵入 48h，因中度骨髓抑制，第 8～9 周期化疗时伊立替康减为 240mg，第 10～12 周期化疗时伊立替康减为 200mg，仍有中度消化道反应和重度骨髓抑制。2012 年 7—10 月第 13～14 周期服用替吉奥胶囊，每日晨 40mg 每日晚 60mg，第 1～28 天。患者性格外向，平时情绪常不稳定，压力应对方式消极，因隐忍依赖的个性与前夫关系不良，常感压抑，离婚过程感心理备受伤害，很长一段时间恢复不过来，得知患癌症后第一反应的情绪基本稳定，对自己的病情全盘知晓，但不清楚自己还能活多久，还能不能对父母尽孝，最担心住院治疗期间会耽误女儿工作，愿意改变自己的消极状态，但程度一般。心理压力评分 42 分（正常值＜32 分），经过 4 次专业心理疏导，分别为 52 分、31 分、34 分，最后一次压力评估 27 分。

【案例分析】

1. 疾病特点　体检发现盆腔肿物伴有腹水后即行全子宫切除术＋左侧附件切除术，病理示左卵巢印戒细胞癌。化疗 6 周期后复查发现盆腔包块再次手术，病理示右卵巢印戒细胞癌，2 个月后发现肝转移可能，再次化疗出现重度骨髓抑制。

2. 社会支持系统　离异多年，与女儿相依为命，每次住院均是女儿陪伴在侧，父母年迈，需要在身边尽孝，但患者无法做到并深以为憾，朋友不多，精神支持较少，经济状况良好。

3. **性格及人格特点** 性格外向，平时情绪常不稳定，易依赖隐忍压抑，人际关系一般。

4. **该病例认知系统** 个体经营者，经济效益较好，无宗教信仰及其他信仰系统，压力应对方式消极，因隐忍的个性与前夫关系不良，常感压抑，离婚过程令心理备受伤害，很长一段时间恢复不过来，但从中悟到和收获到的不多，得知患癌症后第一反应情绪无明显波动，对自己的病情全盘知晓，但对癌症知识的了解和认识不足，希望有进一步深入的认识。

5. **该病例心理问题表现及诊断** 抑郁焦虑情绪。压力应对方式消极，遇事隐忍压抑，易出现抑郁情绪，不良情绪不易自我化解，患癌症后又出现焦虑抑郁情绪，以抑郁为主，无自杀倾向，有愿望改变自己的心态，程度一般。心理压力评分 42 分（高于常模）。

【问题解析】

1. 此例患者对癌症的客观认知水平如何？

每一位患者对疾病的反应都会影响其心情，最后对治疗效果产生影响。有的人曾经历过确诊之前的失眠、迅速消瘦等情况。这样的事情很难避免，但可以通过与家人、朋友和病友的交流得到缓解。确诊之后，患者要学会接受事实。学会接受现实会给予患者很多主动权，如患者可以及时选择适合自己的手术、化疗方案，选择自己信任的正规医院，咨询更多的专家意见等。

此例患者压力应对方式消极，对自己的病情虽部分知晓，然因其个性多依赖隐忍的特质，内心又较脆弱，缺乏勇气了解癌症相关知识，又因认为自己不能够控制局面，更害怕直面应对所有困境和真实处境，对自己具体患病原因、机制及病情进展、转移、预后的意义也没敢进行太多的涉及与思考，可判定为依赖型患者。其对癌症的客观认知水平不足，又不敢面对了解提升的矛盾心理，使得心理压力自然有所增高。对于这类依赖型患者在治疗的过程中，我们一般不主张主动告知各方面情况，除非患者自己有主动了解病情愿望时，可尝试之，且须注意拿捏分寸，避免产生不必要的心理危机。

2. 如何调整患者压力应对方式从消极转变为积极状态？

分析此例患者压力应对方式消极的原因：其一是对自己的认识不足，对自己身心灵 3 个层面的力量缺乏了解，对自己的潜能缺乏自信；其二是社会支持不足，只有一个女儿陪伴，离异后未再婚，亦无亲密关系可依靠，一般的人际关系也没提供强力支持；其三是性格弱点所致。若要改变压力应对方式需要从上述 3 个方面着手。

此患者表面柔弱，但比较听话。在交谈过程中发现她特别相信医务人员，吸收能力较强，很愿意跟随指引，根据这些特点遂向她表达不要害怕，医务人员就是她最强有力的心理支持者，相信她能做到心态的转变，激发引导她鼓足勇气去深度全面了解自己，敢于面对剖析自己的缺陷和短板，补充修正及完善之，挖掘自己人性中的美好和生命的意义，形成正确的自我认知，接纳自己并好好爱自己，好好照顾自己身心灵的合理需求，最好还要建立属于自己的信仰体系，促进自己灵性的发育，增强精神的价值和力量，以支撑软弱的灵魂。心理咨询师在这个过程中扮演一个正能量传递者的角色，不断鼓励、激励患者的勇气和信心，让其相信自己的潜能，相信自己能够改变，把每天的冥想和放松练习落实到行动上并持之以恒，循循善诱协助她去先"静心"再"转心"，境由"心"转，建立较好的人际关系和亲密关系将会变得容易许多，转变压力应对方式从消极到积极状态也就会变得轻松自然。观察此例的效果，在经历了上述思路的 3.5 个月的沟通、交流和督促，期间虽出现了 2 次较小的情绪起伏，最后仍由依赖型转变为部分控制型，心态成功由消极转变为积极，情绪恢复了平静，并建立起自己的信仰，懂得珍惜自己的生命，愿意好好生活，学习怎样爱自己、爱女儿、爱父母，虽然其信仰还不十分坚定，但已让人感受到曙光。

（黄　瑛　罗莎莉）

四、特殊情况下的沟通

【案例简介】

患者，男性，法官，1996 年确诊乙肝，2006 年查出肝硬化，2007 年底确诊肝癌，同年 12 月份在该院做了第一次肝动脉化疗栓塞治疗，此后又先后做了 20 余次介入治疗。2012 年 8 月 27 日患者住院期间给介入导管室护士长发了一封手机短信，短信内容是患者表达自己当时绝望的情绪。护士长马上给患者回电话，表达了对患者的理解和倾听患者诉说，同时也对患者进行了心理疏导，并承诺在合适的时间去看他，患者被护士长真诚的回电所感染，情绪平稳了许多。此后患者连续 4 次再次住院时，护士长都跟患者见面进行心理干预，同时与患者的夫人及儿子进行了沟通，解开了患者与夫人及儿子之间的心结与隔阂。患者出院后一直与护士长保持电话和短信沟通，后来患者情绪稳定，生活信心增加，睡眠饮食基本正常，家庭关系好转。

【案例分析】

1. 疾病特点　患者诊断肝癌 5 年，反复多次住院，先后介入治疗 20 余次，长期经受疾病和治疗的折磨，饮食、睡眠差，生活质量差。

2. 社会支持　与妻子关系一般，妻子工作很忙，沟通粗疏，与儿子关系不睦，认为儿子不理解他，与养女关系亲密，与哥哥关系不好，社会支持度一般。

3. 人格与性格特点　患者作为公职人员，工作压力和应酬较多，责任心强，健谈、性格开朗。

4. 认知方面　自我感觉妻子不关心他，对他感情冷淡。儿子在考大学的问题上不听他的安排。对自己病情完全了解，对康复绝望，对工作、生活感到很沮丧和悲观，目睹父亲也因罹患肝癌的痛苦和去世，对自己康复无望，担忧亲人的生活。

5. 心理问题诊断及依据　抑郁情绪。患者情绪低落绝望，有轻生念头，长期患病康复无望，加之经济压力和对家庭关系的担忧，尤其是经历父亲因罹患肝癌的痛苦与去世的打击，精神处于绝望的边缘，有较为明显的轻生念头。

【问题解析】

1. 该案例是如何成功沟通的？

应患者的短信求助，及时用电话方式与患者沟通，稳定患者情绪。当日傍晚，护士长收到这样一封短信："护士长您好！我是一个癌症病人，5 年前在您导管室治疗过，对您很敬佩，百忙之中，打扰您了。我问您一个问题：人生只剩下消耗拖累和自己精神、肉体的折磨，那么存在还有什么意义？不强求您必须回复的。"护士长预感到该患者可能存在绝望和轻生的念头，忙完手中的工作后，及时回拨了患者的手机，与患者进行了将近 30min 的沟通，患者感到很欣慰，对护士长对他的理解与支持感到温暖，情绪当即平稳了许多，护士长嘱咐他先好好治疗，回头再找时间去看他，与此同时，护士长打电话给患者住院的病区值班护士，建议加强对该患者的巡视并将该患者心理情况向经治医生汇报。

第 2 日护士长给患者短信跟踪：护士长给患者发了一封短信询问当天晚上心情和睡眠情

况。患者叙述发热和肝区疼痛，对其问候与关心表示非常感动，感谢给他助力，表示要为牵挂的人活着，要坚持，要救自己，要继续努力，学会转移注意力。

打通患者与妻子的隔阂：护士长跟患者深度沟通后觉察到患者本人素质和意志力相当好，患者的无助感和孤独感主要来自亲人的隔阂，认为打通患者与亲人之间的隔阂是取得心理护理成效的突破口。征得患者的同意，第 2 日护士长与患者妻子做了一次见面沟通，妻子承认由于工作繁忙加之照顾孩子与父母，自己也是身心俱疲，对患者有时表现出不耐烦，因而使夫妻关系较为紧张，但心理还是希望患者每天能开心一点，自己还是心疼自己丈夫的。在征得妻子同意后，录了一段妻子在做沙盘游戏中与模具丈夫做了一次对话，妻子道出了自己的心声："你知道吗我多么希望你每天开开心心的样子，一家人能高高兴兴地欢聚在一起的感觉，多么希望我能为你减轻你身上的病痛，多么希望是病长在我身上的呀！我知道你这些年过来有多么不容易……"第 3 日邀请了患者到导管室候诊厅做了 40min 咨询，患者对两天来，来自多方的关注而感动万分。面对面咨询时，引导他们夫妻俩进行了沙盘治疗，并将其夫人的沙盘游戏视频放给患者看，夫妻抱头痛哭，解开了患者对妻子不满的心结。

说服儿子给患者打电话。第 4 次干预在相隔 3d 后的周末，由于考大学之事与儿子意见不合，患者与儿子有半年之久没有互通音信，护士长在征得患者的同意后与患者的儿子通了电话，动员儿子与父亲做沟通，儿子听了很受感动。0.5h 后儿子给患者通了电话，父子交谈 30min，患者感到儿子的理解，听到儿子的宽慰，不由得热泪盈眶，与儿子的隔阂就像一块石头落了地，给患者极大的生存下去的信心。

护士长带领导管室护士团队给患者做了一次家庭心理减压活动：沉浸在父子电话沟通的感动中的夫妻俩比任何时候都显得精神，他们带着微笑走进导管室候诊厅，首先在背景音乐下先让双方进行了自我分享，妻子说自己以前很不注意讲话的技巧，很简单很生硬，想渐渐去改正；患者表达对妻子多年对自己和家人的多方照顾的感谢，并表示体谅妻子对自己工作岗位的责任，因为自己生病的痛苦煎熬对妻子的陪伴要求过多，主持人建议他们俩能相互拥抱在一起，他们的激动画面使在场的护理人员非常感动。大家给他们表演了的手语舞蹈"让爱传出去"，护士长将一串幸运福珠戴在患者的手上作为留念，并进行合影。心理减压活动结束后，患者如同做了一次洗礼，心中盛满了爱和关怀。

出院时的康复计划：建议患者每天进行深呼吸训练，正能量冥想，合理膳食，注意睡眠，做些力所能及的事，每天用微笑问候妻子等。患者很好地学会了自我调理，出院后一直与护士长保持电话和短信沟通，交流情绪和病情的变化。

2. 危机干预常用的心理护理方法有哪些？

(1) 倾听技术：倾听是指咨询者通过自己的语言和非语言行为向来访者传达一个信息，我正在很有兴趣地听着你的叙述，我表示理解和接纳，我愿意聆听与陪伴。倾听适用于整个咨询过程，是一个积极参与的过程。咨询者身体的倾听（非语言行为）指咨询者的全身姿势，传达出他对来访者的关切。Egen（1994）提出了倾听技术五要素：第一，面对来访者（squarely）并非正面对正面，面向一词也可以作象征性理解，关键是你要将身体朝向当事人，能够告诉当事人，你正与他同在，是一种表达投入的姿态；第二，开放的身体姿势（open），是一种显示接纳当事人的态度；第三，身体稍向前倾（lean），我们经常可以看到两个进行亲密交谈的人上身自然地向对方倾斜，它是一种体现关切的交流手段，表达了你正全心身地投入到当事人所关心的问题上来的心理；第四，保持良好的目光接触（eye），眼睛是心灵的窗户。可传达对来访者的关切、温暖、支持与重视；第五，身体姿势放松自然（relax），放松意味着表情大方自然、泰然自若，不仅使你自然而然，更有信心，也有助于当事人与来访者保持轻松状态。

倾听注意事项：第一，不要轻视来访者的问题，认为对方是大惊小怪、无事生非，表现出轻视、不耐烦的态度；第二，干扰、转移来访者的话题，不时打断来访者的叙述而转移话题，使来访者无所适从；第三，作道德或正确性的评判，按照自己的标准或价值观，对来访者的言行举止和价值观念发表评论；第四，急于下结论。

（2）重复解释技术：指咨询师直接简明的重复来访者的话（某些词或最后一句话）来强化叙述的内容，并鼓励来访者继续讲下去，如"好""嗯""还有吗""讲下去""以后呢"等，重复解释技术的作用：①咨询师进一步了解来访者，也促进来访者进一步了解自己；②鼓励来访者讲下去，促进会谈深入问题发展；③咨询师选择来访者叙述不同的主题进行专注，促进其进一步展开、深入。

（3）沙盘游戏：又称箱庭游戏，沙盘游戏治疗是目前国际上很流行的心理治疗方法。在学校和幼儿园，它被广泛应用于儿童的心理教育与心理治疗，在大学和成人的心理诊所，它也深受欢迎。通过唤起童心，人们找到了回归心灵的途径，进而使身心失调、社会适应不良、人格发展障碍等问题在沙盘游戏中得以化解。

（4）家庭治疗：是心理治疗的一种形式，治疗对象不只是患者本人，还是通过在家庭成员内部促进谅解，增进情感交流和相互关心的做法，使每个家庭成员了解家庭中病态情感结构，以纠正其共有的心理病态，改善家庭功能，产生治疗性的影响，达到和睦相处，向正常发展的目的。鼓励家庭认识存在的问题，解决问题，每个家庭成员认识到自己对存在问题的责任，发现自己的看法。要让每一事实家庭成员都参与，而不是个别成员。随着家庭原有的交互作用方式、成员的角色和模糊的规则被否定，需要建立新的规则和新的方式，而这一过程是个很长的过程，家庭会发生"真空"。治疗者的任务是鼓励家庭成员忍受不适，看到新方式带来的积极后果，注意积极的反馈，家庭支持是社会支持中最核心的部分。

3. 从本案例的心理危机干预中得到了哪些启示？

（1）危机判断要迅速准确：护士长在接到患者的短信求助时，马上预感到该患者可能存在绝望和轻生的倾向，及时回拨了患者的手机电话，及时给患者提供的心理援助，初步缓解了患者的情绪。

（2）危机干预要有层次地进行：本例患者自身素质好，表达能力强，意志力也相当坚定，但让我们强烈感到患者的绝望与轻生的危机主要来自社会支持特别是家庭支持的缺失。为此从5个方面对患者进行了心理援助：首先，第一时间与患者电话和见面沟通劝慰，缓解患者情绪；其次，与家庭人员沟通，向他们反映患者的情况和了解家属的想法，动员他们与患者做沟通说心理话；第三，邀请患者及家庭成员一起交心，将患者及妻子邀请到导管室候诊厅，一起观看妻子的沙盘视频，与儿子通电话，促使他们互道衷言，解开家庭人员间本不存在的隔阂，消解家庭人员间的负能量；第四，组织护士团队集体加持，在患者家庭支持修复后，患者的危机得以消解，情绪得以稳定，如果此时再加入社会支持，心理护理的叠加效果会事半功倍；第五，给患者制订心理康复计划，最终促使患者自我调理，彻底解除患者的心理危机。

（3）帮助患者寻求社会支持：在社区护理服务还不发达和普及的情况下，医疗机构心理护理只及于患者住院或治疗期间，护理人员不可能时刻陪伴在患者左右，要巩固好心理援助成果，就必须帮助患者寻找到社会支持，或者帮患者打通社会支持的隔膜。本例中，打消自杀念头的能量更多来自于家庭亲情隔阂的打开，患者的妻子由于工作和应酬繁忙及性格的粗放，使患者认为妻子不关心他甚至厌恶他，通过沙游视频，患者了解了妻子还是非常关心他和爱他的，甚至愿意替患者生病，打开了患者自认为拖累家庭的心结。动员儿子与患者通话，解开了父子先前的一些误会，患者得到了儿子的宽慰，患者求生之心油然而生。

（4）心理护理的终极目的是教会患者自我调控：正如前述，护理人员提供的心理援助时间和地点都有很大的限制，要想维持心理援助的成果并最终取得成效，就得帮助患者学会自我护理，教会患者利用心理学的一些方法自我调适，鼓励患者做一些力所能及的事，鼓励患者开发自己的爱好，并适时予以短信或电话跟踪，进行正能量加持，并最终达到使患者自我进行心理清洁，在提高生存期的同时提高生存质量。本例中，出院时给患者做了一个康复计划，并发动护士团队适时地给予短信和电话支持，患者较好地学会了自我调适，从自杀倾向到心态平稳，生活积极，患者的自我心理调适起了很大作用。

（林汉英　罗莎莉）

第二节　癌症患者的常见心理问题

一、认知系统问题

【案例简介】

患者，女性，47 岁，汉族，已婚，初中学历，工人，月收入 2000 余元，无宗教信仰，于 2010 年 12 月确诊为直肠中分化腺癌后行直肠癌根治术＋盲肠造瘘术＋阑尾切除术＋子宫肌瘤剥除术。2011 年 1 月开始行化疗，方案 Folfox 6 个周期，之后服用化疗药物卡培他滨片＋替吉奥。2011 年 4 月开始放疗，2011 年 6 月结束，方案为三维适形放疗。2012 年 5 月复查发现术后局部复发，换化疗方案为 Folfiri 6 周期，具体用药：盐酸伊立替康 300mg 静脉滴注第 1 天，氟尿嘧啶 750mg 滴斗入第 1 天、氟尿嘧啶 3000mg 泵入 48h，亚叶酸钙 600mg 静脉滴注第一天，3 周期后疗效评定有效，无明显不良反应。家族中父亲患胃癌去世多年，患者本人性格外向，情绪不稳定，脾气急躁，爱生气，对丈夫依赖性强，自控能力较弱，平时生活方式不健康，饮食不均衡，长期便秘，压力应对方式消极，病情部分知晓，此次得知病情局部复发后第一反应情绪低落且不稳定，有改变自己现状的愿望，但强度一般。心理压力评分 55 分（常模＜32 分），高于常模，经过 4 次专业心理疏导，分值有波动，最后一次压力评估 25 分。

【案例分析】

1. 疾病特点　确诊为直肠腺癌后，行直肠癌根治术及化疗和放疗，发现局部复发后更换化疗方案。家族中父亲患胃癌去世多年。自己平时生活方式不健康，从不运动，经常失眠，饮食不均衡，长期便秘。

2. 社会支持系统　主要靠丈夫尽心尽力地照顾和支持，每次住院丈夫请假全程陪同，儿子在患病之初因要参加高考未陪伴在旁，之后经常来院陪伴，娘家人一直未出现，亲戚和朋友亦不够关心，住院费用主要靠医保，经济状况欠佳，故认为社会支持不足。

3. 性格及人格特点　性格外向，情绪不稳定，脾气急躁，爱生气，对丈夫依赖性强，自控能力较弱，人际关系一般。

4. 认知系统 初中学历，工人，无宗教信仰，压力应对方式消极，对自己的病情部分知晓，此次得知病情局部复发后第一反应情绪低落且不稳定，内心焦虑害怕，时常发脾气，虽有改变自己心态的愿望，但强度一般，自信心和行动力均不足。

5. 心理问题表现

（1）焦虑抑郁情绪：压力应对模式消极，生活方式不健康，得知病情局部复发第一反应为情绪低落抑郁且不稳定，诉内心焦虑害怕，动不动就发脾气，依赖性强，想改变但自信心和行动力均不足。心理压力测量评分高于常模。

（2）一般心理问题：患癌症 1 年半后发现局部复发，再次激发不良情绪，持续时间 2 个月余，反应强度尚在理智控制之下，无泛化，基本维持生活和人际交往，但效率有所下降。

【问题解析】

1. 此例诊断为一般心理问题的依据何在？

一般心理问题是指由于现实生活、工作压力、处事失误等因素而产生内心冲突，因此体验到不良情绪，此不良情绪不间断地持续满 1 个月或间断地持续 2 个月仍不能自行化解，在理智控制之下不失常态，基本维持正常生活、学习、社会交往，但效率有所下降，无泛化的心理问题。此例的依据是患者在确诊癌症 1 年半后发现局部复发这个现实原因，再次激发焦虑抑郁等不良情绪，持续时间 2 个月余，反应强度在理智控制范围之内，无泛化，能基本维持正常生活和人际交往，但效率有所下降，故诊断为一般心理问题。

2. 评估心理健康水平的标准有哪些？此例心理健康水平如何？

评估心理健康水平的标准有 10 个，具体如下。

（1）心理活动强度：指对于突然的强大精神刺激的抵抗能力，主要和人的认识水平有关。

（2）心理活动耐受力：指经受慢性的、长期的精神刺激的能力。

（3）周期节律性：人的心理活动在形式和效率上都有着自己内在的节律性。

（4）意识水平：意识水平的高低往往以注意力品质的好坏为客观指标。

（5）暗示性：易受暗示的人，往往容易被周围环境的无关因素引起情绪的波动和思维的动摇，有时表现为意志力薄弱。

（6）康复能力：从创伤刺激中恢复到往常水平的能力称为心理康复能力。

（7）心理自控力：对情绪、思维和行为的自控程度与人的心理健康水平密切相关。

（8）自信心：实质上是正确自我认知的能力，这种能力可以在生活实践中逐步提高。

（9）社会交往：一个人能否正常与人交往，也能标志着一个人的心理健康水平。

（10）环境适应能力：当生活环境条件突然变化时，一个人能否很快地采取各种办法去适应，并以此保持心理平衡，往往标志着一个人心理活动的健康水平。

此例患者心理健康水平处于中下，其中以心理自控力、自信心、社会交往、环境适应能力较低，易受暗示，心理活动强度和心理活动耐受力中等程度，意识水平较弱，康复能力一般。

3. 此例为何会出现想改变心态，但自信心和行动力均不足的情况？

这个问题可以从几个方面考虑。

（1）性格方面：爱生气，脾气急，情绪自控能力较弱，对家人依赖性强，此次得知病情局部复发后第一反应情绪低落且不稳定，内心焦虑害怕，时常发脾气，这种性格特点说明患者总是以情绪应对内外压力，属幼稚状态，内在无精神成长需求。

（2）认知系统：学历低，工人，无宗教信仰，遇事易慌神，爱求助于周围环境，养成懒汉依赖思想，平时不爱学习，不善思考，知识积累严重不足，压力应对方式消极，对自己的病情部分知晓，从这些特点看其内在成长动力源尚未启动，心智处于幼稚阶段，缺乏自我认知和独立思考的能力和愿望，即使处于患癌阶段，仍未促使其改变一贯消极的压力应对方式，基于这种不自知导致的不自信，面对自己的不良心态，想改变却心有余而力不足的局面倒也顺理成章。

（3）社会支持系统：除了丈夫情感支撑和儿子的有限支持外，其余家人谈不上精神支持，物质支持亦不足。

综上所述，对初始患者缘何出现心理有改变心态的想法，而自信心和行动力却为何不足的状况让患者有所理解了，在随后的几次咨询中，患者内心逐渐有所触动，心扉慢慢打开后心理压力有所释放，焦虑抑郁情绪有明显减轻，但消极心态仍无力转变。

（黄　瑛　罗莎莉）

二、自责心理问题

【案例简介】

患者，男性，28 岁，某公司部门经理。2013 年 1 月无明显诱因出现腰痛，渐渐加重，诊断为低分化腺癌伴绒毛膜上皮癌分化，畸胎瘤。已行 1 周期化疗后出院，本次为行第 2 周期化疗住院。患者第 1 周期化疗反应明显，本次住院情绪低落，少言寡语，甚至不愿意回答医生的问话，在日间也常戴眼罩。父母关系不和睦，患者与母亲关系较好。主诉胸口闷堵。病房护士长请心理咨询师进行心理干预，经心理疏导后，患者情绪、睡眠有明显好转，饮食增加，化疗反应也较前次减轻。患者出院后，按照所教的心理疏导方法自我调整，保持也很好。

【案例分析】

1. 疾病特点　患者生病两个月，确诊为生殖系统腺癌，属于畸胎瘤，目前淋巴结已有转移，正做第 2 周期化疗。化疗后恶心、呕吐症状明显，患者不爱与人沟通，常戴眼罩不愿看人。

2. 基本情况　经济条件好，军人家庭出身，父母关系不和睦，与父亲沟通少，与母亲关系较好。入院评估：情绪低落，不愿沟通，经常戴眼罩，主诉胸口闷堵，"主观心理评定量表"评分为 8 分，提示心理状态不正常。

3. 社会支持　患者为青年男性，出身军人家庭，爷爷是老红军，做人做事非常正直善良。父母关系不和睦，与父亲沟通不畅，与母亲关系虽然较好，但常感到母亲不理解自己，有一感情较深女友。患者本人曾在姐夫所在地的家族企业担任部门经理，对下属员工很好，因员工奖金少常从家里拿钱贴补员工，因自己的善良行为与企业利益相冲突而苦闷。

4. 人格与性格特点　患者得病前性格开朗、阳光、善良有爱心；工作后因为社会压力大渐渐变得内向。

5. 认知情况　始终自我感觉母亲、姐夫对自己的善良行为不理解，感觉自己是否很傻，生病后觉得工作生活很沮丧和失望，对自己病情部分了解，对疾病预后比较悲观。

6. 心理压力来源　姐夫对自己的善良行为的不理解，自我价值实现严重受挫，患病连累母亲，对母亲心怀内疚。

7. 心理问题诊断及依据　抑郁倾向：情绪低落，沉默寡言戴眼罩不愿看人，兴趣减低，悲观，自责自罪，饮食、睡眠差，感到胸闷不适。

【问题解析】

1. 如何判断患者的抑郁倾向？

抑郁症临床症状的典型表现包括 3 个维度活动的降低：情绪低落、思维迟缓、意志活动减退，另外一些患者会以躯体症状表现为主。心理学通常将抑郁分为以下 9 种。

(1) 兴趣丧失、无愉快感。

(2) 精力减退或疲乏感。

(3) 精神运动性迟滞或激越。

(4) 自我评价过低、自责或有内疚感。

(5) 联想困难或自觉思考能力下降。

(6) 反复出现想死的念头或有自杀、自伤行为。

(7) 睡眠障碍，如失眠、早醒，或睡眠过多。

(8) 食欲降低或体重明显减轻。

(9) 性欲减退。

本案例患者的症状至少符合 (1)、(4)、(7)(8) 等项，且持续时间较长，虽然断定为标准意义上的抑郁症还需进一步测定，但存在较为明显抑郁倾向。

2. 如何降低患者的抑郁倾向症状？

心理疗法作为抑郁症治疗的主要方法之一，其效果是不容忽视的。对有轻度抑郁倾向的患者通常采用支持、安慰或心理动力学的心理治疗，本例患者应着重消除患者的自责自罪心理。我们对患者进行了以下心理疗法。

(1) 积极心理疗法：所谓"积极"是指每个人的天赋潜力，积极心理疗法目的在于调动患者的自身潜力，提高自信，消除自责自罪心理。在给该患者进行心理干预时，首要的是对其在工作与生活当中的善良行为给予价值观、人生观上的充分肯定，解除患者的行为与社会、公司、家庭之间价值评价方面的冲突，帮助患者确立自身的价值，并引导患者用帮助员工时的热情来对待自己，从而帮助患者树立起战胜疾病的信心，积极配合治疗。

(2) 认知疗法：帮助患者正确认知化疗中所产生的恶心、呕吐反应，化疗反应是身体自身保护的表达方式，是自身机体的一种友好反应，是治疗所要经历的正常过程，应该很友好地去接受它。通过思维模式和情绪的改变，促使患者不再因对化疗反应的强烈抗拒而产生对治疗的厌恶，调动身体的生理过程去积极接受治疗中有意义的部分，从而帮助患者建立起排异反应—情绪—生理同向转变的良性循环，帮助患者建立起康复的愿望和信心。

(3) 呼吸训练：教会患者做五组深呼吸训练并进行积极想象，将康复、感恩、友好的感觉深深地吸进去，将自己担心、恐惧和不确定的感觉通通呼出来。深呼吸训练主观上使患者放松，减轻胸口闷的感觉；客观上也可以使胸廓扩展，肺里的无效腔打开，使氧气与肺泡进行充分氧合，减轻患者胸口闷的症状。心理学意义上在于促进患者的理性思维，很好地排解心中的郁结。

(4) 家庭心理康复咨询：社会支持特别是家庭支持是心理护理的重要一环。在本例心理护理中，基于患者与母亲的关系较亲密，真诚地与患者的妈妈做一次沟通（能与患者的父亲做沟通更好），建议妈妈将生活节奏放慢（原来母亲说话啰嗦、喜欢中途打断话题并且说话声音大）。建议妈妈给患者选择一个好的休养场所，在家可以养些绿植，说话声音小一点，走路慢一点，与患者说话时多用征求的语气，给患者多一些自主权。每天保证患者 6h 以上睡眠和 2000～3000ml 的饮水量。建议每天帮助患者做深呼吸训练，听轻音乐积极冥想等，患者母亲按照上述建议实施，建立了家庭的心理支持环境，效果显著。

3. 本案例经验体会有哪些？

（1）通过心理干预后患者抑郁倾向明显好转。出院后患者母亲在电话里兴奋地报告，患者的情绪发生了较大改变，若以10分制评价患者情绪的话现在降到了4分，并说发生了天翻地覆的变化。行第3周期化疗住院时患者反馈：上次出院后按照制定的计划去认真执行，心情放松许多，情绪稳定，气色好转，每天清晨醒来大口喝水，已戒烟，增加新鲜水果和蔬菜，每天睡眠较以前好转，起夜时间由原来3~4次降低到1~2次，没有呕吐感觉，与正常人没两样，也不像以前那样疲累。病房护士反映此次患者精神状态良好，并主动参与护士建议的集体活动。

（2）通过该案例的心理干预，目前患者精神状态较好，患者及家属都希望能建立一种长效的心理帮助计划。肿瘤患者的心理问题已经得到本专业同行的高度关注，很多从事肿瘤专业的医护人员积极参与心理咨询师的培训学习，但还没有专职的心理治疗师参与到肿瘤患者的整个治疗环节中，像该案例这样的肿瘤患者的延续性心理援助还存在很多困难，希望能建立一个包括专业医护人员、志愿者和抗癌明星患者组成的肿瘤患者心理援助团队，积极帮助癌症患者降低心理压力，提供全程心理援助。

（黄　瑛　罗莎莉）

三、夫妻关系问题

（一）夫妻关系疏远

【案例简介】

患者，女性，55岁，汉族，已婚，大学学历，公务员，共产党员，月薪2800元，2012年10月确诊为右侧乳腺浸润性导管（ⅡA）及导管内癌，行右侧乳腺癌改良根治术。2012年11月至2013年1月行第1~4周期术后辅助化疗，具体用药：盐酸表柔比星120mg静脉滴注第1天，环磷酰胺800mg静脉滴注第1天，出现消化道反应2~3度，骨髓抑制Ⅲ度。2013年2~4月行第5~7周期化疗，具体用药：曲妥珠单抗440mg静脉滴注第1天，多西他赛100mg静脉滴注第1天，无消化道反应，无复发转移征象。病前喜食非健康食品，性格内向，爱生闷气，爱较真，内心常感寂寞、孤单，压力应对方式积极，全盘知晓病情，出现抑郁焦虑恐惧情绪，以抑郁为主，对目前状态有改变的愿望，程度一般。心理压力评分50分（正常值＜32分），经过3次专业心理疏导，评分依次为27分、22分、20分。

【案例分析】

1. 疾病特点　2012年10月确诊右侧乳腺癌，遂行右侧乳腺癌改良根治术，术后辅助化疗，出现消化道反应2~3度，骨髓抑制3度，无消化道反应，无复发转移征象。病程半年。

2. 社会支持系统　兄弟姊妹5个，与妹妹感情笃厚、亲密，住院期间妹妹陪伴照顾，丈夫工作繁忙，经常出差，生活照顾较少，关系比较疏远，孩子已独立生活，刚刚退休，朋友少，平时内心常感孤单、寂寞，无法排解，经济状况良好，总体社会支持一般。

3. 性格及人格特点　性格内向，爱生闷气，爱较真，内心常感寂寞、孤单，无法排解。

4. 认知系统　受过良好教育，现已退休，生活较孤寂，平时压力应对方式积极，病后全盘知晓病情，不良情绪难以化解，有改变的愿望，但程度一般。

5. 该病例心理问题表现及诊断　出现抑郁焦虑恐惧情绪，抑郁为主，主动求助。心理压力评分 50 分，3 次专业心理疏导后，依次为 27 分、22 分、20 分。

【问题解析】

1. 外部化解思路如何得以扩展和深化此例患者不良情绪？

乳腺癌患者面对癌症和乳房缺失的双重打击，其情绪心理变化较其他肿瘤患者更为复杂，常表现为不同程度的焦虑、烦躁易怒、悲伤抑郁、恐惧等不良情绪，有的还出现幻觉乳房综合征。不过随着医学科学的发展，手术方法的改进——保乳手术的实施，化疗药物的优化，虽然乳腺癌的发病率在女性恶性肿瘤中排在第 1 位，但绝大多数早、中期乳腺癌都可以治愈。乳腺癌患者的康复包括身体康复和心理康复两方面。目前，整个社会的医疗模式已有所转变，除了治病之外，心理援助也愈显重要。在饱受疾病困扰和长时间的治疗和康复过程中，患者和家属对于治疗信息、心理支持和康复护理等多方面的需求也日益增多。除了患者和医务人员的积极努力，家庭和社会的支持亦相当重要，患者亲友的贴心关爱就是患者身心康复过程中不可或缺的精神良药。幸运的是此例患者乳腺癌诊断属早期阶段，手术相当成功，康复的希望也相当大。鼓励患者要配合化疗、对身心康复充满信心，积极调整心态和情绪。另外，对其家人也提出更高的要求，希望除了生活照顾外，要注入更多的情感和温暖，多陪伴多沟通，让患者感受浓浓的亲情，驱散内心的孤寂，给予她继续前行的勇气和力量，成为提升她治疗依从性的助推剂，帮助她通过个体化治疗获得更佳的治疗效果。从患者口中了解到她的家人做得让她相当满意。

2. 如何在婚姻中突破、挑战自己，疗愈心灵以助癌症康复？

在与此例患者的交流中发现她的婚姻并不幸福，长期的内心冲突、心情郁闷、压抑孤独折磨着她的心灵，而天性中内向封闭及无处释放的不良情绪加剧了她的内心体验，陷入不能化解的恶性循环之中，虽一直未主动寻求解决之道，但我们的介入给她带来希望。

起始时我们并没有顺着鼓励宣泄负面情绪这条线走，而是引导她勇敢地向检视自己内部世界的方向挺进，了解不开心背面的根本原因及心理诉求，为自己不良的情绪负起责来，要拷问自己在这段婚姻当中，有没有学习到自己该学的功课？有没有成长？能不能成长？有没有拿这段婚姻做借口，让自己不去成长？有没有拿丈夫作借口，让自己不去学习？丈夫能不能跟自己一起成长，这都不重要，重要的是，不要让婚姻阻挡自我成长。要不断地让自己得到成长，当成长到了一个阶段，你就会拥有足够的力量和内在智慧，去影响丈夫，让他自己发生变化，同时你也会清楚地"看见"这个人到底适不适合你，这个时候你可以放下，也可以离开。心灵的疗愈必然有助于癌症的康复，而做到这点需要有强烈的生的信仰和持续的行动力。在与这个患者交流后 1 个月，她就用积极阳光的心态、稳定的情绪这样的事实证明了自己的巨大努力，继续观察 10 个月状态依然良好。

（二）夫妻关系不和谐

【案例简介】

患者，女性，47 岁，满族，已婚，大学学历，公务员，月收入 3000 元，病后信仰佛教。2012 年 4 月诊断为胃癌，5 月行腹腔镜辅助远端胃癌根治术，病理为胃体小弯侧后壁溃疡型低分化腺癌 ⅡB 期，部分为印戒细胞癌，同年 6 月因大量进食发生急性腹膜炎及十二指肠残端破裂可能，予以剖腹探查、十二指肠残端破裂修补、空肠营养管置入、腹腔置管引流冲洗术。术后予以对症支持治疗而病情稳定，8—12 月行术后第 1～8 周期化疗，替吉奥胶囊 40mg 口服每日 2 次，服用 2 周休息 1 周。12 月 14 日复查考虑腹腔转移可能，予以 9～10 周期 XELOX 方案化疗，具体用药：奥沙利铂 200mg 静脉滴注第 1 天，卡培他滨 250mg 口服第 1～14 天，出现轻度消化道反应和中度白细胞及血小板下降，随后发生高热等感染中毒症状，予以抗感染处理后发热等症状缓解，第 11 周期 XELOX 方案化疗后出现重度骨髓抑制，遂调整 2013 年 3—5 月的第 12～15 周期化疗方案，用单药卡培他滨 1.5g 口服第 1～14 天，骨髓抑制降为中度，4 月 23 日复查未见转移征象。患者生活方式不健康，饮食不规律，每日饮酒 1 次，每次 3 两，持续 10 年之久，经常失眠和便秘，未予调整。性格外向，情绪不稳定，爱生闷气，爱较真，喜争强好胜，工作狂，对家庭生活不满意，因爱攀比家庭气氛较紧张，丈夫性格内向，不善交际表达，两人常因想法不合沟通不畅而争执，有时互相抱怨，压力应对方式消极，得知自己患癌症的病前生活-反应与平时情绪比较无明显波动，对病情全盘知晓，最担心治疗的不良反应无法应对，有强烈改变自己心态的愿望，主动求助。心理压力评分 33 分（正常值＜32 分），经过 3 次专业心理疏导，分别为 29 分、22 分、22 分。

【案例分析】

1. 疾病特点　诊断胃癌后行腹腔镜辅助远端胃癌根治术，病理为胃体小弯侧后壁溃疡型低分化腺癌ⅡB期，部分为印戒细胞癌，术后 1 个月因并发症再次手术，化疗后出现骨髓重度抑制，复查未见转移征象。

2. 社会支持系统　对家庭生活不满意，家庭气氛较紧张。丈夫性格内向，不善交际表达，两人常因想法不合沟通不畅而争执，有时互相抱怨，但其住院期间能做到全程陪同，尽心尽力照顾患者，夫妻关系明显改善。独生女儿也较懂事，常来医院看望。人际关系良好，得到许多朋友关心问候，经济状况良好，社会支持良好。

3. 性格及人格特点　性格外向，情绪不稳定，爱生闷气，爱较真，喜争强好胜，工作狂，做人做事愿拔尖。

4. 认知系统　有良好的教育背景，系家乡满族自治县政协妇联主席，工资待遇一般，病后开始信仰佛教，压力应对方式消极，得知自己患癌症的第一反应与平时情绪比较无明显波动，对自己的病情全盘知晓，认为胃癌比较早期，应该能治好，最担心的是无法应对治疗的不良反应。

5. 心理问题表现及诊断　抑郁焦虑情绪，压力应对方式消极，爱生闷气，情绪时常不稳定，病后出现轻度抑郁焦虑情绪，抑郁稍重于焦虑，无自杀倾向，有改变自己心态的强烈愿望，主动求助。心理压力评分 33 分，略高于正常值 32 分，经过 3 次专业心理疏导，分别为 29 分、22 分、22 分。

【问题解析】

1. 如何调适此例夫妻关系才能达到和谐状态，并在患病治疗期间起到良好的支持作用？

初次接触患者是在胃癌根治术后 22d，是应患者的强烈要求进行的。她诉说自己的负性情绪已持续较长时间，主要是与丈夫的关系问题。因为心里对丈夫不满意，对婚姻生活不满意，觉得丈夫事业上没有进取心，性格内向，不善交际表达，两人常因想法不合、沟通不畅而争执，而自己性格外向，遇事脾气急，爱生闷气，爱较真，情绪常常不稳定，工作上争强好胜，是个工作狂，做人愿拔尖、爱攀比、不谦让，家庭气氛较紧张，很是烦恼。在生活方面，平时生活方式也不健康，饮食常不规律，自己还要因工作或应酬需要每天饮酒（每次 3 两，持续 10 年之久），经常因为压力而失眠和便秘，都未予理睬，俩人经常互相抱怨彼此不关心不理解不支持，希望通过心理疏导和调适，夫妻间建立起亲密、尊重和信任的良好关系，并能在患病化疗期间获得足够的精神心理和生活支持。

通过交谈对患者目前的身心状态有了一个比较清晰的了解，总的感觉是夫妻俩还是存在感情的，只是彼此心理不协调，造成双方的心理冲突，若能找到途径化解双方矛盾，应该能够建立起良性互动关系的。首先去找心理冲突的原因：①男方的自我价值得不到女方的承认，自尊心受损；②女方需要的温存和体贴得不到满足；③两人对人生的看法，对幸福、成就的看法等核心价值观念不一致。就此例而言，妻子往往把丈夫与事业有成、并在她眼中具有男性魅力的男士相比较，觉得自己的丈夫不如人家，事业上不够进取，级别和收入没有达到期望，这种不认同对丈夫的自尊心是一种伤害。而丈夫选择的是在生活中对妻子冷漠、不温存、不体贴、不沟通、不交心的方式。夫妻双方均陷入了消极状态之中，无法进行良性互动。

找到症结后鼓励夫妻俩再去寻找打破消极循环的突破口，这次妻子患癌症就是一个很好的契机。行动上丈夫做到主动、非常有诚意地与妻子沟通，深入了解和体察妻子的生理心理需求，尽心尽力照顾好并满足她的合理要求，在妻子最需要情感和精神支撑的时候以极大的付出，帮助妻子度过了这段最艰难的时光。在经过病情多变不稳定甚至与死亡擦肩而过的紧要关头之后，丈夫的行动让妻子的心态悄然发生了积极的转变，她的眼神变得柔和了，感受到了丈夫深沉的爱，她不再拿世俗的标准要求丈夫了，他们说话的语气、表情透着依恋、满足及和谐，这对夫妻的内心重新被爱包围着，爱又复活了。

2. 为何患者抑郁焦虑情绪较轻，却有为改变自己心态的强烈愿望而主动求助的行动？

在了解了患者的成长背景和经历后，理解了她目前的心理动因。她虽然出生在较贫穷的农村，但父亲是个有文化的乡村教师，兄弟姊妹中唯有她最得父亲的宠爱，对她的期望也最高，所以从童年到中学生活都是比较快乐的，但父亲在她高中时患了严重的胃病，因没有积极求医最后去世了，这个打击深深地烙在她的内心里，阴影挥之不去，她觉得唯有积极上进，出人头地才是怀念父亲最好的方式，之后的学习和工作中她都是拼了命似的，获得了体面的工作。随着步入婚姻，她的性格弱点明显显现，遇事爱较真、好争强，做人愿拔尖，不如意时爱生闷气，与丈夫生活理念分歧较大，家庭气氛较紧张，她自己也很烦恼，一直也有思考，但仍不知道怎么办？患病后疾病对情绪的影响不大，之所以主动求助是因为一直困扰她的问题还没有答案，需要有人指点迷津。

首先肯定她积极求助的行为，然后开始引导她去了解女人一生当中各阶段身心灵各层面的特点、发展变化和成长规律，再帮她了解自己与它们的异同点，慢慢体会自己原来是个怎样的人，有哪些优点和缺点，有哪些天赋和短板，慢慢学会接纳自己，要无条件地接纳，这也是爱自己的第一步，之后要思考自己想成为怎样的人，开始练习怎样将自己人性中最好的一面展现、加强、发展和壮大，宽容人性中缺失和负面的部分，逐步补充缺失的部分，同时记得将负面能量转化为正面能量。虽然这个过程相当艰难，但由于当事人有强烈改变的愿望，所以让心理咨询师更有信心去协助她达到找到自己的目标，这就是灵性觉醒的过程，是神性觉悟的境界，是非常值得我们去尝试探索的精神成长的一条路。如果成功，不仅能疏解她的抑郁焦虑情绪，还能很好地解决婚姻中的问题，能使用来自于灵性层面的正能量去化解矛盾，理解和宽容对方，寻求妥协与和解之道，促进对方同步成长，建立亲密、尊重和信任的夫妻关系，共同应对癌症带来的所有挑战。这也应该是她主动求助的不很清晰的初衷所在吧。

（黄　瑛　罗莎莉）

四、家庭支持系统问题

【案例简介】

患者，女性，57 岁，汉族，高中学历，退休工人（50 岁退休），丧偶，月收入 2000 元，信仰基督教（病后）。2011 年 5 月确诊为肺癌术后肺内转移，病程 1 年 4 个月，已行 6 周期培美曲塞＋顺铂、3 周期培美曲塞单药化疗，有轻度消化道反应。病前经常熬夜，有肿瘤家族史。性格外向，情绪不稳定，易暴躁，压力应对方式有时积极，有时消极，生活压力大，经济负担重，常操心干涉两个儿子的生活。2011 年 1 月开始因坚决不同意大儿子离婚常发生家庭大战，情绪失控，表现暴躁。2011 年 6 月得知患癌后非常担心自己的病能不能治好，常觉得没有希望，心情紧张及烦躁不安，害怕想哭，既吃不香也睡不好，不知如何应对癌症，不愿见朋友，也不愿与病友交流，想改变心态，愿望很强烈，主动求助。心理压力评分 68 分（正常值＜32 分），明显高于常模，经过 4 次专业心理疏导，压力评分依次为 31 分、24 分、22 分、20 分。

【案例分析】

1. 疾病特点　2011 年 5 月确诊为肺癌术后肺内转移，病程 1 年 4 个月，已行 9 周期化疗，轻度消化道反应。病前生活方式不健康，有肿瘤家族史。

2. 社会支持系统　丧偶，未再婚，家庭关系不睦，经济负担重，退休后交友少，信仰基督教，医保，社会支持不足。

3. 性格及人格特点　外向、直爽、坦诚，情绪不稳定，暴躁易怒，情绪自控能力较差。

4. 认知系统　压力应对方式不稳定，对癌症的认识和自我认知均不足，想改变心态，愿望强烈，主动求助。

5. 心理问题诊断及表现　①焦虑情绪：烦躁不安，易暴躁，心理压力测量 68 分；②严重心理问题：烦躁不安，时有暴躁等情绪失控，持续时间近 1 年，自己无法摆脱，致家庭关系不和及生活质量明显下降。

【问题解析】

1. 如何分辨一般心理问题和严重心理问题？

人类心理分心理正常和心理不正常两大类，心理健康和心理不健康都属于心理正常范畴，而心理不健康包含 3 种情况：一般心理问题、严重心理问题、神经症性心理问题。根据精神刺激的性质、反应的持续时间、反应的强度、反应是否泛化 4 个维度来判断是哪种心理问题。一般心理问题是指近两个月发生的，内容尚未泛化，反应强度不太强烈的情绪问题，常能找到相应的原因，思维合乎逻辑，人格也无明显异常。严重心理问题是指经历强烈现实性刺激，造成超过两个月以上 1 年以内，内容已泛化，反应较强烈的情绪问题，内心冲突为常形。

该患者诊断为严重心理问题的依据是：强烈反对大儿子离婚而产生家庭大战，致家庭关系严重失调及生活质量明显下降；持续时间近 1 年，有明显烦躁不安情绪，时有情绪失控，自己无法摆脱，得病后内心体验到癌症对生命的威胁而感焦虑抑郁，甚至感到恐惧，加之住院治疗费用紧张，经济压力较大，精神痛苦不能自己化解，社会交往明显减少。

2. 该患者的心理压力来源是什么？

（1）生物性：患癌症本身就是个压力源，得病后内心体验到癌症对生命的威胁。

（2）心理性：由于家庭关系不和及患病等现实因素致使患者产生内心冲突亦是重要压

力源。

(3) 社会性：独身母亲角色，住院期间一系列的检查、手术、化疗、化疗的副作用、医疗费用均造成压力。

3. 该患者的认知系统对疾病及心理压力的影响有哪些?

认知系统作为压力的中介系统之一，对压力能起到增益或消解的作用，正确地认识和评估压力，正确评估自己的实力，可使事件的强度相对降低。而该患者患病初始由于对癌症认知严重不足，对自己治疗效果亦无信心，故心理压力明显增高，出现焦虑、抑郁、人际关系不良等表现，甚至有放弃治疗的想法，经过积极心理疏导、减压等干预，能迅速调整提高认知，在治疗过程中信心得以重建，心理压力明显下降，焦虑、抑郁情绪及人际关系得到改善，且一直维持在正常范围。

4. 如何降低该患者的心理压力?

就此案例来说，患者文化程度不高，常年与两个儿子相依为命，平时生存压力较大，认知水平有限，加之患病的打击，社会支持系统力量又明显不足。一开始我们信心并不足，只是就这些特点进行心理援助，首先主要采取认知行为疗法，要她做到不再干涉控制儿子的婚姻，学会放手，注意力转向自己，关注和觉察自己的合理需求，了解癌症的相关知识和动态，学习如何正确应对癌症（找乐子、吃好、睡好、动起来）。其次采用合理情绪疗法，适当宣泄不良情绪，引导反省原有的不良生活方式及消极心态，对自己的不开心负起责来，学习情绪的觉察和调节，提升情绪的自我控制能力，促其开始觉察了解接纳相信自己，学习和提升爱的能力，相信其实全家人快乐生活的钥匙就掌握在自己手中。同时，根据其病后能成为虔诚的基督徒，帮助其建立正确的价值观和信仰体系，思考和发现自己生命的意义，树立并坚定战胜癌症的信念。令人惊喜的是，随着患者自我意识的觉醒，内在力量的开发和挖掘，她内在的能量来了个大释放，不但敢于直面癌症，掌握了很多癌症的相关知识，还面带笑容，是那种发自内心的、能感染人的笑，她在病房里和病友们分享经验，帮他们树立信心、建立信仰，让大家感动不已。前后经过 4 次心理疏导，从第二次开始一直维持在正常范围。

该患者是一个知识层次不高，缺乏很多世俗条件但灵性开发很成功的案例，根据我们的体会，可以说文化程度、社会地位、经济实力、生活水平等都不是开启灵性的必备条件，而坚信自己的力量、强烈生的信仰、持之以恒的毅力是开启灵性最珍贵的精神法宝。

（黄　瑛　罗莎莉）

五、应对方式问题

【案例简介】

患者，女性，48 岁，汉族，大专学历，已婚，会计，月收入 4000 元，无宗教信仰。2012年 5 月确诊为乙状结肠腺癌术后（Ⅳ期），右肺转移，右肺中上叶切除术后，病程 2 个月。已行 2 周期化疗，具体用药：奥沙利铂150mg，静脉滴注，第 1 日；氟尿嘧啶750mg，滴斗入，第 1 日；氟尿嘧啶2750mg，泵入，48h。有轻度消化道反应，为进一步化疗再次入院，一般情况好，KPS 90 分，白细胞偏低，肝功能轻度下降。平素性格内向，情绪稳定，喜被照顾，依赖性强，生活优裕，生活方式不健康，从不运动，经常熬夜、失眠、腹泻，遇到压力和困难时，表现为有时积极应对，有时消极逃避，此次患病，在得知病情后情绪低落、不稳定，认为得病原因与食物太精、运动太少、不重视养生及体检有关，自述最担心的是能否康复，有愿望改变自己，但信心不大。心理压力评分 48 分（常模＜32 分），高于常模，经过 4 次专业心理疏导，压力评分逐渐下降，最后一次压力评估 22 分。

【案例分析】

1. 疾病特点　确诊为乙状结肠腺癌术后（Ⅳ 期），右肺转移，右肺中上叶切除术后，病程 2 个月，已行 2 周期化疗，有轻度消化道反应，病情基本稳定。

2. 社会支持系统　婚姻幸福，夫妻恩爱，家庭关系和睦，工作稳定，经济收入丰厚，人际关系良好，住院费用医保解决，自费部分本单位可支持大部分，均说明社会支持充分。

3. 性格及人格特点　性格内向，情绪稳定，喜被照顾，依赖性强。

4. 认知系统　大专文化程度，会计，遇到压力和困难时，表现为有时积极应对，有时消极逃避，此次患病，在得知病情后情绪低落、不稳定，担心能否康复。

5. 心理问题表现及诊断

（1）焦虑抑郁情绪：患病后情绪低落，不稳定，担心能否康复，虽有愿望改变自己，但信心不大，心理压力测量 48 分。

（2）一般心理问题：病后出现焦虑抑郁情绪，且不稳定，在 2 个月内间断出现，反应强度不太强烈，内容未涉及其他范畴，人格无明显异常。

【问题解析】

1. 社会支持系统与心理压力变化的关系如何？

社会支持系统作为压力的中介系统 3 个子系统之一，可使事件的强度相对增加或减低。而社会支持系统的作用也有两种：①具体支持当事人，在物质上给予帮助，增加对应压力事件的物质条件；②给当事人精神支持，帮助当事人认知、理解事件的性质和强度，与当事人一起策划应对方式，使当事人在困难时期不感到孤独无助，从而增强应对事件的信心，稳定情绪。良好的社会支持系统，可以使压力事件的强度相对降低，不好的社会支持系统，其作用相反。亲密的和可信任的关系，是压力的有效缓冲器。

本案例的社会支持系统特点：患者性格内向，情绪稳定，喜被照顾，依赖性强，夫妻恩爱，婚姻幸福，家庭关系和睦，人际关系良好，有非常良好的亲密和可信任的关系，精神支持足够；另一方面，患者工作稳定，经济收入丰厚，住院费用医保解决，自费部分本单位可支持大部分，物质支持亦足够。该患者虽然有性格内向、喜被照顾和依赖性强等性格特点，但病后心理压力增高不多，持续时间不长，在一般心理问题范畴内，且经过专业心理疏导减压术后，压力下降并一直维持正常范围，这与此例社会支持系统对心理的强力支持有密切关系。

2. 压力应对方式有哪些？

一般情况下压力应对方式有三种，第一种是积极应对，第二种是消极应对，第三种是积极和消极应对并存，即有时积极，有时消极。在对压力较有把握时会选择积极应对的方式为主，在对压力无甚把握时大多会选择消极应对的方式，即逃避的方式，而在压力处于变化之中，对压力的把握也是处于不确定当中时，应对方式也会时有变化，即会有时积极，有时消极，此例即是如此。患者在得知患癌病情后情绪低落、不稳定，出现焦虑抑郁等情绪，担心病情能否康复，信心不够，有消极心态，在经过一段时间积极的手术加化疗等处理，病情得到控制，同时经过 1 次专业心理减压治疗后，心理压力即恢复正常，后 3 次咨询让心理压力一直保持在正常范围，焦虑抑郁情绪从明显减轻至基本消失，康复信心明显增强，应对方式转为积极。

3. 生活方式健康与否如何影响肿瘤的发病及转归？

人们日常生活中所选择的生活方式与他们的健康息息相关，健康的生活方式会带来强壮的身体和愉悦的心情，会提高人们的生活质量，会提升人们的幸福指数，同时也会让人们的免疫系统处于最佳功能状态，在这种状态下肿瘤的发病几乎是微乎其微的，但并不是每个人都能有这样的认知或是能做出正确的选择，一部分的人会随性一些，想怎样生活就怎样生活，在健康的四大基石方面不会选择去积极建设，而是没有明确的健康观念，甚至有一部分的人生活当中会有不良嗜好，如抽烟、饮酒、熬夜、网瘾等，经常去做破坏健康基础的事情，长此以往终将会降低免疫系统的功能，以至于有一天有可能得到罹患肿瘤的消息，若在这个时候能对以往整个生活方式做个彻底的反省，然后做出适当正确的调整，当然同时还应该有其他方面综合治疗措施，那么肿瘤有可能往良性方面转化，反之恶化的可能性会增大。

该案例患者平素生活方式不健康，从不运动，经常熬夜、失眠、腹泻，自认为得病原因与食物太精、运动太少、不重视养生及体检有关，反省到这些之后生活方式做出了很大调整，从改善饮食结构、营养养生，到加强运动，正常作息都付出很大的努力。目前住院治疗阶段病情稳定，治疗效果明显。

（黄　瑛　罗莎莉）

第三节　癌症患者的神经症问题

一、焦虑症

【案例简介】

患者，女性，52岁，单位职员，右肺低分化腺癌伴多发淋巴结转移1年。从2012年2月开始已在我院做完7周期治疗：培美曲塞二钠＋顺铂联合恩度靶向治疗，后期因经济困难于2012年7月停止治疗。2013年3月26日因胸闷、憋气明显入院，入院时肺部CT示肺部病灶较前增大，右侧肺门、纵隔内、右侧心膈角处及腹膜后多发增大淋巴结，胸闷、喘憋明显，积极给予胸腔穿刺置管引流胸腔积液，缓解症状。住院期间患者夜间难以入睡，需靠药物来帮助睡眠。每次医生跟患者交代病情时，患者都会很急切地抓着医生的手问："我这病能治好吧？"护士输液时，每输一个液体患者都会问清楚药物作用、用药后会出现何种症状。医生跟患者及家属多次解释原方案对目前的病情已无治疗效果，建议更换化疗方案，新方案虽不能治愈但能改善生存质量，患者均以"换了药又不能治好病那还换干嘛？"为由拒绝接受化疗，同时又不断追问医生有哪种更好治愈的方法。医务人员及家属反复劝解无效，待胸闷、憋气症状缓解后准予出院。

【案例分析】

1. 疾病特点　患者右肺低分化腺癌伴多发淋巴结转移1年，完成了7周期化疗后效果不理想，病情呈进展性发展，已属晚期，无法治愈。目前的治疗目的是改善生存质量。

2. 一般情况　家庭经济条件一般，丈夫也是单位职员，夫妻俩月收入有限，育有1儿1女，均已成家，均经济条件一般无力支援。入院时言语急促，早日接受治疗心情迫切。

3. 社会支持系统　患者为更年期女性，文化水平中等，夫妻之间关系平淡，丈夫文化程度高中，治疗期间丈夫陪同，但夫妻之间交流不深，缺乏发现、满足患者心理需求的能力。

子女均已成家在外地无暇过来照顾，平时跟母亲之间的沟通不多。家里其他亲戚朋友均在外地无法过来探望。

4. 该病例性格特点　多变、多疑。

5. 该病例认知系统特点　自我定位不明确，期望值过高；对治疗效果回报要求耗费较少的财力，得到最好的治疗效果。

6. 该病例心理问题诊断及压力来源　焦虑症。压力来源：①患者发病前性格内向、疑心重、不愿相信他人，很多消极情绪深埋在心里不愿他人知道，承受太大压力，与丈夫、子女及亲朋好友的交流少。②疾病进展快，治疗效果差，患者求生欲望强却看不到治疗希望，又要承担昂贵的经济负担。③更年期阶段，体内激素调节水平紊乱，致使性格多变、情绪化。

【问题解析】

1. 如何缓解患者的焦虑心理？

（1）与患者的家属进行有效的沟通，了解其家庭经济状况征求家属意见，视患者经济承受能力给予治疗，避免患者因经济困难感到治疗无望、心理压力大，反而加重病情。护士应通过自己的表情、语言、行为影响患者，调动患者与癌症作斗争的积极性，帮助患者从忧虑、恐惧中解脱出来，从而有利于增强机体免疫机制，改善病理体征而达到缓解病情治愈疾病的目的。

（2）用语言感染患者：语言是护士与患者相互了解、交流信息、交流认识的工具，患者对疾病治疗护理的一切反应要通过护士的语言或病情来获得，患者往往根据护士的言行来猜测自己的病情，因此，护士的言行不仅代表个人的素质水平，而且还直接影响者患者的情绪和信心，癌症患者对语言刺激异常敏感。对个人行为控制力异常低下，为此，心理护理应该是用好的语言温暖患者的心，用能够治愈的坚定信念，鼓励患者与疾病作斗争。

（3）增强患者的求生信念：希望眷恋及信任等心理状态能增强患者的求生欲望，癌症患者一旦获悉自己患了不治之症后，便会是生的欲望下降，而死的欲望增强。护士的责任除要为患者积极地治疗护理外，重要的还在于唤醒患者的希望，即使患者的病情危重，护士用坚定的表情，不容置疑的语言，可以取得患者的信任，使患者主动配合治疗与护理。

2. 该案例对医务人员有何启发？

针对此类治疗效果不理想、家庭经济条件有限的患者，患者本身的求生力比较脆弱，容易产生轻生念头。因此，医务人员在询问病史时需详细了解患者的基本状况、社会人际关心及患者自身对疾病认知程度等，给予一定的情感支持，主动与患者交流，帮助其排解不良情绪。同时做好家属的安全教育，嘱家属 24h 密切陪护，减少患者单独活动的机会，请心理医生会诊，适当使用抗焦虑药物。

（林　琳　罗莎莉）

二、强迫性焦虑症

【案例简介】

患者，女性，67 岁，农民，诊断为原发性肝癌、支气管扩张并感染，于 2013 年 4 月 9 日入院。患者自 2009 年 2 月 25 日至本次入院已行 8 次肝癌微波消融治疗，于 2013 年 3 月 26 日行肝动脉化疗栓塞术，术后出现支气管扩张并感染症状，给予抗感染治疗后好转。本次为继续治疗入院，一般状况尚可，情绪稳定，很少主动沟通或寻求帮助，入院后完善各项检查后，再次行肝动脉化疗栓塞术，术后患者有轻度的恶心、呕吐、疼痛，经对症治疗后症状基本消失。每天监测尿量，尿量在正常范围，但患者仍坚持认为自己尿量太少，要求加利尿药，每天反复多次洗手，术后第3天，护士在巡视病房时发现患者紧张、不安、害怕，不吃不喝、不爱说话，问及为何紧张时，患者回答也不知道自己在紧张些什么，护士观察发现患者有心慌、气短，马上报告值班医生、护士长，请心理科会诊，配合药物治疗及积极心理疏导后，患者逐渐放松，正常进食及按时作息，积极配合治疗护理，15d后出院。

【案例分析】

1. 疾病特点　患者确诊为肝癌的病程较长，且属晚期，目前治疗目的是延长生命，改善生存质量。患者对自己病情完全了解，已行8次肝癌微波消融治疗和2次肝动脉化疗栓塞治疗，本次介入治疗后出现轻度胃肠道不良反应、疼痛。

2. 一般情况　经济条件良好，育有三子，配偶及孩子体健。

3. 社会支持系统　患者为老年，儿子孝顺，性格温顺，平时忙于工作，但患者住院期间儿子一直陪在身边。

4. 性格特点　内向、被动。

5. 认知系统特点　对自身疾病完全了解，对预后悲观。情绪稳定，很少主动沟通或寻求帮助，"肿瘤患者心理压力评价量表"评分32分，提示心理压力在正常范围。

6. 该病例心理问题诊断及依据　①焦虑症状：患者无故出现紧张不安、害怕、忧虑情绪，并有心慌、气短症状。②强迫症：患者有强迫观念和强迫行为，每天反复多次洗手，尿量正常却坚持认为自己尿量太少，要求用利尿药。

【问题解析】

1. 该患者产生心理压力的原因及诱因是什么？

（1）患者性格内向，很多负面情绪压在心里未表现出来，未进行过强化的心理辅导。

（2）患者有轻度的介入治疗后的不良反应，且有肺源性心脏病多年，长时间吸氧与卧床，对自己的病情及预后很担心；患者有干燥综合征，所以无汗、哭而无泪。

2. 如何判断患者的焦虑症状？

焦虑是最常见的一种情绪状态，焦虑症有很多种类型，按照患者的临床表现，可分为广泛性焦虑、急性焦虑发作、恐惧症和焦虑障碍。患者无故出现紧张不安、惊恐，并且严重时会有心慌、气短、呼吸困难等症状。临床护士要认真观察和正确区别患者的情绪反应。肿瘤患者大都会担心自己疾病的预后，本例患者的表情、行为和临床症状异于平时，细心的护士在巡视和沟通时及时发现患者的异常变化，使患者得到及时的心理援助。

3. 如何判断强迫性焦虑症？

（1）强迫症状一般包括以下几种。①强迫观念：患者反复思考一些想法，如怀疑、回忆、穷思竭虑等；②强迫行为：患者反复做一些没有必要的行为，如反复检查、反复洗手、反复计数以及仪式性动作等。

强迫性焦虑症属于焦虑症的一种常见类型。强迫性焦虑症患者通常会有焦虑、恐慌和紧张情绪，感到最坏的事即将发生，常坐卧不宁，缺乏安全感，整天提心吊胆，心烦意乱，对外界事物失去兴趣。

（2）强迫性焦虑症类型有：强迫回忆、联想；强迫怀疑；强迫对立观念；强迫性穷思极虑强迫意向。

本案例患者尿量正常，可患者还是怀疑自己的尿量异常，反复要求医护人员给自己加用利尿药，并且反复多次洗手，有典型的强迫症状。

4. 对有强迫性的焦虑症患者如何进行干预和护理？

对于不同类型焦虑症的患者，给予针对性的心理护理，强迫性的焦虑症患者更需要医护人员耐心解释、鼓励和帮助，取得患者的信任。

首先，患者质疑的问题要反复解释，并把相关的书籍证据找给患者阅读，必要时把正常值打印出来给患者每天对照看，让患者相信医护人员没有欺骗他，并告知患者不必用药的时候不要用药，药物都是有毒性反应的，另外人每天的尿量是与摄入的水量和是否发热、出汗等紧密相关的，要用充足的专业知识说服患者，使其信任。

其次，护士要细心观察和主动沟通，及时发现患者的异常情绪反应。同时嘱咐患者家属关心体贴患者、陪护患者，不要让患者独处，邀请患者与其他乐观开朗的患者沟通，给他们建立起相互关爱、患难与共的友谊桥梁，并鼓励患者多看电视、听音乐和参加病房组织的集体活动，来放松心情和分散注意力。必要时请心理科、精神科医生会诊，应用抗焦虑药物治疗和放松训练。

5. 本案例有什么教训启示？

肿瘤患者在疾病的不同阶段会有不同的心理反应，本案例患者肿瘤诊断和治疗已经 4 年多，经过了反复多次的介入微创治疗，仍然没有治愈，并且每次治疗都会让患者有痛苦的体验，随着疾病的进展，患者会感觉到死亡的威胁，所以会产生强烈的恐惧心理反应，他们会特别关注自己的身体变化，期盼医生能阻止疾病恶化，一旦自己的夙愿没有得到满足时，会更加紧张和恐惧。本案例患者就是认为自己的尿量少，医护人员不给自己用利尿药，他认为是医护人员不重视自己，于是会更担心和紧张，以致出现严重的焦虑、恐惧心理。医护人员往往工作忙，无暇顾及患者的心理感受，本案例提示我们：除了关注患者的生命体征外，同时要关注患者的心理反应。

（郭丽萍　罗莎莉）

三、抑郁症

（一）有抑郁症病史

【案例简介】

患者，女性，46 岁，汉族，已婚，初中学历，下岗工人，无收入，无宗教信仰。2007 年 4 月确诊为右乳浸润性导管癌后即行根治手术，术后行放疗和化疗，化疗方案为异环磷酰胺＋表柔比星＋氟尿嘧啶。后予以他莫昔芬内分泌维持治疗 5 年，2013 年 1 月发现双肺多发转移，为进一步化疗再次住院，既往确诊为抑郁症 6 年，服用马来酸氟伏沙明片＋盐酸文拉法辛缓释胶囊＋米氮平，效果好，抑郁情绪基本得到控制。家族中母亲患肺癌 60 余岁去世，父亲有精神病史。患者本人性格外向，情绪不稳定，有爱生闷气、较真、小心眼、爱钻牛角尖的特点，个人生活中婆媳矛盾激烈，不可调和，只能回避。2011 年患者丈夫因生意挫折，心情郁闷，经常发脾气，造成患者抑郁症状加重，平素应对压力的方式基本为消极状态，此次得知发病第一反应为情绪低落、不稳定，自感心理压力很大，心里既不安又害怕，想知道病灶有多发转移是否能治，最担心治疗效果，有改变自己心态的强烈愿望。

【案例分析】

1. 疾病特点　确诊为右乳浸润性导管癌术后双肺多发转移，手术已 6 年，发现双肺多发转移 4 个月，行化疗 6 周期，有轻度消化道反应。有肿瘤家族史，父亲有精神病史，本人确诊为抑郁症 6 年，服用马来酸氟伏沙明片＋盐酸文拉法辛缓释胶囊＋米氮平。平时情绪基本维持正常，但知晓双肺多发转移病情后心理压力很大，情绪再度不稳定，希望得到帮助。

2. 社会支持系统　婆媳矛盾激烈，不可调和。2011 年之后夫妻关系不融洽，须忍耐丈夫的坏脾气，致抑郁症状加重。与两个孩子关系较好，下岗后朋友不多，自己无经济收入，丈夫生意不景气，经济状况大不如前，治疗费用亦不够，故认为社会支持系统不足。

3. 性格及人格特点　性格外向，情绪不稳定，有爱生闷气、较真、小心眼、爱钻牛角尖的特点。

4. 认知系统　初中学历，下岗工人，无宗教信仰，平时压力应对方式为消极应对，此次得知病灶转移第一反应为情绪低落且不稳定，因不知道病情转移后是否能治，自感心理压力很大，很害怕，但有改变自己心态的强烈愿望。

5. 心理问题表现及诊断

(1) 焦虑抑郁情绪：压力应对方式消极，婆媳关系紧张，此次得知病灶转移第一反应为情绪低落且不稳定，因对病情变化心里没底，既不安又害怕，自感心理压力大，心理压力测量 50 分。

(2) 抑郁症：有抑郁症病史 6 年，服用马来酸氟伏沙明片＋盐酸文拉法辛缓释胶囊＋米氮平，情绪基本维持正常。1 年多前患者老公因生意挫折心情郁闷，经常向她发脾气，造成患者抑郁症状加重。

【问题解析】

1. 压力中介系统的三个子系统均较弱时如何发挥其最大调节作用？

压力中介系统的子系统为认知系统、社会支持系统和免疫系统。这三个系统都有性质相反的两种功能：一是增益功能，使事件的强度相对增加；另一种是消解功能，使事件的相对强度减低。如果三个系统功能强弱不一，其发挥出的总效能也会有所不同。如果三个系统功能均较强大，对事件的消解作用会很明显，事件的强度会明显减低，但如果三个系统功能均较弱小，对事件的增益作用会较明显，事件的强度会明显增加。

现在讨论的是三个子系统均较弱时怎样调动发挥各自的最大作用。就此例而言，第一是社会支持系统有较大的强化空间，主要是化解其丈夫因生意失意所致的负面情绪给患者的压力，并促使其做出更正面的行动让患者感受到情感支持，以温暖心灵，转化和激发心理能量的释放。婆媳关系改善的关键人物也在丈夫，丈夫的自觉和成长非常重要，还有两个关键因素是婆媳之间相处的距离与时间的把握和拿捏，这需要三方的诚意和智慧。第二是认知系统的调整和提升，这部分主要需要患者本人的努力，首先了解自己的想法和正确看法有何区别，再认识到这些不同对自己的不良影响，最后用正确看法代替自己的想法，并运用其去处理医疗、情绪、情感及人际关系等问题，个人努力改变的程度越大，这个系统发挥的作用就越大。第三是免疫系统的增强，应该从健康四大基石即保持积极乐观心态、均衡饮食、适当运动、充足睡眠四方面入手，对照原有生活方式进行一点一滴改善，有目标、有动力、有恒心，有不达目标誓不罢休的毅力就一定能做到。若三方面均达到最大的发挥，心理压力将降至最低，临床表现会最轻。

2. 此例抑郁症对癌症治疗效果的影响如何？

抑郁症是躁狂抑郁症的一种发作形式，以情感低落、思维迟缓及言语动作减少，迟缓为典型症状。抑郁症严重困扰患者的生活和工作，给家庭和社会带来沉重的负担，约 15％的抑郁症患者死于自杀。概括的说是生物、心理、社会（文化）因素相互作用的结果。

抑郁症目前病因不明，有关假说很多，比较常见公认的病因假设包括：①遗传因素；②生化因素；③心理-社会因素，此病例与上述三种病因均相关。此例诊断为抑郁症半年后发现癌症，在手术、化疗期间坚持服抗抑郁药物，抑郁情绪基本得到控制，而在得知病灶转移后第一反应再次情绪低落且不稳定，自感心理压力很大，心里既不安又害怕，吃不好，睡不好，对治疗效果没有信心。这种心理状态对病情转归会产生非常不良的影响，包括对疾病的认知、人际关系以及对免疫力等均会有负面作用，甚至促进病情进展。在进行心理疏导、减压等有效沟通后不良情绪再次逐渐平复，在认知方面经过比较深刻的调整，对为什么有害怕心理有了一些的认识，开始想怎样更好地了解自己，如何看待自己那些自私、懒惰、嫉妒的本性，如何对待自己善良、朴实、爱家人的一面，想去好好接纳、善待、珍爱自己，且开始做些抑恶扬善的积极改变，心态一好，吃饭和睡觉就香些，情绪一好，脸色都红润了，家人相处也融洽了很多，虽然病情暂时未见明显改善，但整个自我感觉有了明显进步，增强了好好活下去的勇气，增强了对治疗效果改善的信心。

（二）因抑郁症自杀

【案例简介】

患者，女性，52 岁，干部，鼻窦癌术后广泛骨转移。行多周期 TP 方案化疗，具体用药：紫杉醇脂质体 270mg 第 1 天，顺铂 110mg 分第 1～3 天滴注。住院近 3 个月，逐渐出现表情淡漠，越来越不愿与医师、护士主动沟通或寻求帮助，住院期间无人探视，由其妹长期陪护，医务人员对其异常行为与患者妹妹沟通拟请心理科会诊，患者的妹妹说患者的丈夫工作忙必须等其丈夫来后才能决定是否看心理医师。在白天其丈夫探视后当晚凌晨 4：00 护士听到患者的厕所有东西掉到地上的声音，巡视病房发现患者坐在卫生间，手里拿着手机充电器的绳子，一头已搭在浴帘杆上，值班护士立即抢过患者手中的东西，扶起患者站起，发现地上有多节手机充电器电线，患者脖子有勒痕、脚面有破损，患者反复给护士解释没事，就是有点头晕，想坐在厕所休息一会，护士坚持将患者扶回床上休息并叫醒患者的妹妹，呼叫值班医生协助处理分析，报告科室主任、护士长，患者见了所有医务人员表现出更深度的缄默。与其丈夫沟通认为患者在每到秋末冬初总是心情不好，已持续多年，这次可能是住院时间长、自己工作忙没有陪护患者心里不痛快所以产生轻生念头，请心里医师会诊确诊"抑郁症"。为保护患者隐私没有过度声张，经心理医师多次心理疏导，口服情感稳定剂治疗，患者症状逐渐缓解，完成化疗后出院。

【案例分析】

1. **一般情况**　患者中年女性，干部，事业发展好，患病多年。表情淡漠，很少主动沟通或寻求帮助，抑郁状态；心理压力评估 20 分，提示心理压力在正常状态。

2. **疾病特点**　患者诊断"鼻窦癌术后广泛骨转移"，属于疾病晚期，理论上无治愈可能，治疗目的是延长生命，改善生活质量。患者系为高级知识分子，对自己病情完全了解。不稳定的情感特质加上长期的病痛折磨使患者情感障碍逐渐加重，最后丧失治疗生活的信心采取极端行为。

3. **社会支持状况**　经济条件良好，育有一女，父母均亡，兄弟姐妹 4 人，哥哥因胃癌早逝，现姐妹三人感情好。夫妻关系平日和睦，丈夫忙事业很少陪护及关心，每次只给钱很少关心患者的病情及心里所想；女儿外地上学，很少回家，平时电话联系，体贴关心的话也没有。患者每次住院均由妹妹陪同，虽然与妹妹感情不错，但总觉情感上缺少丈夫和孩子的关心。妹妹年龄 48 岁，小学文化，也沉默寡言，缺乏及时发现、反映患者问题的能力。患者实施自杀行为时她一直陪护却没有发现。

4. 性格及人格特点　内向、敏感、缺乏主动性。

5. 认知系统　患者常常感到失落，每年天气变冷时更加明显。对自身疾病完全了解，对预后比较悲观，对家庭功能认知存在偏执，认为是丈夫和孩子的负担和累赘。

6. 该病例心理问题及诊断　抑郁症。患者对日常生活兴趣下降；对自我评价过低，认为是家庭的拖累；对前途没有希望；不主动与医务人员沟通；有自杀行为。

【问题解析】

1. 如何判断患者存在抑郁症状？

抑郁症表现多种多样，典型的抑郁症表现如情绪低落、思维迟缓、运动抑制等并不多见，很多患者只具备其中一两点，或者只是表现为"心情不好"，对于临床护士来说，及时发现患者心情不好或反常，可以为心理问题的确诊及意外事件发生的预见提供重要依据。如心情压抑、焦虑、兴趣丧失、精力不足、悲观失望、自我评价过低等，如果这些情绪有晨重暮轻的特点，那么是抑郁症的可能性就很大。尤其重要的细节是失眠，据报道抑郁症患者 95% 都有失眠，如果患者失眠又隐瞒，那要高度警惕是抑郁症的表现。

2. 该患者产生情绪障碍的原因及诱因是什么？

(1) 患者对疾病有部分了解，性格内向，面对巨大的生活事件，对其结果持负面的认知和消极态度。

(2) 负面情绪未得到来自家庭的关心和疏导，压力越来越大。

(3) 与丈夫无效沟通及未得到积极支持是患者采取极端行为的直接诱因。

3. 如何关注一些特殊身份的患者，谨防意外发生？

护士从治疗服药到生活护理要处处体现出对患者无微不至的关怀和交流，患者是否愿意交流，取决于护士对患者的态度和同情心。对修养好、自尊心过强的患者应特别关注他们的心理，尤其是病情较重无法治愈者，要重视心理评估，除了常规的量表测评，更重要的是责任护士注意观察、沟通，关注细节，与患者成为朋友，在言谈举止间发现患者心理问题的蛛丝马迹，并加以疏导，防患于未然。

4. 对有自杀倾向的抑郁症患者如何进行干预和护理？

(1) 心理疏导：通过语言和生物信息的反馈进行心理疏导，心理疏导是医护人员在为患者诊疗过程中产生良性影响的方法。"疏"就是有序地将患者的心理疏通；"导"就是引导患者从不愿合作到愿意合作，从消极被动到积极主动，从错误认识到正确认识的转化过程。

(2) 对护士的要求：护士应整洁大方，谈吐文雅，亲切周到和操作细心熟练，能听取患者内心的感受，尊重和理解患者，对患者态度和蔼，办事认真，尽量满足患者的合理要求，要与患者建立起正常的工作关系。只有尊重并理解患者，态度和蔼，举止文雅的护士才能赢得患者的信赖，在治疗护理中才能取得患者的合作。各班护士要加强重点时段的巡视和护理，尤其是在夜间、凌晨、午睡、交接班、节假日及护理人员少的情况下，重点病人重点巡视，做到心中有数，及时发现→上报→处理问题，处理过程中尽量保护患者隐私，以免加重患者心理负担。

(3) 家庭气氛：家庭气氛是一种高情感表现，对患者的发病、复发及康复十分密切。常表现为以下 4 种分型，①过分关注型；②怨天尤人型；③排斥拒绝型；④宽容同情型。

(4) 群体气氛：群体气氛是集中一个群体中每个人的表现而形成的共同心理倾向，它影响着群体中的每一个人。

（5）环境要求：严格保管好危险物品，多注意周围环境物品是否安全，床头不要放置锐器、绳索等物品，家属 24h 陪同，特别是如厕或洗漱时要警惕有无异常，陪护人员离开时不要把患者单独留在病房。

（黄　瑛　黄玉荣　罗莎莉）

第四节　癌症患者的危机心理问题

一、窒息心理

【案例简介】

患者，男性，50 岁，汉族，已婚，大学学历，现役军人，共产党员，月薪 8000 元。2008年 3 月确诊小肠淋巴瘤，予以 R-CHOP 方案化疗 6 周期，后给予美罗华单药 600mg 维持治疗4 次。2011 年 11 月确诊为乙状结肠中低分化腺癌，术后予以 XELOX 方案化疗 6 周期，具体用药：奥沙利铂 250mg 静脉滴注第 1 天，卡培他滨 2g 口服第 1～14 天，骨髓抑制及消化道反应均为轻度。2012 年 12 月发现肠癌肝及腹膜多发转移后，调整方案化疗 3 周期，方案为贝伐珠单抗＋FOLFIRI，具体用药：贝伐珠单抗 400mg 静脉滴注第 1 天，盐酸伊立替康 300mg 静脉滴注第 1 天，氟尿嘧啶 500mg 滴斗入第 1～2 天、氟尿嘧啶 2000mg 泵入 46h，亚叶酸钙300mg 静脉滴注第 1～2 天，有轻度消化道反应。复查转移病灶有所缩小，调整化疗方案后治疗 3 周期，出现中度消化道反应。患病前生活方式不健康，经常熬夜，嗜酒 20 年（每次250g，每周 3～4 次），性格外向，情绪不稳定，爱生闷气，遇事爱较真，爱钻牛角尖，压力应对方式有时积极，有时消极。得知患肠癌后的第一反应为情绪低落、哭泣，得知肠癌肝及腹膜多发转移后有强烈情绪反应，诉胸口感到像有一块大石头压着喘不过气来一样，欲哭无泪的感觉。自认内心不够强大、不够坚强，时常不敢面对真实病情，更担心给家人增添承受不了的精神负担，有改变自己的强烈愿望。心理压力评分 61 分（正常值＜32分），明显高于常模，经过 4 次专业心理疏导，分别为 33 分、36 分、27 分，最后一次压力评估 35 分。

【案例分析】

1. 疾病特点　确诊为乙状结肠中低分化腺癌，术后予以化疗，1 年后发现肠癌肝及腹膜多发转移。病前生活方式不健康，经常熬夜，嗜酒 20 年。

2. 社会支持系统　家庭关系和睦，夫妻感情良好，住院期间妻子全程陪同，照顾生活起居，已工作的女儿经常来医院看望支持，人际关系良好，朋友们也经常关心问候，无经济压力，医疗费用军免，社会支持良好。

3. 性格及人格特点　性格外向，情绪不稳定，爱生闷气，遇事爱较真，爱钻牛角尖。

4. 认知系统　有良好的教育背景、工作环境和经济条件，压力应对方式有时积极，有时消极，得知患肠癌后的第一反应为情绪低落、哭泣，得知肠癌肝及腹膜多发转移后有强烈情绪反应，诉胸口感到像有一块大石头压着喘不过气来一样。自认内心不够强大、不够坚强。时常不敢面对真实病情，更担心给家人增添承受不了的精神负担，有改变自己的强烈愿望。

5. 该病例心理问题表现及诊断

(1) 焦虑抑郁情绪：患癌症后情绪不稳定，随着病情的变化或情绪低落、哭泣或出现躯体化症状，焦虑抑郁情绪明显。心理压力评分 61 分。

(2) 窒息心理：得知肠癌肝及腹膜多发转移后有强烈情绪反应，诉胸口感到像有一块大石头压着喘不过气来，欲哭无泪。

【问题解析】

1. 适应压力的过程有哪几个阶段？人的生理、心理和行为状态各有哪些特点？

1956 年，内分泌学和生物化学家塞利把适应压力的过程分为 3 个阶段：

(1) 警觉阶段：发现了事件并引起警觉，同时准备战斗。交感神经支配肾上腺分泌肾上腺素和副肾上腺素，这些激素促进新陈代谢，释放储存的能量，于是呼吸、心跳加速，汗液加快分泌，血压、体温升高等。

(2) 搏斗阶段：全力投入对事件的应对，或消除压力、或适应压力，抑或退却。警觉阶段的生理、生化指标在表面上恢复正常，外在行为平复，但这是一种表面现象，是一种被控制状态。个体内在的生理和心理资源被大量消耗。由于调控压力而大量消耗能量，所以个体变得敏感、脆弱，即使是日常微小的困扰，都可引发个体的强烈情绪反应，都可使其大发雷霆。

(3) 衰竭阶段：消耗大量生理和心理资源，最后"筋疲力尽"。由于压力的长期存在，能量几乎耗尽，这时已无法继续去抵抗压力。如果进入第三阶段时，外在压力源基本消失，或个体的适应性已经形成，那么经过相当时间的休整和养息，仍能康复。如果压力源仍然存在，个体仍不能适应，那么一个能量资源已经耗尽而仍处于压力下的人，就必然发生危险，这时疾病和死亡的发生都是可能的。

此例患者原有小肠淋巴瘤病史，有过一次精神刺激，随着病情的稳定已基本恢复，3 年半后又被诊断患上乙状结肠中低分化腺癌，这个消息再次刺激病患的神经，让他感到了巨大的压力，生理和心理都消耗了很多的能量，应该处于搏斗阶段，1 年后被告之肠癌肝及腹膜多发转移后患者出现强烈情绪反应，诉胸口感到像有一块大石头压着喘不过气来一样，觉得自己活不了了，没有劲了，甚至有自杀倾向，这时应该处于衰竭阶段。

2. 如何搬掉压在患者胸口的"大石头"？

患者当得知自己肠癌病灶已经发生肝及腹膜多发转移后出现强烈情绪反应，诉胸口感到像有一块大石头压着喘不过气来一样，觉得自己很倒霉，与癌症搏斗了几年，逐渐处于下风，身心疲惫，看不到希望，已经没有力气了，自认内心不够强大、不够坚强，害怕恐惧，不敢面对真实病情，更担心给家人增添承受不了的精神负担，有自杀念头。家人和本人均强烈要求予以心理援助。通过对其身、心、灵的"把脉"，了解到病情并没有发展到终末期，而心理能量却处于衰竭阶段，很不相吻合，患者虽说是共产党员，却并没有产生一种精神的力量，除了天性较胆小懦弱外，内在没有发展出一种自己的信仰体系以支撑，故决定从此处入手。先让他观照自己内心的真实感受，对我们给他的判断能否产生共鸣，之后要求他每天坚持做冥想 15～20min，反复默念"我一定要战胜癌症，一定能战胜癌症，我一定行"，以一念代万念"植入"大脑，相信自己一定能行，相信自己还有潜能。

这个年龄段的男性又是军人身份，普遍最在意的都是在社会上的尊严和价值，所以要想办法激发他的尊严感和价值感，然后从心理层面逐渐导入灵性层面，去深度思考和体验什么是自己生命的意义和使命，去聆听来自心灵深处的声音，最想要的最在乎的是什么？如果生命就剩下最后一天了，内心最真实的想法会是什么？会在这一天好好珍惜每一分钟，爱自己、爱家人、爱生命，相信人性的美好，挖掘灵性的光辉，感恩生命的美丽，并觉得这样的生命才是鲜活有尊严有意义的呢？还是会吓得不知所措，怨天尤人，沮丧绝望呢？究竟会如何选择？会怎样活？只有他自己知道答案。我们要做的就是相信、鼓励他一定会做第一种人，一定要收到"宇宙的礼物"——信仰的力量，恐惧和害怕就会自动消失。这次 50min 的谈话结束时我们就知道他心里早就有了答案，从他眼神里射出的光中我们感受到他心中的震撼，感受到有一股力量正从他心底升起，只听他喃喃说着胸口那块"大石头"怎么不见了。

（黄　瑛　罗莎莉）

二、绝望心理

【案例简介】

患者，女，31 岁，汉族，已婚，硕士，IT 工程师，月收入 12 000 元，无宗教信仰。2010 年 12 月出现间断腹痛、便血，因妊娠 5 个月，未进一步检查。2011 年 4 月剖宫产，产后仍有上述症状。2011 年 9 月确诊为直肠低分化腺癌（Ⅳ期），腹腔转移，腹盆腔积液，因已无法手术，选择化疗＋放疗，化疗方案为 Mfolfox 6＋Avastin 3 个周期，具体药物为：奥沙利铂 200mg 静脉滴注第 1 天，氟尿嘧啶 3500mg 持续泵入，贝伐珠单抗 400mg 静脉滴注第 1 天，无明显不良反应；放疗方案为：DT＝50Gy/25F。2011 年 12 月 16 日因突发腹部疼痛行剖腹探查，行直肠穿孔修补＋乙状结肠单腔造口术，见肿瘤位于直肠腹膜反折上方，大小 8cm×6cm，可见肿瘤穿孔，术后左下腹有直肠造口，继续化疗 11 周期。2012 年 8 月病情加重，化疗不良反应严重，全身皮疹，骨髓抑制，情绪明显焦虑抑郁，精神几近崩溃，欲自杀解脱。有肿瘤家族史，生活方式不健康，病前有长期服药减肥经历，性格外向，情绪稳定，压力应对方式消极。2009 年因出国受阻感到打击很大，夫妻关系出现裂痕；2010 年元旦始心情非常低落郁闷。2011 年 9 月得知自己患癌症时情绪基本稳定，担心经济压力，对疾病前景悲观，最担心不能陪伴年幼孩子成长，患者丈夫和轻瘫的母亲一直陪伴在旁，这次患者出现精神危机，母亲已无力支撑，强烈要求得到帮助。心理压力评分 72 分（正常值＜32 分），明显高于常模，经过 2 次专业心理疏导，复测评分分别为 25 分、24 分。

【案例分析】

1. 疾病特点　妊娠中期出现症状，未给予任何处理，剖宫产后 5 个月发现患上直肠低分化腺癌（Ⅳ期）腹腔转移腹盆腔积液，失去手术时机，选择化疗＋放疗。确诊后 3 个月余因突发腹部疼痛行剖腹探查，行直肠穿孔修补＋乙状结肠单腔造瘘术，继续化疗 11 周期，化疗不良反应重，情绪表现出明显焦虑抑郁，精神几近崩溃，欲自杀解脱。有肿瘤家族史，生活方式不健康，病前有长期服药减肥经历。

2. 社会支持系统　与丈夫感情较好，整个住院过程均是其在照顾，父亲懦弱，轻瘫的母亲一直陪伴在旁，但支持力量有限，在出现自杀等精神危机之时，母亲已无力帮扶，还有经济压力，除了家人外没有什么朋友及社会力量能帮到他们。

3. 性格及人格特点　性格外向，倔强，喜争强好胜，人际关系一般。

4. 认知系统　硕士学历，企业白领，无宗教信仰，压力应对方式消极，2009 年因出国受挫备感压力，随后心情低落郁闷。2011 年 9 月得知自己患癌症时情绪并未出现明显波动，但担心经济压力，对疾病前景悲观，最担心不能陪伴年幼孩子成长。

5. 该病例心理问题表现及诊断

(1) 抑郁焦虑情绪：生活方式不健康，病前有长期服药减肥经历，性格倔强，喜争强好胜，压力应对模式消极，出国受挫后压力大，随后心情焦虑，明显郁闷，患癌症后担心治疗费用不够，对疾病前景悲观，最担心不能陪伴年幼孩子成长，心理压力评分 72 分。

(2) 自杀倾向：化疗后出现严重不良反应，非常痛苦，表现出明显焦虑抑郁情绪，以抑郁为主，有生不如死之感，精神几近崩溃，欲自杀解脱，母亲强烈要求给予心理援助。

【问题解析】

1. 压力系统中 3 个子系统之一的认知系统的具体作用有哪些？

认知系统的具体作用有以下 3 个。

(1) 认知、评估作用：人们接触到压力时，首先是在认识、理解的基础上，评估压力的性质和评估压力对自己的利弊及程度，进而评估自己的实力，确定自己能否战胜压力，确定对待压力的方式是逃避还是消灭，或是努力适应它。

(2) 调节控制作用：当事人是否认为自己能够控制局面，是否能够自主地控制或调节压力的出现与发展，是否能够自由地调整自己的适应行为。控制局面通过行为的自我控制、认知的控制、环境的控制而实现。

(3) 人格的影响作用：面对压力时如何对待、理解和处理事件，都会受到人格特征的影响。

此案例当事人年龄较年轻，仅为 31 岁，女性，高学历白领，经济收入较高，无宗教信仰，初为人母，生活阅历尚浅，常用情绪处理问题，心智不成熟，自知力、理解力、认知力、行为力均有限，故正确认识和评估压力以及评估自己的实力均显不足，对癌症的认知亦不足够，人格为外控型，故经过认知系统三方面对压力的影响后，心理压力明显增高。

2. 此例在出现自杀等严重心理危机状况时是如何化解的？

此例患者个性倔强，喜争强好胜，平素生活方式不健康，压力应对模式消极，遇事易心情焦虑郁闷，患癌症后除担心治疗费用不够外，对治疗方案缺乏信心，对疾病前景悲观，最不能承受的是有可能不能陪伴年幼孩子长大。在第 14 周期化疗之后出现严重不良反应，身体非常难受，内心极度痛苦，表现出明显焦虑抑郁情绪，以抑郁为主，有生不如死之感，精神几近崩溃，欲自杀解脱，丈夫及轻瘫的母亲在侧也无力劝阻。医护人员及时发现患者有自杀倾向后，心理援助借机介入，思路仍主要选择其心理最薄弱环节为切入点，最害怕担心之处——即不能陪伴自己年幼的孩子长大这点为最不能承受之心理薄弱环节。具体运用的语言是：某女士，你受苦了！知道你现在非常难过，也很理解你现在的心情，活下去非常不容易，如果我是你肯定没你做得好，大家都很钦佩你的，可孩子还那么小，这个小生命多么需要妈妈的陪伴和呵护啊，如果你就这样离开孩子，以后等他长大懂事了，知道妈妈不是勇敢坚持到生命的最后一息，而是遇到困境时选择主动放弃生命，那么在他的一生中只要经历艰难困苦，他也学你一样，也选择放弃生命怎么办呢？你想给他树立这样不珍惜生命的榜样吗？！这段话一说完，患者就怔住了，随即眼泪马上流了下来。第二天去看她时，她的精神面貌已同前一日完全不同了，她说为了陪儿子更长一点时间一定会坚持住，要给儿子做一个榜样，还说要把每一天当作生命的最后一天活，那么多活一天就多赚一天。是这份信念让这位年轻的母亲放弃了自杀的念头，支撑她迈过了心理危机这道坎，是那份对儿子深深的爱给了她继续活下去的勇气和力量。

在这个过程中我们感受到爱，感受到一个母亲的人性的光辉，相信人类灵魂自我拯救的力量，也更加认识到这份工作的意义，它不仅是医务工作者找寻自我、将心注入、自我救赎的媒介，还是我们自助助人一生的使命。

（黄　瑛　罗莎莉）

三、自杀心理

【案例简介】

患者，女性，75 岁，退休儿科医生，诊断为结肠癌并胰腺癌多发转移，2011 年 11 月 22 日入院。2011 年 10 月 25 日确诊，已行 1 周期尼妥珠单抗 200mg 静脉滴注第 1 天、第 8 天、第 15 天靶向治疗联合奥沙利铂 200mg 静脉滴注第 1 天、卡培他滨片 2.5g 口服第 1~14 天化疗。本次为继续治疗入院，一般状况尚可，情绪稳定，谦和有礼，很少主动沟通或寻求帮助，入院后一直安静休息，夜班护士查夜发现有时夜间清醒，但患者自诉睡眠情况良好，胞弟陪护。入院第 3 天早晨 7：10 护士按常规进行晨间护理，患者说"我今天不舒服，我的床今天不需要清扫了，谢谢！"护士发现患者说话语气及表情与往常略有不同，笑容僵硬，所以一面与患者交谈，一面轻轻整理床单位，发现患者右脚内踝及右手腕出血不止，伤口用塑料袋包裹企图瞒过护士。值班护士马上报告值班医生、护士长、科室主任，同时监测生命体征，伤口包扎止血，请外科会诊清创缝合伤口。由于发现及时，处理得当未发生生命危险，为保护患者隐私没有声张。患者承认由于病痛缠身、不愿拖累家人而实施自杀行为。经过心理科会诊，配合药物治疗及心理咨询师积极心理疏导，患者打消轻生念头，顺利完成化疗，10 天后出院。

【案例分析】

1. 疾病特点　患者 1 个月前确诊为结肠癌并胰腺癌多发转移，属晚期，理论上无治愈可能，治疗目的是延长生命，改善生存质量，患者对自己病情完全了解。已完成 1 周期化疗，出现中度胃肠道不良反应及疲乏，肿瘤本身及化疗给身体造成一定影响。

2. 一般状况　经济条件良好，丈夫病故 5 年，育有一女。

3. 社会支持系统　患者为老年，原本夫妻关系和睦、感情深厚，互为依靠，5 年前丈夫因脑血管疾病身亡，患者备感失落，有抑郁、消极情绪。女儿孝顺，性格内向，在外企工作，由于工作繁忙，并要照顾自己的家庭，平时与母亲沟通不多。患者主要由外地来京的胞弟陪护，负责陪护的兄弟家在外地农村，年龄 68 岁，小学文化，沉默少言，缺乏及时发现、反映患者问题的能力，患者实施自杀行为时他一直陪护却没有发现。

4. 性格特点　敏感、内向，情绪稳定，谦和有礼，很少主动沟通或寻求帮助。

5. 认知系统特点　对自我定位偏低，认为是家庭的拖累。对自身疾病完全了解，对预后比较悲观。

6. 心理问题诊断及依据

(1) 抑郁：对日常生活兴趣下降；自我评价过低，认为是家庭的拖累；失眠、早醒；有自杀行为；给本人造成痛苦及不良后果；症状持续 2 周以上。

(2) 绝望：有自杀行为。

【问题解析】

1. 该患者产生心理压力的原因及诱因是什么？

(1) 患者性格内向，很多负面情绪压在心里未表现出来，未进行过强化的心理辅导。

（2）患者本身是医务工作者，了解疾病进展情况，清楚给自身带来的痛苦及给家人带来的拖累（住院期间女儿天天在工作单位与医院之间两地奔波，弟媳骨折也需要人照顾，胞弟来京照顾她将妻子留在家里）。

2. 如何判断患者存在抑郁症状？

抑郁症表现多种多样，典型的抑郁症表现如情绪低落、思维迟缓、运动抑制等并不多见，很多患者只具备其中一两点，或者只是表现为"心情不好"，对于临床护士来说，及时发现患者心情不好或反常，可以为心理问题的确诊及意外事件发生的预见提供重要依据。如心情压抑、焦虑、兴趣丧失、精力不足、悲观失望、自我评价过低等，如果这些情绪有晨重暮轻的特点，那么是抑郁症的可能性就很大。尤其重要的细节是失眠，据报道抑郁症患者95%都有失眠，如果患者失眠又隐瞒，那要高度警惕是抑郁症的表现。

3. 如何判断微笑型抑郁症？

正如本案例，有一部分抑郁症患者平时非但没有表现出"垂头丧气""满面愁容"等典型症状，反而时常露出微笑，导致医护人员无法及时作出判断。这类患者虽有抑郁的主观体验，但在旁人面前却彬彬有礼、有说有笑。这种强颜欢笑与真心欢笑的最大区别是"突发突止"，在人前迅速露出笑容，离开别人视线后笑容戛然而止。所以，微笑型抑郁症更危险。

4. 如何关注一些特殊身份的患者，谨防意外发生？

对有医学背景、修养好、自尊心强的患者应特别关注他们的心理，尤其是病情较重无法治愈者，要重视心理评估，除了常规的量表测评，更重要的是责任护士注意观察、沟通，关注细节，与患者成为朋友，在言谈举止间发现患者心理问题的蛛丝马迹，并加以疏导，防患于未然。

5. 对有自杀倾向的抑郁症患者如何进行干预和护理？

对有心理问题的患者要根据问题严重程度，给予有针对性的心理护理，必要时请心理科、精神科会诊，应用药物治疗。鼓励患者多与外界环境接触，积极主动地融入到集体活动中去，参加力所能及的工作和劳动，丰富生活，活跃情绪，使其在人际交往中增强生活的自信心。做好家属安全教育，严格保管好危险物品，多注意周围环境物品是否安全，床头不要放置锐器、绳索等物品，家属24h陪同，特别是如厕或洗漱时要警惕有无异常，陪护人员离开时不要把患者单独留在病房。要加强患者的用药安全，严防藏药行为，护士做到发药到口，看药服下后方可离开。抑郁症患者常出现入睡困难或早醒，因此，白天应鼓励病人适当参加活动，睡前服用热牛奶或热水泡足等方法帮助睡眠。各班护士要加强重点时段的巡视和护理，尤其是在夜间、凌晨、午睡、交接班、节假日及护理人员少的情况下，重点患者重点巡视，做到心中有数，及时发现→上报→处理问题，处理过程中尽量保护患者隐私，以免加重患者心理负担。

6. 该案例有什么教训启示？

年轻医务工作者对于有医学教育背景的患者容易产生敬畏感，生怕露怯而不敢与之交流太多，反而对患者心理变化了解不够，加上患者的表现与心理测试不一致，未能及时发现患者潜在的心理情绪变化。因此，应加强医务人员专业心理知识培训，使之能更好更专业地给患者提供健康指导和心理开导，及时正确判断患者的心理问题。

（林　琳　罗莎莉）

第五节　临终关怀

一、化解心结

【案例简介】

患者，女性，49岁，汉族，已婚，初中学历，家庭妇女，无收入，无宗教信仰。2013年1月确诊胃低分化腺癌（Ⅳ期）腹膜转移、左侧附件转移、腹腔和盆腔积液、不全肠梗阻，已失去手术时机，2—3月予以第1～2周期化疗，具体用药：多西他赛100mg静脉滴注第1天，奥沙利铂150mg静脉滴注第1天，氟尿嘧啶2000mg泵入48h，出现消化道反应2度，疗效评价有效，4月继续予以原方案第3周期化疗。病前生活方式不健康，饮食不均衡，喜肉食，不喜食新鲜蔬果，有长期不吃早餐的习惯，长期便秘（1次/2～3天）未处理。性格外向，情绪不稳定，生性好强，好生闷气，丈夫经济收入不丰，生活较拮据，遂与别人搭伙做小生意维持生计，后因不善经营而倒闭，丈夫性格比较懦弱，夫妻关系较疏远，自述与丈夫有心结一直未化解，但不愿透露具体事宜，与两个女儿关系亲密。人际关系一般，自认是个勇敢坚强的女人，遇到压力或困境时的处理方式积极，患病初期家人一直瞒着病人，直到第3周期化疗前家人才选择告知，知晓全部病情后情绪未出现明显波动，无自杀倾向，对自己的现状没有想法、没有担心、没有困惑。两个女儿在第1周期化疗前提出申请，要求在不告知病情的情况下予以心理疏导。心理压力评分55分（正常值<32分），经过3次专业心理疏导，分别为30分、33分、26分，在第2次心理疏导前告知病情。

【案例分析】

1. 一般情况　中年女性，已婚，初中学历，家庭妇女，无收入，无宗教信仰。

2. 疾病特点　确诊胃低分化腺癌（Ⅳ期）腹膜转移、左侧附件转移、腹腔和盆腔积液、不全肠梗阻，已失去手术时机。

3. 社会支持系统　丈夫性格比较懦弱，夫妻关系较疏远，自述与丈夫有心结一直未化解，但不愿透露具体事宜，与两个女儿关系亲密，住院期间丈夫和两个女儿均全程陪同，照顾周到细致，经济条件一般，治疗费用紧张，不能随意选择自费药物，人际关系一般，故认为社会支持一般。

4. 性格及人格特点　性格外向，生性好强，遇事心眼小，好生闷气，情绪不稳定。

5. 认知系统　学历较低，一直在家做家务，没有工作，没有收入，没有信仰，评价自己是个勇敢坚强的女人，遇到压力或困境时的处理方式积极，在第3周期化疗前知晓病情，情绪未出现明显波动，无自杀倾向，其实已预感自己得了很不好的病，对自己的现状没有想法、没有担心、没有困惑。

6. 心理问题表现及诊断　焦虑抑郁情绪，压力应对方式积极，病后家人提出心理援助申请，患者第2次疏导前得知病情，情绪略有波动，心理压力评分55分，其中以焦虑情绪为主，抑郁次之，经过3次专业心理疏导，分别为30分、33分、26分。

【问题解析】

1. 何为姑息治疗？其理解误区是什么？如何避免这些理解误区？

姑息治疗是通过组织有序的治疗小组，对危及生命或虚弱的癌症患者提供全程治疗服务，对疼痛和其他痛苦症状进行有效控制，同时依据患者或家属的要求，提供社会心理和精神关怀。姑息治疗的目标是预防和减轻痛苦，尽可能地改善患者的生活质量，而不以病期或其他治疗为出发点。

姑息治疗已成为癌症综合治疗中的一个完整部分。有一些人会理解姑息治疗不是积极治疗，而是晚期肿瘤的"等死"治疗，接受姑息治疗的患者都是临终患者，没有希望了。这种理解是不正确的，是对姑息治疗的误解。医生应该首先关注的是这个"人"，关注这个生了病的人的身心灵状况，包括他的"肉身"正在经受的折磨，他对自己所患疾病的心理感受，他与常人不同的精神需求，而不能把他仅仅看成是一个"瘤子的载体"。患者应该是一个现实存在的活生生的人，而非一个病灶、一个瘤子、哪怕他的瘤子已经全身转移。这些看法有赖于医生这个群体对生命灵性层面的正确认知，有赖于他们内心对人类的慈悲情怀，有赖于他们面对新的医学模式对生物医学挑战时改变的勇气和责任，才能做到对姑息治疗的正确认识，才能避免理解上的偏差。

此例患者是一例晚期胃癌（Ⅳ期）全身多发转移，失去手术时机的患者，住院期间一直被予以全程医疗支持，以减轻其躯体上的疼痛和改善其生理上虚弱所影响的生活质量，其预感自己得了很不好的病，在未得到明确告知前心理一直备受不确定感的煎熬，这时心理压力评估得分55分，焦虑情绪较明显，同时伴有轻度抑郁。两个女儿在第1周期化疗前提出申请，要求在不告知病情的情况下予以心理支持和精神关切，实施后效果满意，心理压力评分降为30分，直至两个月后第3周期化疗前家人才选择将病情告知，患者得知全部病情后情绪出现小幅波动，心理压力评分增至33分，抑郁情绪略有加重，再次予以心理疏导后心理压力评分降至26分。本例患者是按姑息治疗的思路进行操作的成功个案。

2. 姑息治疗有哪些启示？

第一，姑息治疗关注的是减轻患者的痛苦症状，改善生活质量，而不以病期和其他治疗为出发点；第二，减轻痛苦的症状控制，应以疾病的诊断治疗开始，而不应在疾病后期才关注；第三，筛查、评估不仅包括躯体症状，同时包括患者心理和精神痛苦及对疾病治疗和生活质量的期望目标；第四，根据影响预期寿命的因素，决定干预方式，包括如何与患者、家属分享疾病信息；第五，死亡照顾和教育是姑息治疗内容之一，不能忽视。此例患者诊断明确，病情已到胃癌晚期，全身多处转移，失去手术机会，有明显躯体疼痛和其他临床痛苦症状，恰为姑息治疗适应证，经过予以适当的减轻躯体症状等对症处理以及给予家属和患者心理和精神关怀，家属和患者的情况均有所改善，尤其是病人的精神状态，对死亡的恐惧有明显减轻，对治疗效果的信心有所增强。姑息治疗充分体现了医学不仅关注患者的躯体痛苦，同时更关注心理、精神上的需求。目前姑息治疗已发展为一个学科，是肿瘤综合治疗、个体化治疗的重要内容之一，在理念知识上都需要加强学习。

3. 如何帮助患者化解夫妻之间的"心结"，并觉得自己的生命有意义？

患者是一位年近半百的女性，夫妻关系长期不如意，俩人曾经有"心结"一直未化解，又不愿透露具体细节，自认是一个没有工作、没有收入、没有幸福的女人，所以得病后也没有什么想法、担心和困惑，只是麻木以对。最在意的人是两个贴心的女儿，她们已经大学毕业有了工作，很孝顺乖巧，是夫妻之间的纽带。如何化解夫妻"心结"？思路是唤起患者沉睡冰冷的情感，选择她最在意的两个女儿为谈话的切入点和心理突破口，因为我们确信恨和报复不能终止仇恨，只有爱和温暖才能终止仇恨。具体运用的语言如下。

A——咨询师，B——患者

A："真羡慕你有两个这么好的女儿，你好福气噢，能告诉我为什么会说自己没福气呢？"

B："丈夫不争气呗，窝窝囊囊的，撑不起个家，自己太辛苦了，你看都累病了。"

A："你可真不容易啊，不过你们两口子一起过了这么些年，还是有感情的吧，不然早就离了，是不？"

B："还不是为了两个女儿，我舍不得让她们伤心难过，就凑合着过了这么些年。"

A："你是真心疼女儿啊，现在她们既出息又孝顺，有你丈夫的功劳吗？"

B："他倒是很疼爱两个女儿的，和她们很亲密的。"

A："我看你住院时全家人都围着你转呢，你丈夫表现很不错嘛。"

B："还行吧"（苦笑）。

A："那就别小心眼啦，关键时刻能看出这个人还是真心待你的，是不是？"

B："说得也是，行啦，我不计较啦，以前的事就算了，成吗？"

A："太成了！你看多好的一家人！"

B："唉，可我得了这样的病，一切都完了。"

A："别急，我知道你会这么想的，可你还想过没有，人为什么活着？"

B："？"（一脸茫然的表情）

A："你看是不是这样啊，人这一辈子可长可短，我们身为女人，只要曾经爱过人或被人爱过，这辈子就算没白活，就是值得的，女人就是为了爱而来到这个人世上的，你觉得呢？"

B："我非常爱两个女儿，女儿们和丈夫都很爱我，我还很爱父母，可惜他们都已经去世了，但只要想起他们心里就暖暖的，还有一些好朋友，对我也很好，我这辈子值了。"

A："那你舍得离开他们吗？"

B："能舍得吗？噢，我懂了，我要为这些我爱的和爱我的人勇敢地活着，就算会遭很多罪吃很多苦我也豁出去了！我要好好配合治疗，就算最后人没了，我也不后悔！"

A："讲得多好啊！"

B："我明白了，大夫，真是太谢谢你了。"

（黄　瑛　罗莎莉）

二、死亡教育

【案例简介】

患者，男性，47 岁，汉族，已婚，硕士学历，公务员，月薪 5000 元，无宗教信仰。2012 年 8 月确诊胰腺癌肝转移，9 月行第 1~2 周期化疗，具体用药：尼妥珠单抗 400mg/200mg 静脉滴注当日，200mg 静脉滴注第 7 日，吉西他滨 2000mg/1800mg 静脉滴注第 1 日，顺铂 70mg/60mg 静脉滴注第 1 日，化疗后骨髓抑制严重而调整用量；10—11 月行第 3~6 周期化疗，复查病变及肝转移灶均有缩小；2012 年 12 月至 2013 年 3 月行第 7~11 周期化疗，期间曾因白细胞、血小板下降明显而推迟化疗；3 月底肿瘤指标升高，肝病灶增大增多而行第 12 周期化疗，更换用药：尼妥珠单抗 200mg 静脉滴注第 1 日、第 8 日、第 15 日，紫杉醇 400mg 静脉滴注第 1 日，替吉奥胶囊 100mg 口服第 1~14 日，仍有白细胞和血小板降低；4 月行第 13 周期化疗后复查胰腺病灶缩小，肝病灶增大，肿瘤指标升高；5 月行肝动脉化疗栓塞术，1 个月后复查效果不佳；期间行 14 次 NK 细胞治疗，病期依然进展。病前生活方式不健康，经常熬夜，从不运动，工作疲劳常常得不到恢复，有肿瘤家族史，性格外向，情绪稳定，压力应对方式积极，病后情绪低落且不稳定，部分知晓病情，对自己现状不满意，有改变愿望，强度一般，心理压力评分 43 分（正常值＜32 分），经过 4 次专业心理疏导，评分为 35 分、31 分、24 分、22 分。

【案例分析】

1. 一般情况　中年男性，高学历，公务员，月薪 5000 元，无宗教信仰。

2. 疾病特点　2012 年 8 月确诊为胰腺癌肝转移，失去手术时机，9 月开始化疗，至 2013 年 4 月共行 13 周期化疗后胰腺病灶缩小、肝病灶增大、肿瘤指标升高，5 月行肝动脉化疗栓塞术，1 个月后复查效果不佳，期间行 14 次 NK 细胞治疗，病期依然进展。病程 10 个月。

3. 社会支持系统　夫妻关系正常，家庭和睦，与女儿亲密，住院期间妻子全程陪同，生活照顾无微不至，人际关系良好，经常有领导、同事、朋友前来探望，经济状况良好，精神情感支持较好，社会支持好。

4. 性格及人格特点　性格外向，情绪稳定，思想成熟，意志坚定，面对困难勇敢向前。

5. 认知系统　高学历，新闻专业就职，热爱工作，经常高强度加班，常感疲劳，疏解不够，压力应对方式积极。病后情绪低落且不稳定，部分知晓病情，对自己现状不满意，有改变心态的愿望，强度一般。

6. 心理问题表现及诊断　抑郁焦虑情绪。原有性格阳光，情绪稳定，自我感觉良好，压力应对方式积极，得知病情第一时间情绪低落且不稳定，有抑郁焦虑情绪，以抑郁为主，无自杀倾向，有改变自己心态的愿望。

【问题解析】

1. 姑息医学中对灵性的开放表述的概念是什么？如何理解灵性？其积极意义是什么？

1990 年世界卫生组织对姑息医学的定义中所提及的灵性，是一个相当抽象的概念，各种定义众说纷纭，综合一下，其开放表述的大概意思是：一个人的超越性追求，即与自身以外的更大力量（自然等）的联系，为信仰、价值体系以及相关的体验。这个概念的表述有些难于理解，就目前来说，不要尝试去弄清每件事，我们的眼睛决定了，不论我们如何转动，永远只能看到 180°，而生活是 360°的。因此，有些事情不是用来理解的，而是要懂得接受，学习接受，灵性、死亡可能即属于此类。灵性存在的积极意义在于：它可以衍化为"正能量"，使人生除了长度还有宽度，特别还有深度。

此例是晚期胰腺癌患者，已失去手术时机，虽然经过积极的化疗、介入治疗，并于期间多次 NK 细胞免疫治疗，病期依然进展，这对患者本人及家属来说均是重大打击，致情绪不稳定，经常低落抑郁，还伴有焦虑等负面感受，心理压力评分 43 分。在心理疏导过程中，发现患者长久以来都有精神追求，一直希望探寻真我而未得，患癌症恰是一个很好的深化契机，主要开启患者"我是谁""我的生命的使命"等深度灵性思考，引导他向身心深处的灵性自我挖掘，寻找介于生理和心理之间的一种身心之外因人而异的体验，将烦躁、恐惧、焦虑、抑郁、孤独等负面作用力的混合体在正面力量引导下转化为内心和谐、处世积极、恬淡平静、了无牵挂、直面死亡，摆脱身心痛苦的一种人生境界。我们每个人的身、心、灵就好像鸡蛋的蛋壳、蛋白、蛋黄，身对应蛋壳，心对应蛋白，灵对应蛋黄，灵在我们生命的最深层也是在最核心部分，是每个人都具有的能源，找到他需要强烈的意愿和持之以恒的行动力，所以能够成功找到他的人不多，一旦达到这个深层，就能获得像只有蛋黄里才含有的钙质似的"精神钙质"，足可以提供生命所需的支撑力量，这也就是正面信仰的力量，之前产生的负面能量会逐渐被化解掉。这些比喻和诠释取得了此例患者的共鸣，在经过各方不断的积极努力下，患者目前已做到将负面力量部分转化为正面力量的效果，并愿意继续朝此方向努力，应持续关注之。

2. 人类与癌症的较量中产生恐惧死亡心理的最深刻原因是什么？如何战胜之？

一般意义下人类惧怕死亡最深刻的理由是因为我们并未认识真正的自己。索甲仁波切的《西藏生死书》中说道："我们相信的是一个个人化的、独特的和分离的身份，但如果我们有勇气认真检视，就会发现此身份仰赖无数东西的支撑：我们的名字、我们的经历，我们的父母、家人、家庭、工作、朋友、信用卡，我们的安全感便是建立在这些脆弱又多变的基础上。所以，当这些东西全都失去时，我们还会知道自己真正的身份是什么吗？缺乏这些熟悉的支撑物，我们面对的就只有我们自己，一个我们不认识的人，一个我们一直与之生活，却从未想要真正面对而且令人不安的陌生人"。而这些癌症患者如果连真实的自己都不认识，还怎么能指望相信他们在与癌症的较量中，能很好地发挥自己的力量去战胜癌症呢？处在这种情境下，一定要去认识真正的自己，接纳、相信自己，才能挖掘出自己的潜能。找到自己、体验爱和进化是生命的真正意义所在，故而每个人去深刻认识生命的意义和价值是战胜死亡恐惧心理的不二法门。

我们所做的是通过与这例患者真诚交谈，让他对自己的病情的诊断、发展及治疗做到心中有数，使之享受到先进的医疗理念和技术服务。了解虽然现代医学日新月异，但改变不了死亡的结果，能改变的就是自己的心态，引导他逐步接纳辞世是生命的一个阶段，是每个人的归宿，进行灵性上对生命的回顾，对自己人生的价值及意义作深刻的思考和体验，充分认识"置之于死地而后生"的境界。珍惜生命，珍惜属于自己的最后时间，转换生命价值观，生存一天，善待生命一天，生活一日，充实一日，真正摆脱死亡恐惧心理的折磨。从观察患者在病房的生活起居、每次交谈的情绪和表情、临床医务人员反馈、家属反馈及心理压力评分依次为 35 分、31 分、24 分、22 分来看，负面情绪基本消失，心态明显改善，效果肯定。

（黄　瑛　罗莎莉）

三、临终关怀

【案例简介】

患者，男性，48 岁，汉族，已婚，大学学历，现役军人，共产党员，月薪 9000 元。2007年 8 月行左侧腮腺及肿物切除＋面神经解剖术，为腮腺黏液表皮样癌，术后 1 个月复发，行放射性粒子组织间介入治疗。2008 年 1 月再次复发并双肺转移，3 月行左锁骨上肿物、左上颈部肿物切除并活检术＋左颈功能性淋巴结清扫术，病理为转移性低分化黏液表皮样癌伴大片坏死，4—8 月行第 1～6 周期化疗，方案为：多西他赛＋顺铂，骨髓抑制 3～4 级，9—12月更换方案行第 7～10 周期化疗，具体用药为：培美曲塞 1000mg 第 1 日。2009 年 5 月复查肺内结节明显增大而行肺部放疗（60Gy/12 次），6 月因左颈部发现肿物行放疗（50Gy/25次），颈部淋巴结放疗（64Gy/25F），9—12 月行第 11～14 周期单药吉西他滨化疗。2011 年 2月复查肺部病情进展，3—6 月更换方案行第 15～17 周期化疗，复查病情依然进展，8—10 月加肺部放疗，7—12 月行第 17～20 周期化疗。2012 年 1 月发现脑转移，4 月发现肱骨颅骨转移，5 月发现肝转移，8 月出现声音嘶哑、黄疸、右肩部疼痛加重，发现胰腺转移，9 月开始血压下降，予以对症支持治疗，10 月 6 日 12：30 死亡。病前生活方式不健康，饮酒 4 年

（3～4两/次，1～2次/周），不爱运动，有癌症家族史，性格内向，情绪较稳定，爱生闷气，压力应对方式积极，得知全部病情后情绪持续低落、抑郁，担心自己的病究竟能拖多久？家人提出心理援助申请。心理压力评分50分（正常值<32分），经过2次专业心理疏导，评分为45分、35分。

【案例分析】

1. 一般情况　中年男性，大学学历，现役军人，共产党员，月薪9000元。

2. 疾病特点　2007年8月确诊腮腺黏液表皮样癌，此后局部多次复发，多次行切除手术，半年后双肺转移，行多次化疗、放疗，病情依然进展，全身转移，病情不断恶化，2012年10月6日12：30死亡。病前饮酒4年（3～4两/次，1～2次/周），不爱运动，有癌症家族史。

3. 社会支持系统　患者为现役正团职军人，部队领导、战友以及部下经常到医院看望和慰问；夫妻恩爱，住院期间妻子全程陪同，生活护理无微不至，还能经常劝慰病人，女儿准备高考，来医院的次数有限；经常有朋友来院陪伴，医疗费用军免，社会支持良好。

4. 性格及人格特点　性格内向，情绪较稳定，爱生闷气，不爱与人多交流沟通。

5. 认知系统　大学学历，受部队培养多年，担任团级领导职务，压力应对方式积极，对病情全盘知晓，得知病情后情绪低落，总病程5年2个月，发现转移4年6个月，期间大部分时间情绪低落抑郁，对治疗方案信心不足，最担心自己的病究竟能拖多久，对死亡心存恐惧不安，没有自杀倾向，也没有主动求助意愿，家人提出心理援助申请。

6. 心理问题表现及诊断

（1）抑郁焦虑情绪：总病程达5年余，确诊半年即发现有转移，病情一直进展，多次手术、放疗、化疗的折磨，消耗大量体能和心理资源，期间大部分时间情绪抑郁焦虑，以抑郁为重，虽无自杀倾向，但生存意志有所下降，恐惧死亡，不愿与人多交流。心理压力评分50分（正常值<32分）。

（2）严重心理问题：抑郁焦虑情绪，以抑郁为主，对生活的兴趣和生存意志均降低，致生活质量明显下降，对死亡恐惧害怕，社会交往明显减少，自己无法克服，持续时间近1年。

【问题解析】

1. 影响恶性肿瘤病人抑郁焦虑的主要因素有哪些？

影响恶性肿瘤患者抑郁焦虑的常见因素是：第一，疼痛；第二，既往身体状况；第三，睡眠状况；第四，对病情了解程度；第五，对疾病的恐惧感；第六，担心术后身体功能及形象改变。上述六点是针对一般恶性肿瘤患者而言的规律，就此例患者来讲第一、三、五条是主要影响因素。随着病情的进展，转移部位的增加，尤其是骨转移致疼痛逐渐加重，患者必须依靠镇痛止痛药物度日，生存质量明显下降，不良情绪加剧，既有焦虑又有抑郁，抑郁更重；加之夜间睡眠质量差，入睡难＋中断＋早醒三种状况均存在，日间偶尔能少量补充睡眠，以致焦虑抑郁情绪加重。此病例最重要的一点就是对疾病的恐惧感，担心自己的病究竟能拖多久？治病的过程身心的痛苦自己能抗得住吗？近1年时间对死亡的恐惧心理，对家人和孩子的不良影响等都让患者感到焦虑不安，低落抑郁，寝食难安。

2. 如何评价姑息治疗的满意度？

满意的姑息治疗应：①急性疼痛和症状得到控制；②减少患者和家庭的痛苦；③可接受的理智管理；④减少关护者的打扰；⑤密切联系；⑥最佳的生活质量。此例患者姑息治疗的满意度应该评价为较满意，在①②⑥几项应该还有提升的空间。

3. 何谓死亡教育？如何实施？

姑息治疗指南是 NCCN 所有指南中第一次提出把期望的死亡结果和患者死亡后对家庭的关心作为持续肿瘤治疗的基本内容。死亡照顾意味着患者、家属和关护者从痛苦中得到解脱，符合患者和家属的希望，与临床、文化和伦理的标准相一致。使患者经过死亡照顾和教育之后没有痛苦，内心平静，与家人在一起。在终末阶段，医生既要尊重生命的价值，还要理解死亡的必然性，而不要人为地加速或延迟死亡的到来，医生在减轻患者身心痛苦的同时，要给予患者及其家属安抚和帮助。

此病例抑郁焦虑情绪持续时间近 1 年，以抑郁为主，对生活的兴趣和生存意志均降低，致生活质量明显下降，社会交往亦明显减少，对死亡恐惧害怕，自己无法克服。疾病不断发展，不可遏制，已进入终末阶段，这种情况是姑息治疗适应证。如何帮助病人战胜死亡恐惧心理？思路是激发他的尊严感、价值感。具体运用的语言大致是：死亡是每一个生命的宿命，有些人早一点，有些人晚一点，但不论长短，只要每一个生命活出自己的意义，就是值得尊重、就是有价值的。按理我没有资格和你说这些，我只想和你讲一个我印象很深的故事，也许你会感兴趣，这是 20 多年前一个部队司令员的故事，那年他 50 岁，被确诊为牙龈癌晚期，可以看见在牙龈部位长出菜花状的瘤子来，疯长的瘤子一天一个样，每天吃几次饭就会出几次血，你想象一下，那是什么日子，可就在这样的情况下他仍有着与癌症作战的旺盛斗志，写出"贾德生不死，贾德生永远不死"的横幅挂在病房墙上激励自己。虽然最后他还是不幸去世了，你说他是不是永远活在一些人的心里了呢!? 正如臧克家为纪念鲁迅的诗《有的人》中所写："有的人活着他已经死了，有的人死了，他还活着"。这是指人的灵魂不死，人的精神永垂不朽，你和他都是军人，年龄相仿，你愿意做他这样的人吗？患者没有答复，却从眼角淌出两行泪水。几天之后这个患者竟神奇般地改变了状态，抑郁焦虑情绪明显减轻了，取而代之的是可以基本正常和家人、病友以及医护人员说话了，直至死亡前 3d，还专门向经管的医生护士致谢和道别，态度平静、诚恳、从容，他终于战胜了死亡的恐惧，战胜了自己，赢得了尊严，给大家留下深刻的印象。

这一例是我们所做的众多死亡教育和临终关怀案例中最成功案例之一，积累了一些经验和体会，有了一些感悟，我们所说的话不在多，但要说在点上，说在患者最在乎、最想要、最担心、最害怕等最薄弱环节上，打蛇就要打七寸，先"把好脉"，再从此处"开刀"进行干预，下手要"稳、准、狠"，语言上要柔和如风，往往会起到事半功倍之效。

4. 临终关怀应注意哪些问题？

（1）创建并维护一个舒适且有支持性的沟通环境：与临终患者沟通前，医护人员自身必须对死亡有一个正确的认识，调节好自己的情绪，能够自然而平静地谈论死亡，坦诚地鼓励患者说出其内心的真实感受，然后，进一步分析临终患者内心的真实感受。

（2）真诚而开放的态度：护理人员要真诚而开放地向患者表达自我的感受和情绪，适度掌握自己的情绪，不能有情绪的倾泄。当患者准备谈论时，要积极应对，与患者共同探讨，并正确评估患者所要表达的真正含义。切忌给予患者绝望的回答，如"根据目前的医疗水平您这病估计没有希望了"。当患者逃避谈论死亡的话题时，护理人员不要执意坚持，要谨慎权衡患者接受的程度，适时进行。

（3）主动倾听：临终患者通过诉说来寻求理解和宣泄内心的痛苦，需要有一个她可以信赖的对象，在临床中护理人员是最佳的人选，在聆听时我们要善于观察和察觉病人的非语言行为，包括姿态、表情、动作、语调等；充分理解患者的语言信息，留意患者表达中流露出的可供利用的资源和需要接受挑战之处。用心去领会患者的一举一动，引导患者愿意把更深更多的内心世界暴露出来，使沟通通向更深入的方向发展。

（4）注意避免沟通障碍：护理工作中往往容易的犯的错误如下。①刻意隐瞒病情的严重性，总以"没事""好好休息""别太伤心"来托辞；②总是强调正在进行的事务，以拖延或避开需要回答的问题；③故意制造幽默或轻松的气氛，以试图减轻病人的悲伤。

在沟通中要避免出现以上现象的发生，我们一定尊重临终患者的生命、知情的权利和尊严。

5. 如何安慰临终患者家属？

（1）帮助患者家属面对现实：患者家属常抱有幻想，不肯面对现实。充满感情的聆听和开放式的问题都可以让患者家属一次次地体会亲人逝去时的情况。因为家属对患者逝去的细节再熟悉不过了，所以不愿意一遍遍地谈这些，莎士比亚在他的喜剧《麦克白》中却告诉人们，"悲痛的人们需要将悲痛宣泄出来"。一个充满关爱的帮助者可以帮助这一过程升华到人们的意识层面，并逐渐开始理解这种过程所带来的效果。

（2）帮助患者家属认清自己的感受，并将其表达出来。很多患者家属并没有意识到自己所饱尝的那种痛苦究竟是惭愧、焦虑、恐惧、无助，还是悲哀；再或者，他们无法将自己的感情表达出来，然而一旦认清和表达出来，则对他们的恢复大有好处。作为护理工作者要帮助他们意识到自己对亲人逝去的反应，然而让这些反应能够找到一个合适的出口。

（3）帮助患者家属从精神上将死者重新定位。这个问题的核心是"帮助家属在生活中找到一个新的空间留给逝者，一个可以让悲痛者继续前行的空间，最终他会与逝者建立一种新的关系。"重新建立与死者的关系并不是将死者抛弃，或者不尊重死者；相反他是在鼓励悲痛者更好的活着，这也是死者最大的愿望。

（4）重新解读"正常"行为。在生活中看到许多家属感觉自己已经疯了，失控了。这是因为他们以前没有经历过、面对过亲人的逝去，所以在短时间内，他们无法恢复到以前的生活状态。

（5）每个人是不同的，我们要理解个体差异。这是一个非常关键的原则。每个处于悲痛的家属都是特别的个体，与逝者有着程度不同的关系，他们各自有着不同的性格，和应对痛苦的能力，每个人也有着自己的方式表达悲痛。关注个体差异，理解个体之间不同的悲痛反应对他们的家庭和其他失去亲人的家庭都是至关重要的。

（6）防御和应对方式。温和地信任地关注家属用自己的方式来应对困难，帮助家属认清、自检和改善自身的行为。

（黄　瑛　林　琳　罗莎莉）

第6章　职业防护中的常见问题

第一节　化疗药物配制防护

化疗药物虽能抑制恶性肿瘤细胞生长，但在杀伤肿瘤细胞与正常细胞之间无选择性，所以给经常接触化疗药物的医护人员带来一定的危害，因此提高护士的自我防护意识，制定严格的防护措施及管理制度，装备安全有效的防护措施是非常必要的。在保证化疗药物安全输注的同时达到安全防护的目的。

【问题解析】

1. 化疗药物摄入的途径有哪些？

（1）呼吸道：气雾和粉末随着呼吸进入身体。

（2）皮肤和黏膜：直接接触皮肤或不慎喷溅至眼睛。

（3）消化道：进食、接触化疗药未彻底洗手，使用被污染的食物容器。

2. 配制化疗药中应注意哪些细节？

（1）所有的化疗药物都应在生物安全柜内配制，且药物需现配、现用。

（2）在配制过程中，操作台面应覆盖一次性防护垫，以防吸附溅出的药物蒸发，造成空气污染。

（3）配制化疗药物时，水剂和粉剂的配制方法不同。

（4）轻弹安瓿颈部，掰开安瓿时应垫以无菌纱布。

（5）抽药时只抽出需要剂量，多余的药液留在原来的安瓿中，避免排出多余的药液于空气中。

（6）溶媒应沿壁缓慢注入瓶底，等药粉浸透后再搅动，防止粉末溢出。

（7）抽出瓶内气体，以防止瓶内压力过。

（8）抽取药液，避免震荡针栓针筒，注射器应足够大，药液不超过注射器容积3/4为宜。

（9）严格执行无菌技术操作。

（10）完成配药后，在完成全部药物配制后，需用75％乙醇擦拭操作柜内部和操作台表面2遍。每周需进行一次彻底清洁，并签名记录。

3. 哪些环节易导致化疗药物污染环境？

（1）化疗药物的准备过程、针剂安瓿瓶破碎、稀释时的振荡、稀释瓶内压力大和排气时的药液喷洒，这些均可能导致药物外溢而使之造成危害。

（2）化疗药物的使用过程，静脉注射前排气、排气时针头衔接不紧、输液时从输液管衔接处外溢的药液等，均可造成危害。

（3）化疗药物使用后的处理过程、抗癌药物空瓶或剩余药物处理不当，可污染工作环境和仪器设备。

4. 工作中长期接触化疗药物应注意什么？

（1）增强身体素质。平时注意锻炼身体，积极参加文体活动，充分调动人体抵御有害刺激的能力。定期做好健康体检，每隔 6 个月抽血检查肝功能、血常规及免疫功能等，发现问题及时调离和治疗。

（2）增强防护知识。要学习化疗药物的毒性反应、防护知识，了解病区患者应用化疗药物情况。岗前培训中增设化疗的防护课程，使新护士及时掌握有效的防护措施。工作时要牢记一个观念：严格执行卫生工作制度就是很好地保护自己，一丝不苟地落实各项防护措施。

（3）搞好健康教育。认真做好本科人员、肿瘤患者及陪护家属的宣教指导工作，普及健康和防护知识，达到人人知晓、人人做到的目的。

（4）大多数化疗药物具有致癌、致畸、诱变及刺激性，妊娠及哺乳期妇女要避免直接接触化疗药物。

5. 化疗药物外溢的处理方法有哪些？

（1）抗肿瘤药物外溅后，应立即标明污染范围，避免其他人员接触。

（2）护士必须戴一次性口罩、帽子、手套等，做好个人防护后方可处理污染区。

（3）立即用正面吸湿、反面防渗漏的垫子吸干。

（4）不用手套破裂的双手处理外渗物。

（5）若为药粉溢出则利用潮湿纱布或具有吸附性纱布垫轻轻擦拭，以防药物飞尘飞扬，污染空气，并将污染纱布置于专用袋中封闭处理。

（6）溢出的区域用清洁剂或清水擦洗污染表面 3 次，再用 75％乙醇擦拭。

（7）外溢物未处理完前禁止人员入内。

（8）将以上处理废弃物放入化疗废弃桶。

第二节　化疗药物废弃物处理

【问题解析】

临床上常用的化疗药物（抗肿瘤药物）属细胞毒性药物，其废弃物的主要成分为细胞毒性药物，被称为细胞毒性废物。包括过期的细胞毒药物以及在准备、转运、应用细胞毒药物治疗时被细胞毒物质污染的相关物品，如拭子、管子、毛巾、注射器、锐器等。

1. 化疗废物的危害有哪些？

随着化疗药物的广泛应用，其化疗废弃物在非肿瘤专科病房有增加的趋势。化疗废物危险性大，有致畸、致突变、致癌性。对化疗废物的处理特别关注是绝对必要的，一旦这种废弃物因管理不善而排放到环境中，将带来灾难性的生态后果。

2. 化疗废物的来源有哪些？

医院内化疗废物的主要来源包括配药和用药阶段的污染材料，如注射器、针头、药瓶、药袋垫巾、工作服、一次性口罩及手套等；过期的药物、多余的药液等；化疗患者的血液、体液、呕吐物、排泄物及被其污染的物品，包括废弃衣服、被服等。

3. 怎样运输及存放化疗废物？

医院应指派专人管理细胞毒废物，以确保安全，还应制订书面的安全措施。运送容器应密闭，并注明"化疗废物"标志，容器不可再运送其他类型废弃物。化疗废物应与其他医疗废物分开存放，置于安全地带。

4. 化疗废弃物应如何处理？

（1）静脉化疗药物配制时的废弃物与其他医疗废物区别开。

（2）操作过程中多余的药液及时弃于密闭、有标识的容器中。

（3）配制过程中所有污染的材料，如注射器、针头、吸水纱布、吸水垫、手套等暂时置于安全柜中的工作区一角。

（4）配制完成后从安全柜内取出，放在标有"化疗药品废弃物"且牢固防刺透、防渗漏的垃圾桶，防止蒸发污染空气，最后将垃圾袋封口，由专门的清洁工人运送到指定地点焚烧，经1200℃至少停留1s，以保证所有化学毒物降解。

（5）细胞毒废弃物焚化必须有书面记录。

第三节　化疗患者排泄物处理

【案例简介】

患者，男性，72岁，食管小细胞癌，食管胃部分切除术后，术后给予依托泊苷注射液第1～5日，顺铂第1～3日，氟尿嘧啶注射液第1～3日化疗，已行3周期化疗，化疗后胃肠道反应3级，骨髓抑制2级，为行第4周期化疗入院。化疗后第2天，患者主诉头晕、乏力、恶心，进少量早餐。护士为其输液时，患者出现剧烈呕吐，部分呕吐物喷溅在护士工作服上及地面上，护士立即用纸巾将溅到自己衣服上的呕吐物擦干净，然后用拖布简单擦拭地面。

【案例分析】

1. 该患者是化疗后第2日，其呕吐物中含有细胞毒性药物代谢物，如果处理不当会影响其他人的身体健康。

2. 护士立即给予清理呕吐物，仅用纸巾擦拭自己的衣服，不能有效去除含有化疗药的污染物与皮肤接触的危险；用拖布擦拭地面上的呕吐物，导致污染面积扩大、污染物残留，违反化疗职业防护的原则。

3. 排泄物污染处理防护规则：排泄物污染后，应立即标明污染范围，避免其他人员接触。做好个人防护后方可处理污染区。

【问题解析】

1. 呕吐物吐在地面上如何处理？

（1）护士应戴一次性口罩、帽子、手套等必要时穿鞋套，做好个人防护后方处理污染区。

（2）如果少量呕吐物吐到地上，应用吸收性的织布块吸去和擦去，但大量吐出时应用吸收力强的纱布垫给予清除。以防呕吐物飞扬，污染空气。并将污染纱布置于专用袋中封闭处理。标明医疗废物，标识要清楚醒目。

（3）污染的区域用清洁剂和清水擦洗污染表面3次，再用75％乙醇或0.1％有效氯擦拭。

（4）清洗范围应由小到大的进行。

（5）清洁剂必须彻底用清水冲洗干净。

（6）开窗通风，注意患者的保暖，以防感冒。

2. 化疗患者的排泄物不慎溅到衣服上污染皮肤应如何处理？

化疗患者在接受治疗后，会产生不良反应，其胃肠道反应最常见，如恶心、呕吐，便秘和腹泻，当接触患者时排泄物如不慎溅到衣服上，应立即更换衣服，将污染的衣服置入黄色的垃圾袋内，用红色笔标明细胞毒性药物，专人送到洗衣房单独处理。污染皮肤时，应立即用肥皂及流动清水彻底清洗；如眼睛内溅入排泄物应用大量清水或生理盐水持续冲洗5min。

3. 患者的排泄物应如何处理?

应当及时处理,处理时必须戴口罩、帽子和手套,必要时使用一次性围裙,尤其是处理患者化疗后 48h 内的排泄物应实施体内物质隔离法,防止呕吐物污染病室,应给患者专用容器与塑料袋,便盆、便壶应专用,用后严格消毒处理。排泄物弃入马桶时要盖好盖子冲洗 2次,患者用过的物品应使用热水冲洗两次,然后将物品分装、标记、集中处理,操作完毕,彻底洗手。同时加强肿瘤患者用药期间的管理,在用药过程中及化疗后 10d 内,应尽量集中在同一病区,与非化疗用药及化疗 10d 以上患者隔离;医护人员必须严格采取防护措施后,方可进入化疗病区及处理污染物。

第四节　核医学实践中的放射性防护

核医学(nuclear medicine)是利用核素和核技术进行医学研究、疾病诊疗的一门综合性学科,在现代医学中发挥着重要作用,且得到了广泛的应用。其特点是将放射性核素及其标记物即放射性药物引入机体,利用其特性进行诊断、治疗。然而核医学实践过程中放射性药物所产生的电离辐射,通过直接或间接作用,导致机体组织细胞中 DNA 等生物大分子发生损伤,因此核医学实践过程中的放射性防护与安全十分重要。

【问题解析】

1. 核医学实践中放射性防护应遵循的基本原则是什么?

从事核医学的放射性职业人员,职业特点是使用各类开放性放射源,不仅会受到外照射,还可能因为放射性核素污染而受到内照射的危险。掌握放射性核素防护的基本知识和技能,采取必要的防护措施,可达到预期防护的目的,确保自身辐射安全。核医学实践中放射性防护的基本原则:放射实践的正当性、放射防护与安全的最优化及个人剂量限制。

2. 核医学实践中外照射来源有哪些?

核医学实践中外照射来源包括:①放射性物质开瓶分装过程;②放射性物质的活度测量过程;③放射源贮存、转运、制备过程;④给予患者放射性药物过程;⑤对使用放射性药物患者检查、治疗过程;⑥照顾体内含放射性药物患者的过程;⑦放射性废物的处理过程;⑧放射性事故过程。

3. 核医学实践中的外照射应该采取哪些主要防护措施?

(1) 时间防护:受照射剂量与受照射时间成正比,因此,尽可能减少接近和缩短操作放射源的时间。

(2) 距离防护:剂量率与辐射源的距离的平方成反比,随着距离的增大,剂量率呈几何级数降低。因此,操作者与辐射源之间的距离应当尽可能远些。注射了放射性药物的患者,也被视为放射源,当医疗过程中,需要处理患者情况和协助患者时,操作人员与患者之间应尽可能距离远些。

(3) 屏蔽防护:射线穿过物质过程中可以被吸收和散射,因而射线的能量和强度逐渐被减弱,即物质对射线有屏蔽作用。核医学实践过程中主要使用发射 γ 射线的短半衰期核素,γ 射线穿透力强需选用铅和混凝土做屏蔽材料;β^- 粒子放射性核素做治疗源时,用铅和塑料作盛源容器。

由回旋加速器生产发射正电子的放射性药物,同样需要屏蔽防护。在患者检查时,可用移动的防护屏及穿铅围裙实现屏蔽防护。

4. 核医学实践中内照射来源有哪些？

核医学实践过程中开放性、放射性核素与药物的操作易导致工作人员受到放射性核素体内污染，产生内照射。污染主要来源包括：放射性药物在转运、储存、淋洗稀释、注射等过程中因各种原因可能导致放射性药物溢出、沾污操作人员的局部皮肤和黏膜，并通过皮肤、黏膜、结膜、消化道、呼吸道进入人体；接触患者的排泄物和放射性废物也可导致放射性核素进入人体。

5. 核医学实践中内照射防护的措施有哪些？

基本原则是控制污染、防止污物扩散，措施如下。

（1）围封隔离：按照控制区和监督区划分区域，使用手套箱等防护设施，限制可能污染的体积、面积，防止交叉污染。

（2）室内净化通风：采用净化通风系统，合理通风，减少污染。

（3）及时去污：选用合适的去污试剂和合理的去污方法，去污过程注意防护，产生的废物、废液妥善收集和处理。

（4）密闭包容：存放、使用放射性药物或放射性核素时在密闭环境中进行，使其与工作场所的空间相隔绝。

（5）个人防护：操作人员使用工作服、鞋、帽子、口罩、手套、围裙、气衣等防护衣具、器官屏蔽罩等，限制暴露在污染环境中的时间。

（6）正确收集和处理放射性废物：控制和减少放射性废物产生量。良好的实践计划，包括选择合适的放射性核素的半衰期、射线种类、活度等，减少放射性废物的体积，收集放射性废物的容器必须适合目的要求（体积、屏蔽、防渗漏）并有明显标识。正确利用放射性核素衰变的特点，用特定容器贮存等待衰变，直到达到规定的豁免水平。

6. 核医学诊疗过程中对患者的防护与安全措施有哪些？

（1）选择使患者受到辐射吸收剂量和危险性最小的药物，重视用量正确，确保诊断检查成功，避免再次照射。

（2）合理减少患者的吸收剂量：大多数核药物及其代谢产物通过尿液排出体外，所以核医学检查 24～48h 鼓励患者多饮水并适当使用利尿药，可减少膀胱及其周围器官（性腺）的吸收剂量。如可以使用 KI 减少甲状腺受到的吸收剂量，适当地使用缓泻药可以增加进入胃肠道中的放射性药物的排除速率。

（3）育龄妇女的防护：检查前仔细询问患者，告知其配合的重要性，必要时做妊娠试验，排除妊娠的可能。在检查室醒目地点，张贴布告如："如妊娠或可疑妊娠请在接受检查之前告知本科医护人员。"

（4）孕妇及胎儿防护：孕妇在进行核医学检查或治疗时，由于放射性药物通过胎盘而进入胎儿体内导致核素的内照射危害，同时母亲的器官和组织内的放射性药物对胎儿构成外照射危害。因此慎重选择此项检查，并由有资格的专家进行评估，综合确定是否终止妊娠。给予孕妇短寿命放射性药物时应鼓励其多饮水，频繁排尿。

（5）对患者家属或陪护人员的防护：大多数诊断用放射性药物其有效半衰期都比较短，所以家属或陪护人员受到的辐射、照射剂量通常比较小。但有些核素如放射性碘易挥发形成气溶胶，对探望家属造成放射性危害。

（6）对儿童防护：通常情况下，对儿童施行检查应当慎重进行，应当先考虑其他检查手段，必要时与儿科医师共同协商进行。

（罗莎莉　周玉红）